全国高等中医药院校护理专业成人教育规划教材

总 主 编：洪　净
副总主编：徐英敏　蒋冠斌

护理心理学

（供专科、专升本、本科学生用）

国家中医药管理局人事教育司指导

主　　编：郝玉芳（北京中医药大学）
　　　　　余　琳（江西中医药大学）
副 主 编：（按姓氏笔画为序）
　　　　　卜秀梅（辽宁中医药大学）
　　　　　刘艳丽（山东中医药大学）
　　　　　迟晓华（长春中医药大学）
　　　　　裘兴梅（浙江中医药大学）
编　　者：（按姓氏笔画为序）
　　　　　卜秀梅（辽宁中医药大学）
　　　　　邓科穗（江西中医药大学）
　　　　　付　蓓（湖北中医药大学）
　　　　　刘　琴（成都中医药大学）
　　　　　刘艳丽（山东中医药大学）
　　　　　余　琳（江西中医药大学）
　　　　　李小花（北京中医药大学）
　　　　　沈　玮（山东中医药大学）
　　　　　迟晓华（长春中医药大学）
　　　　　陈　嵘（云南中医学院）
　　　　　荣　燕（安徽中医药大学）
　　　　　郝玉芳（北京中医药大学）
　　　　　姬旺华（河南中医学院）
　　　　　裘兴梅（浙江中医药大学）
主　　审：韩丽沙（北京中医药大学）

湖南科学技术出版社

全国高等中医药院校护理专业成人教育规划教材

编委会名单

出版说明

《全国高等中医药院校护理专业成人教育规划教材》（专科、专升本、本科）是在国家中医药管理局人事教育司指导下，首次组织全国19家中医药院校护理学院（或护理系）的专家、教授编写的护理专业成人教育规划教材。本套教材的编写，旨在培养适应社会主义现代化建设和临床护理事业发展需要的，德、智、体、美全面发展，具备护理基础理论、基本知识、基本技能以及相关的中医学基础、临床各科等方面的知识和能力，掌握一定的人文社会科学、自然科学和中国传统文化知识，能从事临床护理、科研、教学、管理等方面工作，具有良好的职业道德和职业素质，富有创新意识的护理专业的专门人才。

2012年4月在郑州全国中医药成人教育学会全体理事会上确定根据“政府指导，学会主办，学校联办，出版社协办”的精神编写出版《全国高等中医药院校护理专业成人教育规划教材》（专科、专升本、本科）。即国家中医药管理局人事教育司宏观指导；全国高等中医药院校护理学院（系）广泛参与，既是教材编写的主体，又是教材的使用单位；湖南科学技术出版社负责教材的出版，并协助政府、学会、院校提供编辑出版方面的服务和经费支持。这种运作机制，旨在有机结合各方面的优质资源，有效调动各方面的积极性，有力保证教材的科学性、权威性、公认性和教学适应性。本套教材的编写，秉承简洁、实用、易学的原则，重点突出成人高等教育的特点，着力体现中医药护理学的特色，充分考虑学生毕业后临床技能的需求，兼顾最新护士执业资格考试大纲的要求，写作当中突出“护理措施”、“护理操作”的内容。

2012年6月底在云南腾冲召开了主编、副主编的遴选工作，审定工作由学会的15位常务理事代表学会承担。在认真阅读申报材料、充分评议的基础上，以投票表决形式产生主编、副主编，报国家中医药管理局人事教育司备案。本套教材的主编、副主编队伍阵容强大，具有较高的理论水平、丰富的教学经验和广泛的代表性。

2012年7月，教材主编会议在湖南长沙举行，这次会议研究了教材编写体例和一系列相关工作，标志着本套教材的正式启动。考虑到教学实践需要，便于学生自学复习，本套教材还相应配套了《学习指导与习题集》，以完善教材体系。

最后，我们要感谢参编院校的领导和各位主编、副主编和编者，他们为教材的编写做出了无私的贡献和积极的努力；感谢使用教材的院校领导和师生，他们一直关心教材的编写情况，并提出了很多的宝贵建议。在这里要特别感谢安徽中医药大学护理学院和成教学院对本套教材配套学习指导与习题集的大力支持。诚然，本套教材课程设置是否合理、教学内容详略是否恰当、大纲安排是否切合实际等等，都有待于广大师生在教学实践中不断检验，以便今后修订再版时更趋于完善。由于时间紧，任务重，在编写和编辑的过程中难免存在各种各样的问题，敬请各位读者谅解。

湖南科学技术出版社

2013年8月

前言

随着人类健康需求的变化、现代“生物-心理-社会”医学模式及“以人的健康为中心”的护理等新型模式的建立，护理专业承载着更多维护人类身心健康的使命。护士不仅要关注患者的情绪变化、预测患者的心理反应、满足患者的心理需要、化解患者的心理危机、为患者建立良好的心理环境等；还要注重自身的身心健康维护、职业心理素质优化。护理心理学理论知识、技能已成为护理专业人才培养的重要内容。为了适应我国高等中医药院校护理专业成人教育发展的需要，满足临床护士对护理心理学的需求，在国家中医药管理局人事教育司的宏观指导下，全国中医药成人教育学会联合全国十几所高等中医药院校护理专家，编写了《护理心理学》这本教材。

本教材的编写过程中，遵循高等中医药院校护理专业成人教育的学习规律，体现其学习特点。在章节和内容安排上有以下特点：重点突出，但不失知识体系的系统性和科学性；体现护理专业特色，注重实用性；结合实例，更加体现生动性和启发性。

全书包括绪论、心理过程、个性、健康与应激、心身疾病、患者心理、护士角色人格及其优化、社会认知与护患沟通、临床心理评估、心理咨询与心理治疗、临床心理护理实施，共11章。每章后附有自学指导，包括重点难点、考核知识点以及复习思考题。书末附有教学大纲，方便学生了解课程学习目的与要求和课程内容。

本教材供全国高等中医药院校护理专业成人教育的专科、专升本、本科学生使用（书中及教学大纲中涉及专升本、本科的内容用※标出，对专科学生不作要求），也可供护理专业教师、其他层次护理学生、临床护理人员、社区卫生工作者使用。本教材还配套出版了学习指导与习题集，以方便学生自学。

感谢各位编者的辛勤劳动，为了保证全书各章内容的衔接、层次的统一，编写组对各位老师的稿件进行了修改、调整和删减，希望得到各位编者的理解，有不敬之处敬请谅解。同时由于编写人员自身水平和能力等的限制，教材可能仍有不足之处，敬请各位同仁批评指正。此外，在教材的编写中，我们参考诸多护理专家、心理学专家的著作和论文，在此谨向他们表示深深的谢意。

《护理心理学》编委会

2013年9月

目录

第一章　绪　　论

第二章　心理过程

第三章 个 性

第四章 健康与应激

第五章 心身疾病

第六章 患者心理

第七章 护士角色人格及其优化

第八章 社会认知与护患沟通

第九章 临床心理评估

第十章 心理咨询与心理治疗

第十一章 临床心理护理实施

第一章　绪　论

【学习目标】

1. 掌握：

(1) 心理现象的实质。

(2) 掌握护理心理学的学科性质、研究对象。

2. 熟悉：

(1) 心理现象的组成。

(2) 熟悉护理心理学的常用研究方法。

(3) 熟悉护理心理学的伦理学原则。

3. 了解：心理学发展史。

【自学时数】3学时。

随着医学模式由生物医学模式向生物-心理-社会医学模式转变及护理学的发展，护理服务模式由过去的“以疾病为中心”到“以患者为中心”阶段，再发展到“以人的健康为中心”阶段。护理从附属于医疗的技术性职业转变为独立的为人类健康服务的专业。护理服务对象是整体的人，关注人生理、心理和社会多方面的需要。随着护理模式的转变，护理专业承载着更多维护人类身心健康的使命。一方面，护士不仅要帮助患者维持和恢复身体健康，同时要关心患者的心理，提高其自我护理能力。护士把关注患者的情绪变化、预测患者的心理反应、满足患者的心理需要、化解患者的心理危机、为患者建立良好的心理环境等作为临床护理的重要目标；另一方面，护士还需把自身的身心健康维护、职业心理素质优化等作为长期的专业发展目标。为了更好地实现其临床工作目标和个人专业发展目标，广大护士需要学习护理心理学理论知识、掌握心理护理技能。

第一节　心理学概述

一、心理学的基本概念

心理学（psychology）是研究心理现象发生、发展规律的科学。具体地说，心理学是研究人的心理过程和人格的形成、发展以及相互间关系的一门科学。

（一）心理现象

心理现象（mental phenomena）是心理活动的表现形式。一般把心理现象分为心理过程（mental process）和个性（personality）两个方面。

- 心理现象
  - 心理过程
    - 认识过程（感觉、知觉、记忆、思维、想象等）
    - 情感过程（喜、怒、忧、思、悲、恐、惊等）
    - 意志过程（有意识地确定目的、克服困难等）
  - 个性
    - 个性倾向性（需要、动机、兴趣、观点、信念等）
    - 个性心理特征（能力、气质、性格）

知识链接

心理现象

在我们的周围环境中，有各种各样的现象，如日月星辰、山川河流、飞禽走兽、风土人情、社会准则等，它们有的属于自然现象，有的属于社会现象。这些现象分别由不同的学科进行研究，构成人类不同的知识领域。而人的心理现象是自然界最复杂、最奇妙的现象，恩格斯曾把它誉为“地球上最美的花朵”。人眼可以看到五彩缤纷的世界，人耳能聆听旋律优美的钢琴协奏曲，人脑可以储存丰富的知识，事过境迁而记忆犹新。人能运用自己的思维探索自然和社会的各种奥秘；人有七情六欲，能通过活动满足自己的各种需要，并在周围环境中留下自己意志的印记……总之，人在认识世界、改造世界的一切成就，都与人的心理存在和发展密不可分。

从上述的描述中知道了人有哪些心理现象？

1. 心理过程　是指人的心理活动发生、发展的过程。是指在客观事物的作用下，在一定的时间内，大脑反映客观现实的过程。心理过程包括 3 个方面，认识过程、情绪情感过程和意志过程。

（1）认识过程：认识过程是接受、加工、储存和理解各种信息的过程，是人脑对客观事物的现象和本质的反映过程。认识过程包括感觉、知觉、记忆、思维、想象等心理现象。

（2）情绪情感过程：人在认识客观事物的时候，由于客观事物的不同特点和与人的不同关系，使人对其采取一定的态度并产生某种主观体验，如满意或不满意、愉快或不愉快等态度体验，这种态度体验过程就是情绪情感过程。

（3）意志过程：人在认识和改造世界的活动中，不仅能认识事物并产生一定的情绪情感，而且还能有意识地自觉地确定目的，并根据目的调节自身的行动，克服困难，去实现预定目标，这一心理过程就是意志过程。

3 种心理过程相互联系、相互制约，情绪情感和意志是在认识的基础上产生和发展起来的；反之，情绪情感和意志对人的认识也有重要影响。

2. 个性　又称人格，是指一个人的整个精神面貌，是具有一定倾向性的典型而稳定的心理特征的总和。包括个性倾向性、个性心理特征。

（1）个性倾向性：是人进行活动和活动倾向性的基本动力，如需要、动机、兴趣、观点、信念等。这些内部倾向性使人以不同的态度和不同程度组织自己的行动，并对行为进行调节和控制。

（2）个性心理特征：表现为一个人稳定的典型特征。包括能力，即完成某活动的潜在可能性的特征；气质，是心理活动的动力特征；性格，是完成活动的态度和行为方式方面的特征。

3. 心理过程与个性的关系 心理过程与个性两者统一，不可分割，既没有不带个性的心理过程，也没有不表现在心理过程中的个性。心理过程是形成个性的载体和基础，个性在心理过程中形成和发展，而已形成的个性制约着心理过程的表现方式。

（二）心理现象的实质

人的心理是从哪里来的？对于这一问题，唯物主义和唯心主义有不同的解释。唯心论认为灵魂或精神（心理）是不依赖于人体而独立存在的、虚无缥缈、不可捉摸的一种东西，当人睡眠、昏迷或死亡时游离于体外。古代许多作品表达了这种思想。如《白蛇传》中许仙被吓死，灵魂被带到阎王面前，因阳寿未尽，又被放回人间的故事。

唯物论认为心理起源于物质，是物质活动的产物。我国古代唯物论者认为人的心脏是产生心理的器官，故汉字中凡是表达心理现象的字都带“心”旁，如思、想、情、意、怒、悲、恐、惊等。心理学英文为Psychology，源于希腊文，意为灵魂学。

明代名医李时珍提出“脑为元神之府”，“泥丸之宫，神灵所集”。西方近代唯物主义者（17～18世纪）也明确意识到，心理现象是神经组织的产物，是由客观事物所引起的。

科学的心理观认为心理的实质是人脑对客观现实主观的、能动的反映。脑是产生心理的器官，心理是脑的功能。

1. 心理现象是客观现实的反映 人脑是产生心理的器官，但不能凭空产生。辩证唯物主义反映论认为，意识是对客观世界的反映。人脑是心理产生的自然前提，它提供了人的心理产生的可能性，而可能性变为现实性，必须依靠外界的客观现实。世界上存在花草、树木，并有四季变化，人才能感知、记忆、想象、思维，寄托情感。

（1）客观现实是心理活动的源泉和内容：一切心理活动都是人脑对客观现实的反映。

（2）对客观现实的反映带有主观的色彩：心理的反映不是复印或摄像样的反映，不是消极的，被动的，像镜子一样的反映，而是有意识、有目的、有组织的主动反映，能控制和调节自己的行为，能清醒觉察到要反映的对象。具体的人在过去实践中形成的知识、经验、兴趣、情感、世界观和人格特征等总会影响他对客观现实的反映，表现在反映的选择性、准确性、全面性和深刻性上。如黛玉葬花、听课的反映、看一本书的读后感等。

2. 社会化是人的心理发展的必要条件 人的心理是在与社会密切接触、交往的过程中形成和发展的。心理学和社会学将这个过程称为人的社会化。人的社会化是个体与社会环境不断调适的过程；是一个自然人进入有组织的社会生活不断学习而转变为社会人的过程；是个体终生受社会文化和行为模式的教化，使人格得到发展和不断完善的过程。

知识链接

狼孩的故事

1920年，在印度一个名叫米德纳波的小城，人们常见到有一种神秘的生物出没于附近森林，一到晚上，就有两个用四肢走路像人的怪物尾随在3只大狼后面。后来人们打死了大狼，从狼窝中救出两个女孩，小的1～2岁，大的7～8岁，这两个小孩被送到孤儿院去抚养，小的第二年死于痢疾。大的取名卡玛娜，7岁的心理仅相当于6个月婴儿的心理发展水平，刚救出来时没有人的社会属性，行为与狼差不多，爬行，喜吃生肉，不辨冷热，白天休息，夜间活动，夜晚嚎叫，夜间视觉敏锐，没有语言，拒绝洗澡，寒冷天气也撕掉衣服和毛毯。经过照料和教育，9岁学会站立，13岁学会走路，14岁会45个单词，学会用手拿碟吃饭，穿衣服，和别的孩子玩。当有人提到她以前的野性行为时，开始感到难为情，但情绪贫乏、孤僻，16～17岁时智力水平相当于4岁儿童。在最后的3年中，终于学会了在晚上睡觉。然而在她开始朝人的方向前进时死去了，年仅16～17岁。说明卡玛娜虽然具有人类的躯体和大脑，由于早期失去人类社会生活的环境，故没有人的心理。

二、心理学的基本任务与研究领域

（一）理论研究

理论研究的目的是探索人和动物心理现象的发生发展规律。

基础理论领域：普通心理学、比较心理学、发展心理学、生理心理学、社会心理学等。

（二）应用研究

应用研究的目的是运用规律来预测和控制心理现象，解决实际问题。

应用学科领域：教育心理学、医学心理学、管理心理学、军事心理学、体育心理学、营销心理学、司法心理学、航空心理学等。

三、心理学的发展史

正如德国著名心理学家艾宾浩斯（Hermann Ebbinghaus，1850～1909）所说，心理学作为一门科学只有一个短暂的历史，但却有一个长远的过去。心理学的历史可以追溯到古代，古希腊哲学家亚里士多德的《论灵魂》是历史上第一部描述心理现象的著作。之后西方的柏拉图、亚里士多德等，中国古代思想家孔子、荀子、王充等都有不少关于心灵的论述。然而在19世纪中叶以前，心理学一直都只是被包括在哲学的母体之内仅用思辩的方法来描述人的心理现象，所以它的发展是极其有限的。19世纪中叶，自然科学蓬勃发展，科学实验方法被广泛采用。作为心理学孪生科学的生理学也接近成熟，心理学开始摆脱哲学的一般讨论而转向于具体问题的研究，为心理学成为一门独立的科学奠定了基础。

现代心理学是在1879年建立的，这一年，德国心理学家冯特（Wilhelm Max Wundt，1832～1920）在德国莱比锡大学建立了世界上第一个心理学实验室，心理学从此宣告脱离哲学而成为一门独立的科学。在此之后，大批的哲学、生理学、医学、教育学家，按照各自的理论对心理现象进行研究，最终形成了20世纪初百家争鸣、学派林立的局面。其中比较有影响的学派是：

（一）构造主义

构造主义是19世纪末20世纪初产生于德国发展于美国的一个心理学派，奠基人是冯特。这个学派主张心理学应该研究人们的直接经验，即意识，并把人的经验分成感觉、意向和激情状态3种元素，所有复杂的心理现象都是由这些元素构成的。在研究方法上，构造主义强调内省法，在他们看来，了解人们的直接经验，要依靠被试者对自己经验的观察和描述。

（二）行为主义

行为主义心理学是1913年产生于美国的一个学派，创始人是华生（John Watson，1879～1958）。他们反对研究意识，认为科学的心理学要建立在可以客观观察的事物上面，人和动物的行为是可以客观观察的，因而行为才是心理学研究的对象。行为主义产生后在世界各国心理学界引起了很大反响，行为主义主张研究可以观察的行为，对心理学走上客观研究的道路有积极作用，但是由于主张过于极端，不研究心理的内部结构和过程，否定研究意识的重要性，因而限制了心理学的健康发展。

（三）格式塔心理学

在行为主义兴起的同时，在欧洲又出现了两大心理学派别，一个是格式塔学派，另一个是精神分析学派。格式塔心理学诞生于德国，格式塔是德语Gestalt的音译，意思是整体、完形。格式塔学派反对冯特的构造心理学的元素主义，认为心理现象是一个整体。整体不能还原为各个部分、各种元素的总和；部分相加不等于全体；整体制约着部分的性质和意义。例如，一首乐曲包括许多音符，不同的组合可以形成不同的曲子，所以简单分析个别音符不能了解整个乐曲的特点。格式塔心理学重视心理学实验，他们在知觉、学习、思维等方面开展了大量的实验研究，至今仍是心理学的重要财富。

（四）精神分析学派

这是由奥地利维也纳精神病医师弗洛伊德（Sigmund Freud，1856～1939）创立的一个学派，他的理论来源于治疗精神病的临床经验。弗洛伊德认为，一方面人的内在生物性的情欲是最基本的冲动；另一方面人的社会习俗、礼教和道德又约束着这种原始冲动的发泄，将其压抑到无意识中去。意识的内容是理智的、自觉的，无意识的内容多是与理智、道德相违背的。当理智与无意识的矛盾激化，就造成神经症，为了治病就需要对患者的无意识进行心理分析，这就是精神分析。精神分析学派认为，心理学是研究“无意识”的作用。认为人的根本心理动机都是无意识的冲动。正是这种强有力的“无意识”的心理活动在人的生活中起着决定性的根本作用。在西方社会中精神病发病率很高，所以精神分析理论很容易被接受。

第二节 护理心理学的学科性质、对象与任务

任何一门新兴学科，必须明确其学科性质、学科的主要研究对象和任务，其对学科的发展起到导向性作用。

一、护理心理学的学科性质

（一）护理心理学是介于心理学和护理学之间的一门交叉学科

护理心理学（nursing psychology）既需要用心理学理论来揭示患者、护士的心理现象，研究心理活动和生理活动的相互关系，探索心理社会因素对人类健康与疾病的影响及其相互转化过程中的作用，还需要广泛吸收医学、护理学等学科的研究成果，运用心理学理论和技术，解决护理领域中的心理问题。护理心理学是心理学应用研究向护理领域的延伸和渗透。

（二）护理心理学是自然科学和社会科学相结合的一门边缘学科

护理领域中的心理现象与其他领域中的心理现象一样，既有自然科学的性质，又具有社会科学的性质。当涉及心理的生理机制时，或心理的较低层次的活动如感觉、知觉、记忆等，便具有自然科学的性质，而当涉及护患关系、应激原的内容及个体心理护理方法时，又具有人文社会科学的性质。所以，它是自然科学和社会科学相结合的边缘学科。

（三）护理心理学是一门独立的新兴学科

护理心理学是一门新兴学科，只有近 20 年的发展历史，起初护理心理学是以医学心理学的一个分支学科出现的。随着人类健康观以及护理学的发展，护理领域面对越来越多的心理健康问题，大批高等护理人才从事护理心理领域的研究，从而促进护理心理学的发展。1996 年在全国高等教育护理学专业教材编审委员会上将护理心理学从医学心理学中分离出来，正式命名为《护理心理学》，并将其列为“九五”国家重点教材，从此护理心理学成为一门独立的学科。

二、护理心理学的定义

护理心理学是从护理情境与个体相互作用的观点出发，研究在护理情境这个特定的社会生活条件下个体心理活动发生、发展及其变化规律的学科。

定义所指“个体”，包括护士和患者。护理心理学在护理情境这个特定社会生活条件下，必须同时掌握护、患两类个体的心理活动规律。

表述“护理情境”为“特定的社会生活条件”，指护理情境并不局限于医院。此外，广义的“护理情境”，还包括所有影响患者、护士心理活动规律的社会条件。深刻领会“护理情境”定义，须弄清以下问题。

（一）注重护理情境与个体之间的相互作用

研究个体心理活动的规律，必须注重护理情境与个体的相互作用。如对患者个体心理活动规律的研究，既要了解患者个体心理活动如何受护理情境中其他人或团体的影响，也要了解患者个体活动如何影响护理情境中的其他人或团体。

（二）注重护理情境的影响

不同护理情境，对个体心理活动的影响不同。以接受紧急救治的急性心肌梗死患者的护理情境为例，若十分恐慌的患者感受到医护人员镇定自若且娴熟的业务技能、井然有序的操作等，就可能放松高度紧张的情绪，产生有利于疾病转归的心理活动；反之，若患者面对杂乱无序的场合、医护人员惊慌失措、手忙脚乱等，其原本高度的紧张则会加剧，易导致疾病恶化。

（三）强调个体的内在心理因素

相同护理情境下，个体可因心理因素不同，发生不同的心理反应。以癌症患者为例，乐观、开朗、坚强的个体与悲观、忧郁、软弱的个体，对同为患癌症这一事件可产生截然不同的心理活动，说明个体内在心理因素在特定情境中对自身心理活动具有决定性影响。

三、护理心理学的研究对象及范围

护理心理学的研究对象是护理对象的心理和护士的心理两方面。

（一）护理对象的心理研究

1. 患者的心理研究　研究患者的感知觉、注意、记忆、思维、性格、情绪等各种心理现象，掌握患者的心理状态和心理活动规律。如不同年龄段、不同性别、不同职业、不同地域、不同民族患者的心理特点，不同系统疾病及疾病不同阶段患者的心理活动规律等，这将有助于护士了解患者、有效帮助患者进行自我心理调节，有助于护士针对各类患者的个性特点，采取有效的心理护理措施。

2. 亚健康状态的人的心理研究　研究健康状况受到潜在因素威胁的亚健康状态的人的心理，如社会文化因素、情绪因素、人格因素、不良行为方式等潜在因素对健康的影响。

3. 健康人的心理研究　研究正常心理活动、健康的行为方式和应激的应对方式等对健康的维护和促进作用。

（二）护士的心理

护士的心理指研究护士的感知觉、注意、记忆、思维、情绪、性格等心理现象及外显行为模式。在临床上，垂危患者的抢救、给药治疗的执行、情绪状态的了解、生活的照顾、并发症预防、病情观察、健康教育等，都包含着心理护理。护士与患者接触最多，护士的一言一行都在患者的感受之中，都会引起患者复杂的心理反应。护士的思想、言语、情绪、行为都会直接影响患者的情绪，影响治疗效果与患者的身心健康。因此，研究护士心理，关心护士身心健康，指导护士胜任角色，帮助护士优化职业心理素质非常重要。

四、护理心理学的研究任务

（一）研究生理与心理因素之间的相互作用

一般而言，无论患者得了什么病，均会对患者的心理活动产生负面影响，如恶性肿瘤、精神病等常常导致患者产生严重的心理障碍；另一方面，一些心理因素也会促发疾病，导致各器官产生一系列的病理生理变化，如美国心脏病专家弗里德曼和罗森曼等人，在进行冠心病的心理和生理研究中发现，A型性格的人（好胜、竞争心强、不怕困难、勇于进取），冠心病的发病率比B型性格的人（不争强好斗、没有竞争的压力、办事往往慢条斯理，不慌不忙、工作有主见、不易受外界的干扰）高2倍，且通常还伴有较多的其他危险因素，如高血压、高血脂、糖尿病等。护士应了解疾病对人心理的影响以及心理因素对健康的作用，以便在临床实践中能更好理解患者的言行并妥善处理，及时帮助患者调整心理状态，保持最佳健康状态，提高其生活质量。

（二）研究患者的心理特点和心理护理的方法

疾病种类、发病程度、年龄、性别、社会背景、经济状况等的不同，患者的心理常常差异很大。例如，对于一个曾经是领导干部，如今由于年老机体各脏器功能减退，记忆力差、反应迟钝的老人，护理时尤其要满足其自尊的需要；而对于一些罹患传染性或隐秘性比较强的疾病，如肝炎、性病、肿瘤疾病等的患者，床头卡会成为其一个很大的心理负担。护理工作者必须掌握各种特殊患者在不同时期的心理特征，采取相应的心理护理措施才能取得良好的护理效果。

（三）研究心理评估的理论和技术

应用心理评估能有效地帮助护士了解患者在认知、情绪、人格、行为等方面存在的心理问题和评估心理护理的效果，并且为护理科研提供各项评估工具。随着科学的发展，国内外已发展了许多用于评估智力、人格、临床症状、治疗效果等方面的测验和量表。如焦虑自评量表就被临床、科研广泛地用于患者焦虑程度的评估。

（四）研究和应用心理问题的干预理论和技术

心理护理中很重要的任务是对患者进行干预，以解决或缓解其所存在的心理问题。因此护士应掌握一些心理咨询与心理治疗的理论与技术，以更加有效地对患者实施心理干预。目前用于临床心理护理的干预方法有音乐疗法、支持疗法、放松疗法、认知行为疗法等。各种方法都有其自身的理论基础和适用对象，护士需要根据护理对象的人格特征、心理问题的性质以选用恰当的心理干预方法。

（五）研究护理过程中的有效交往和护患关系问题

有效地交往和良好的护患关系不仅有助于护士及时、准确地获取信息，为护理诊断与干预提供保障，还能缓解不良因素对患者的影响，提高患者对诊治护理措施的依从性。建立有效地交往和良好的护患关系的方式有很多种，需要护士根据特定的护理情景，运用心理学的理论和技术选择恰当的护理方式。例如在初产妇的自然分娩中，有研究证实触摸可有效地缓解其焦虑恐惧心理，协助产妇正确用力，有助于缩短第一产程、第二产程的持续时间，减轻产痛。

（六）研究护士职业心理素质

护理心理学除了研究患者的心理外，同时研究护士的心理。具体研究护士职业心理素质的结构和影响因素，优化护士职业心理素质的教育途径和管理模式，护士的个人成长所面临的工作压力以及护士心理健康的维护等。例如开发护士心身衰竭量表评估护士的心理健康水平并提供有针对性的心理健康的维护；开展气质类型与护士岗位的匹配研究用于特殊护理岗位的人才选拔和培养。

第三节　学习护理心理学的意义及其研究方法

一、学习护理心理学的意义

（一）丰富护理学科专业内涵，促进护理学科发展

现代科学的发展趋势表明，学科专业化分工越精细，越具有针对性，更有利于学科领域的实际问题的解决。护理学科地位及学术价值的提高，有赖于其向多方向、多层次、多学说、多分化的分支学科体系不断地延伸和拓展。国家教育部把《护理心理学》列入我国高等护理教育的主干课程，在护理专业学生及在职护士中广泛地开展护理心理学的学习，使心理

护理真正有效地落实到临床护理实践工作，拓宽了护理学科的发展领域，丰富了护理学科的专业内涵，有利于学科发展。

（二）贯彻整体护理观念，适应现代护理模式

医学模式由传统的“生物医学”向“生物-心理-社会医学”转变，促进了健康观念的更新，同时也促进了现代护理模式的建立。强调人是一个有机整体，倡导整体护理，是现代护理模式的核心，要求护理工作者摒弃“以疾病为中心”的传统思想，强化“以患者为中心”、“以人的健康为中心”的现代护理理念。患者是躯体生理活动与心理活动的统一体，因此在护理实践中，护理不仅帮助患病的人恢复健康，也帮助健康及亚健康的人保持健康，预防疾病。不仅要关注疾病对患者生理功能的影响，同时还应重视患者的情绪变化等心理状态，既要实施有效的生理护理，又要开展积极的心理护理，满足患者身心两方面的需求，保证其始终处于有利于治疗与疾病康复的最佳状态。开展有针对性的心理护理，需要具备专业的基础理论及相关技能，这就要求护士在原有知识结构的基础上学习护理心理学，才能主动适应现代护理模式的需要。

（三）满足患者需求，提高护理质量

疾病谱和死亡谱的研究表明，现代社会中，造成大量死亡的疾病（如心脑血管疾病、癌症等）都是多因素致病，无数研究已充分证实心理因素在疾病的发生、病程的转归中都起了重要的作用。由于患者所患疾病不同、所处社会环境不同、个人体质也不尽相同，思维方式、神经类型、性格等各有特点，故而心理障碍表现也各不相同。例如癌症患者易产生悲观失望、甚至厌世情绪，慢性病患者长期备受疾病折磨，寝食难安，焦虑症状明显。要提高护理质量，需要真正解决患者所需。通过心理学知识的学习，不仅可以帮助护士理解患者特殊的行为方式，掌握不同患者的心理特征，而且通过学习心理学的交往技巧改善护患关系，获得准确的信息，有助于制定适当的护理计划取得事半功倍的效果，同时帮助患者更好地适应角色，从而提高整体护理质量。

（四）优化护士职业心理素质，完善知识结构

护理心理学的研究对象包括患者心理和护士心理。护士与患者接触最多，护士的一言一行都在患者的感受之中，都会引起患者复杂的心理反应，影响治疗效果与患者的身心健康。但是护士也是生物人、社会人，有其性格特征，同样受其自身生理、心理变化的影响，同样因工作环境、家庭、社会信息的刺激而出现各种心理变化及情绪反应。若处置不当，一定程度上会对护理工作及其质量带来负面影响。这就要求护士在护理心理学的理论指导下，在实践中有意识地调节和改变自我，不断优化自己的职业心理素质，努力使自己成为业务技术精湛、心理素质优良、知识结构完善的护理工作者。

※二、护理心理学的研究方法

护理心理学属于心理学的分支，其基本的研究方法与现代心理学有共同之处。护理心理学研究的是护理学领域中各种复杂的心理现象，主要运用心理学及医学的研究方法，并结合护理专业特点进行研究。护理心理学的研究方法根据所使用的手段，可分为观察法、调查法、测验法和实验法；根据所研究的对象多少，可分为个案法和抽样法；根据所研究问题的时间性质，可分为纵向研究和横向研究。在实际复杂的工作中，往往综合使用几种方法，另外，还要注意各种方法都有优缺点，各有其适宜的条件。为了研究一个具体问题，必须根据

问题的性质以及研究者的主观客观条件选择其中最恰当的方法。

（一）观察法

观察法（observational method）是指研究者直接观察记录个体或团体的行为活动，从而分析研究两个或多个变量间相互关系的一种方法。此法是科学研究史上最原始、应用最广泛的一种方法，从事任何研究几乎都离不开观察法。其优点是使用方便，可以获得被试者不愿意或者没有能够报告的行为数据；缺点是观察的质量（信度和效度）很大程度上依赖于观察者的能力，而且观察活动本身也可能影响被观察者的行为表现，使观察结果失真，且结果有一定的局限性，适用于A群体的不一定适用于B群体。分析观察法研究结论的最重要条件，是所得材料必须具有真实性与代表性。因此，使用观察法时必须考虑如何避免观察者主观因素所致的误差。

根据预先设置的情景，观察法可以分为两种：

1. 自然观察法（naturalistic observation） 指在不加任何干涉的自然情境中对研究对象进行直接观察、记录，而后分析解释，从而获得行为变化的规律。例如通过单向玻璃，研究者能观察多动症儿童的日常行为，而儿童并没有察觉到被观察。

2. 控制观察法（controlled observation） 指在预先设置的情境中对研究对象进行观察研究。如传染性疾病患者隔离病房、重症监护室（ICU）、白血病患者的无菌病房等，在特定情境中的情绪和行为反应的观察即属于控制性观察法。

护理心理学研究较多采用的是现场观察法，既可以是二者之一，也可以是二者的融合。如对重症监护室（ICU）患者的心理行为观察，所观察患者对病室（“预先设置的情景”）的心理反应，接近于控制观察法；而所观察患者对医护人员随时走动或发出声响的反应，则接近于自然观察法。

（二）调查法

调查法（survey method）是指通过晤谈、访问、座谈、问卷等方式获得资料并加以分析的研究方法。

1. 晤谈法或访问法（interview method） 通过与被试者面对面晤谈，了解其心理信息，同时观察其在交谈时的行为反应，以其非语言信息补充和验证所获得的资料，经记录、分析得到研究结果。其效果取决于问题的性质和研究者本身的晤谈技巧。此法既可以应用于患者，也可应用于健康人群，是护士开展心理评估、咨询、干预与心理健康教育及其相关研究的最常用方法之一。例如母婴分离产妇的心理体验的研究，研究者可以通过晤谈的方式深入了解被研究者的感受。

座谈法是以少数研究者同时面对多个被试者的访谈形式。通过座谈可以从较大范围内获取有关资料，满足分析、研究的需要。例如，研究乳腺癌患者术后心理状况对生活质量的影响，可以通过定期座谈的形式收集相关信息。

2. 问卷法（questionnaire method） 采用事先设计的调查问卷，现场或通过信函交由被试者填写，然后回收问卷分门别类地分析研究，适用于短时间内书面收集大范围人群的相关资料。例如大学新生心理健康状况调查、血液透析患者家属心理需求调查等均可采用此法。问卷调查的质量决定于研究者事先对问题的性质、内容、目的和要求的明确程度，也决定于问卷内容设计的技巧性以及被试者的合作程度。例如，问卷中的问题是否反映了所要研究问题的实质、设问的策略是否恰当、对回答的要求是否一致、结果是否便于统计处理以及内容是否会引起被调查者的顾虑等等。

访谈可以提供许多通过其他方法无法获得的信息，例如在访谈过程中，访谈者可以观察到被访者具有特殊意义的行为、自我的特征以及他们对目前所处生理状况的反应和态度；问卷法简便易行，可在短时间内获得大量信息，但其结果的真实性、可靠性均受各种条件因素的影响，故对调查资料的分析和总结，要坚持科学态度。调查法在目前国内护理心理学研究工作中被广泛使用。

（三）测验法

测验法（test method）又称心理测验法，是指以心理测验作为个体心理反应、行为特征等变量的定量评估手段，据其测验结果揭示研究对象心理活动规律的研究方法。此法需采用经过信度、效度检验的测验工具或量表，如人格量表、行为量表、智力量表、症状量表等。临床心理护理研究中，常在实施心理护理手段前后采用行为评定量表、症状评定量表、人格评定量表对患者的心理行为进行测评，以评价干预效果。例如要研究综合心理干预对肺癌患者生命质量的影响，即可在实施心理干预措施前后使用 QLQ-C30（癌症患者生命质量测定量表）进行测量，通过前后的数据变化评定干预效果。

心理测验种类繁多，针对某一个研究问题选择恰当、信效度高的测验工具是关键，其次必须严格按照测验的操作规定科学规范实施，才能得到科学的结论。心理测验作为一种有效的定量手段在护理心理学研究中被广泛使用。

（四）实验法

实验法（experimental method）是指在控制的情境下，研究者有计划系统地操纵自变量，观察因变量随自变量改变所受到的影响，以探究自变量与因变量的因果关系。实验法是科学方法中最严谨的方法，能完整地体现科学研究描述、解释、预测、控制 4 个层次的目的。但实验研究的质量很大程度上取决于实验设计，例如，由于实验组与对照组相匹配受到许多中间变量的干扰，影响到结果的可靠性。实验法又可分为实验室实验和现场实验。

1. 实验室实验法（laboratory experiment） 使用实验室条件，严格控制各种无关变量，借助各种仪器和设备，精确观察和记录刺激变量与反应变量，以分析和研究其中的规律。实验室实验最大的缺点就是心理活动作为一种变量时易受许多因素的影响，例如特定的实验情景所造成的心理紧张，本身就可能对心身相关的实验结果产生影响，目前在护理心理学研究中尚少被使用。

2. 现场实验法（field experiment） 指将实验研究延伸到社会实际生活中进行，如在临床工作或学习情境中对研究对象的某些自变量进行操作，观察其反应，以分析和研究其中的规律。例如研究声音、光线、颜色对患者的心理影响，住院患者心理状态与疾病的发展及转归的相关性等问题时，须以病房为现场来开展研究。现场实验的环境更接近现实生活，但很多情况下难以实现对实验条件的控制，而实验结果难以判断，若分析不当可能做出错误的解释。但现场实验同时具有研究范围广泛、不受实验情景限制、结果易于推广等优点，从而成为护理心理学研究中被广泛采用的一种研究方法。

（五）个案研究与抽样研究

1. 个案研究（case study） 对单个或几个典型案例（一个人、一个家庭或一个团队）的研究，可以使用观察、交谈、测量和实验等手段。个案研究的结果对于样本所属整体具有典型代表意义，可用于某些研究的早期阶段，为进一步大规模研究提供依据。护理心理学常采用个案研究，例如护士通过对一个个心肌梗死患者病情危急时的心理活动的观察记录，将累计的资料加以研究分析，便可掌握此类患者心理活动的一些共性规律，针对其提出的相关护理对策对所有急性心肌梗死患者都具有实用价值。

2. 抽样研究（sampling study） 针对某一问题通过科学抽样所做的较大样本的研究。例如A型行为特征与冠心病的相关性研究，就要选取一批具有代表性的A型行为特征的个体，考察其冠心病的发病率或其他心血管生理指标的变化，为研究提供依据。抽样研究的关键环节是取样的代表性。抽样研究可以使用调查法、心理测量法、实验法或观察法等多种手段。

（六）纵向研究和横向研究

1. 纵向研究 是对同一批对象在一定时期内追踪研究，从而探讨某一现象的发展规律。根据研究的起止时间可分为：

（1）前瞻性研究（prospective study）：是以现在为起点追踪到将来的研究方法。例如目前对一批A型行为类型者开始做综合行为矫正指导，并追踪此后整个行为矫正程序实施过程被试者A型行为的改变情况，从而证明这种行为矫正技术的实际效果。这一方法具有很高的科学价值，但是由于要限制的条件过多，对研究者的知识结构、学术水平的要求较高，目前在护理心理学研究中的应用尚不普遍。

（2）回顾性研究（retrospective study）：是以现在为结果，回溯到过去的研究方法。其所采用的手段通常为交谈、访问、座谈或测验，通过收集资料和数据，分析和评价过去既往诸多因素对当前事件的影响。这一方法由于条件限制相对较少，目前在护理心理学中应用得较为普遍，但其科学价值远不及前瞻性研究，且存在较大的缺陷，所得研究结果易受被试者所报告资料的真实性、准确性程度等制约。例如，一位原发性高血压患者，自认当前病况与既往经历有关而夸大生活事件及其影响程度，可能得出假阳性的结论。

2. 横向研究 是对相匹配的实验组和对照组被试者在同一时间内就相同变量进行比较分析研究，或者对相同背景的几组被试者分别采用不同的刺激条件、刺激强度等，以对各组被试者所呈现反应的差异做出分析并推导其主要影响因素的研究。例如心理干预对改善癌症患者生活质量的作用，在随机抽取一定数量的癌症患者进入实验组的同时，还需要随机抽取与实验组条件情况类似、数量相当的癌症患者进入对照组，并尽可能控制两组被试者除心理干预措施之外的其他条件，即两组被试者的其他条件经统计学处理无显著差异，之后对实验组实施心理干预行为，达到实验设计的时间后对患者生活质量和疼痛控制情况进行比较分析从而能判断实验的心理干预措施是否能改善癌症患者的生活质量。这一研究方法常用于临床心理学研究，最关键的前提是被比较的被试者必须具备可比性。

※三、护理心理学研究应遵循的伦理学原则

（一）尊重人的权利

1. 自主决定权 是指在科研过程中，受试对象应被看做是自主个体，研究者应告知整个研究的所有事宜，受试对象有权决定是否参加研究，并有权决定在任何时候终止参与，且不会受到治疗和护理上的任何处罚和歧视。在科研中，有时会出现科研人员利用强制、隐蔽性收集资料或欺骗等手段而使受试对象的自主决定权受到侵犯。

2. 隐私权 隐私权包括一个人的态度、信仰、行为、意见以及各种档案资料等。当未

经本人允许或违背其私人意愿而将其个人信息传播给他人时，即侵犯了受试者的隐私权。

3. 匿名权和保密权　当研究者有意或无意使未被授权者得到的原始资料，或在汇报和公开发表研究报告时使受试者身份公开；或根据汇报和公开发表研究报告内容很容易对号入座等情况，均属侵犯了受试者的匿名权和保密权。所以在护理研究中，如没有经过受试者同意，不得将其原始资料传播给任何人，包括其他医护人员、家庭成员、亲密朋友等。

（二）有益的原则

研究者在实验前应谨慎评估实验的利益和风险，并尽可能将风险减少到最低水平。

（三）公正的原则

公正的原则指受试者得到公平治疗的权利，包括公平选择受试者和公平对待受试者。

（四）知情同意的原则

知情同意指当研究者将有关研究的具体事项告知受试者后，受试者自主同意参与此项研究。

第四节　护理心理学的历史、现状和发展趋势

一、护理心理学的形成和发展

最早提出心理护理思想的是护理学先驱南丁格尔（Nightingale Florence）。从她 1860 年在英国创办世界上第一所护士学校到 20 世纪 50～60 年代建立并推行责任制护理前的这 100 年间，是护理心理学的形成时期。南丁格尔重视改善护理环境，使患者达到治疗或康复所需要的最佳身心状态。她要求护理工作者将改善患者的情绪作为其中的一部分，加强与患者的交往，并为患者提供丰富多彩的活动，恢复他们的积极情绪。南丁格尔的观念构成了心理护理的雏形。

伴随着健康新概念的提出：健康是“身体、心理和社会方面的完好状态，不仅仅是没有疾病和衰弱”，及人本主义学派等心理学理论对护理学界的影响，奥利维亚、克伦特尔、约翰逊、威德鲍尔等专家学者先后提出：护理包括“加强健康教育，包括患者及其环境、家庭、社会的保健”；“护理是对患者要加以保护、教导”；护理是给需要的人们“提供解除压力的技术，使其恢复原有的自我平衡”；护理就是“帮助”等新论点。护理的任务之一就是帮助患者提高心理素质的观念显著增强，心理护理的理论和实践也随之更加丰富。

医学模式由生物医学转向生物-心理-社会医学模式，护理模式也由原来“以疾病为中心”转变为“以患者为中心”的护理。20 世纪 50 年代末，责任制护理在美国付诸实践，责任制使护理工作的主动性增强，从被动的疾病护理转变为护士围绕患者的需求，运用护理程序系统地从生理、心理、社会及文化等方面对患者实施整体护理，更加认识到心理、社会状况和文化对患者病情转归和健康的影响。护理心理学伴随责任制护理的蓬勃兴起，进入其前所未有的快速发展阶段。

1980 年美国护理学会将护理概念更新为“护理是诊断和处理人类现存的和潜在的健康问题的反应”，健康问题反应在整体人身上，有生理的也有心理的；同时更加明确地指出护理对象不仅包括已生病的人，还包括尚未生病但可能会生病的人和未患疾病但有“健康问

题”的人，全新的概念给护理心理学带来了空前的发展机遇与空间。一些发达国家和地区首先在高等护理教育显著增加了包括心理学在内的人文社会学科知识，同时主张将音乐疗法、松弛训练法、认知行为疗法、森田疗法等心理疗法广泛地应用到临床心理护理实践中。此外，广大的护士逐步开展了关于心理护理理论与实践的科学研究，从此，护理心理学进入了科学化的发展阶段。

二、护理心理学在我国的发展现状

自1981年刘素珍在《医学与哲学》中提出“应当建立和研究护理心理学”以来，我国护理心理学的研究逐步深入，1991年人民卫生出版社在《医学心理学》教材中加入“护理心理学”部分，将护理心理学归为医学心理学的一个分支。1996年经有关专家学者讨论正式命名出版《护理心理学》，并被列为“九五”国家重点教材，由此护理心理学成为一门独立的学科。经过近20年的发展，我国的护理心理学取得了长足进步。

（一）学科教育日趋成熟和完善

护理心理学作为护理教育课程，自20世纪80年代初开始，先后在中专、大专、本科的专业教学中开展，且已从浅显的知识性讲座过渡到系统的专业必修课。同时，在护士参加的各种继续教育项目、研讨会、学习班中，心理护理也是重要内容之一，护理心理学的学科教育已经贯穿护士的整个职业生涯，是其终生教育不可或缺的部分。《护理心理学》教材及学术专著大量涌现，适用于不同学历层次的护理专业，为我国普及性专业教学提供了基本保障。此外，经过多年教学、临床实践和专题研究，一支心理学理论扎实、临床实践经验丰富、科研学术水平较高的教学专业人才队伍也正在逐步成熟。

（二）心理护理的临床实践意识增强

大量的研究已证明护士及时了解患者的主要心理变化，施以心理护理，可以取得药物及其他治疗措施难以收到的良好效果。心理护理是护理工作的重要组成部分，这种观点已在广大护士中得到普遍认同。心理护理也从宣教式的经验之谈过渡到注重心理学知识和技能的发挥和运用，护理工作者开始关注不同病情、不同患者的个体差异，采取科学的心理护理理念，拓展心理护理的深度。例如音乐疗法已广泛地应用于重症颅脑损伤、癌症、心身疾病、围手术期和临终患者，取得了理想效果。但是我国的心理护理临床实践的发展不尽如人意，实践能力有限，相当程度上还停留在机械操作状态，与缺乏心理护理的技巧和心理干预的具体措施有很大关系。

（三）学术团体建立，学术水平提高

20世纪80年代初期，全国各省（市）、自治区的护理学会先后成立了相应的学术组织，如“护理心理学科委员会”、“心理护理研究会”、“临床心理护理学组”等。1995年11月中国心理卫生协会护理心理专业委员会在北京宣告成立，标志着我国护理心理学的学科建设进入新的历史时期。各学术团体都十分重视护士职业心理素质的培养，积极开展护理心理学的学术交流活动，举办心理护理的讲座、学习班等，极大地促进了心理护理人才的涌现和护理心理学专业的发展。

随着学科教育的普及和临床心理护理实践的开展，心理护理科研活动亦十分活跃。论文数量逐年递增，内容涉及护理心理学的各个方面，质量不断提高，从心理护理文献构成情况看，心理护理科研、调查分析和个案心理护理逐年取代经验总结式的心理护理论文。前瞻性

研究逐渐增多，对心理诊断、心理护理程序、心理评估体系以及护理人才选拔和培养的研究得到了重视和加强。

三、护理心理学的发展趋势

（一）建设护理心理学学科体系

首先护理心理学作为心理学与护理学的交叉学科，其学科发展及体系建立与心理学及护理学的发展密切相关。护理心理学应吸收、借鉴与护理实践最相关的心理学理论，与现代护理学的人才培养目标、临床应用模式等相互融合，建立属于护理心理学自身的独特型学科体系。其次学科建设的关键是人才，应加强学科带头人、学术骨干的培养，积极发展护理心理学的研究生教育，培养高层次骨干人才。

（二）规范临床心理护理实践

有文献报道显示，现在很多临床工作者实施心理护理前仅与患者进行简单的交谈和询问，凭主观判断给患者做出护理诊断；在实施心理护理后，没有进行客观的效果评价。此外，护士所掌握的心理学知识和技能尚不充分，应用时呆板、机械，也是目前临床心理护理实践开展不佳的重要因素。今后将加强心理护理方法科学化的探讨，建立科学、规范的临床应用模式并制定相应的效果评定标准，才能总结、推广具有科学规律的先进模式。

（三）提高护理心理学方面的科研水平

目前心理护理的论文多数倾向于调查分析、调查报告，对心理护理具体方法和措施的论述仍然较少，有的只是理论上提及，可操作性不强。今后将重视研究心理护理的理论和实践方法，积极推广实验论证型的研究方法，科学应用定量和定性研究，合理设计，注意控制影响因素，采用标准化的评估方法和有效的统计处理技术，同时重视对心理护理效果的研究。

四、中医学中护理心理学思想

在中国古代医护不分，护理工作为医疗的一部分，与医疗同时并进，因此古医书中并无护理一词，但却包含了许多有关护理心理学的思想内容。这些内容充分体现了中医护理的整体观念与辨证施护，独具特色，加深了现代护理心理学的思想内涵，丰富了临床心理护理实践的方法与手段。

（一）整体观念

中医强调人是一个整体，无形则神无以生，无神则形不可活，这种“形神相即”的心神统一的思想阐明了心理与生理之间的密切关系。中医学非常重视心理因素对人体健康的影响。如《素问·阴阳应象大论》曰：“怒伤肝，喜伤心，思伤脾，忧伤肺，恐伤肾。”《素问·举痛论》曰：“怒则气上，喜则气缓，悲则气消，惊则气乱，思则气结。”情致为病，一是直接累及相关脏腑，二是间接通过气和火的作用而致病，影响脏腑气机正常运行，使五脏六腑不能发挥正常的生理功能。

形神相依的整体观不仅反映在上述疾病的发生、发展阶段，在疾病的预防方面，中医学也有相关阐述。中医学一向强调精神摄生、修身养性、心理卫生和防患于未然。“精神内守，病安从来”意即心理健康、情志畅顺，就不会生病，是故养生防病，首当养神，次当养形，形神俱在，才能健康长寿。不仅要注意避免来自内外环境的不良刺激，而且要通过养性调神，提高人体自身心理的调摄能力，增强机体的抗邪能力与康复能力。

（二）辨证施护

《内经》中记载“精神不进，志意不治，故病不可愈，今精坏神去，荣泣卫除。故神去之而病不愈也”，可见不改变患者的心理状态，难以治愈疾病。实施情志护理，中医学强调辨证施护，正所谓“性好吉者，危言见非；意多忧者，慰安之伪，未信者忠告难行，善疑者深言则忌”。

针对情志致病，祖国医学总结了多种护理方法，包括说理开导法、释疑解惑法、移情易性法、发泄解郁法、以情制情法、暗示疗法、顺情从欲法等。其中以情制情法是中医学独特的情志治疗护理方法，历代医家广为应用，如历史上文挚疗王侯之疾，华佗治郡守之病，均为激怒疗法之验案。这一护理方法对现代心理护理临床实践仍极具指导作用，如面对过于悲伤、忧虑的患者，根据喜能胜悲忧的道理，我们可用笑声来感染和调护他们，让他们在欢声笑语中感受快乐的氛围，以调节患者的情绪。让人高兴、发笑有很多的办法，如讲笑话、讲故事、听听相声、看看喜剧小品或欣赏滑稽喜剧等节目表演。总之，一定要根据患者的情况选择合适的方法，辨证施护才能取得较好的效果。

自学指导

【重点难点】

1. 学习重点：心理现象的实质；护理心理学的学科性质；护理心理学研究应遵循的伦理学原则。

2. 学习难点：心理现象的组成；护理心理学的学科性质；心理过程与个性（人格）间的关系。

【考核知识点】

1. 心理现象的组成。
2. 心理现象的实质。
3. 护理心理学的学科性质。
4. 护理心理学的定义。
5. 护理心理学的研究对象。
6. 护理心理学的研究任务。
7. 护理心理学的研究方法。
8. 护理心理学的研究应遵循的伦理学原则。
9. 中医学中护理心理学思想。

【复习思考题】

1. 简述心理现象的实质。
2. 简述护理心理学的学科性质。
3. 简述护理心理学的研究方法，并举实例。
4. 简述护理心理学研究应遵循的伦理学原则。

〔郝玉芳　李小花〕

第二章

心理过程

【学习目标】

1. 掌握：

(1) 概念：感觉、知觉、记忆、遗忘、思维、注意、情绪情感、意志。

(2) 意志的概念和意志的基本品质。

2. 熟悉：

(1) 感受性变化的规律、知觉的特征、意志的特征。

(2) 影响痛觉的心理因素。

(3) 记忆系统、记忆的基本过程。

(4) 情绪和情感的区别和联系。

3. 了解：

(1) 遗忘的规律。

(2) 思维的基本过程。

(3) 注意的基本品质。

【自学时数】 6 学时。

心理过程是指人的心理活动发生、发展的过程，是在客观事物的作用下，在一定的时间内，大脑反映客观现实的过程。心理过程包括3个方面，认识过程、情绪情感过程和意志过程。

第一节　认知过程

认知过程（cognitive process）是接受、加工、储存和理解各种信息的过程，是人脑对客观事物的现象和本质的反映过程，包括感觉、知觉、记忆、思维、想象等心理现象。

一、感觉和知觉

（一）感觉和知觉的概念

1. 感觉的概念　感觉（sensation）是人脑对直接作用于感觉器官的客观事物个别属性的反映。感觉是对当前事物的反映。幻觉、记忆中的再现等均不是感觉。而且，感觉所反映的是客观事物的个别属性，包括事物的物理属性（如颜色、形状、软硬等）、化学属性（如气味、味道等）以及有机体的某些生理变化（如疼痛、饥渴、便意等）。

感觉是一切心理活动的基础。离开了感觉，其他任何较高级较复杂的心理现象都不能产生。但人在感知外界客观事物的时候，其感觉能力是不一样的，人对刺激的感觉灵敏程度，也就是人的感觉能力，被称为感受性。感受性的大小用感觉阈限来表达。感觉阈限是指能引起感觉的一定限度的刺激量。每一种感觉都有两种类型的感受性和感觉阈限，即绝对感受性和差别感受性，绝对感觉阈限和差别感觉阈限。绝对感受性是指刚刚能够觉察出最小刺激强度的能力。绝对感觉阈限指刚刚能引起感觉的最小刺激物的量。绝对感觉阈限值在不同个体之间的差别是相当大的，即使同一个体也会因为机体的生理和心理状态的不同而发生变化。差别感受性是指能够区分两种刺激强度的感觉灵敏度。刚刚产生差别感觉所需的最小差别量就是差别感觉阈限。

知识链接

感觉剥夺实验

1954 年，心理学家贝克斯顿（Bexton）、赫伦（Heron）、斯科特（Scott）等在加拿大的麦克吉尔大学进行了首例感觉剥夺实验研究。他们在付给大学生每日 20 美元的报酬后，让他们在缺乏刺激的环境中逗留。具体地说，就是在没有图形视图视觉（被试者须戴上特制的半透明的塑料眼镜）、限制触觉（手和臂上都套有纸板做的手套和袖子）和听觉（实验在隔音室里进行，用空气调节器的单调嗡嗡声代替其听觉）的环境中，静静地躺在舒适的帆布床上。实验结果显示：感到无聊和焦躁不安是最起码的反应。在实验过后的几天里，被试者注意力涣散，不能进行明晰地思考，智力测验的成绩不理想等。通过对脑电波的分析，证明被试者的全部活动严重失调，有的被试者甚至出现了幻觉（白日做梦）现象。

2. 知觉的概念　知觉（perception）是人脑对直接作用于感觉器官的客观事物的整体属性的反映。客观现实中的事物和人自身机体状态，其存在方式可同时呈现出多种属性，如物体有形态、大小、颜色、声音、气味和温度等区别，当物体作用于人的感觉器官时，人们不仅能感知到物体的个别属性，而且通过各种感觉器官的协同活动，在大脑中将物体的各种属性，按其相互的联系和关系，组合成一个整体，这种对客观事物和机体自身状态的整体反映过程就是知觉。

3. 感觉和知觉的关系　感觉和知觉的关系是十分密切的，感觉是知觉的基础，知觉是感觉的深入和发展，既有相同的地方，也有各自不同的特点。

（1）感觉和知觉的共同点：①它们同属于认识过程的初级阶段即感性认识阶段。②它们都是对客观事物的直接反映，一旦客观事物在人的感官所及的范围之内消失时，感觉和知觉也就停止了。

（2）感觉和知觉的区别：①感觉的产生主要来自于感觉器官的生理活动以及客观刺激的物理特性，相同的客观刺激会引起相同的感觉。而知觉则是在感觉的基础上对物体的各种属性加以综合的心理活动过程，同样的客观刺激可引起不同的知觉。②感觉反映的是客观事物的个别属性，而知觉是对客观事物的整体和意义的解释，知觉会因人过去知识经验的不同而得出不同的结论。③从生理基础来看，感觉是单一感受器活动的结果，而知觉是多种感受器协同活动的结果。④感觉是天生的反应。达到阈限的适宜刺激一旦作用于感官，就立刻产生感觉，而知觉却是后天学习的结果。

（二）感觉的种类及特征

1. 感觉的种类　通常把感觉分为以下两类：

（1）外部感觉：包括视觉、听觉、嗅觉、味觉、皮肤觉（触压觉、温度觉、痛觉）等。

（2）内部感觉：是接受机体内部刺激，反映身体的位置、运动和内脏器官不同状态的感觉。包括运动感觉、平衡感觉、内脏感觉等。

2. 感觉的特征　人对客观刺激的感觉能力并不是一成不变的，它会受到某些特征的影响而发生变化。

（1）感觉的适应：刺激物持续作用于感觉器官而使感受性发生变化的现象叫感觉的适应。适应可引起感受性的增加，也可引起感受性的降低。“入芝兰之室，久而不闻其香；入鲍鱼之肆，久而不闻其臭”，是指嗅觉的适应。视觉的适应有明适应和暗适应。从适应的难易程度和速度来看，触觉最容易发生适应，温度觉和嗅觉次之，听觉比较慢，痛觉则根本不能适应或很难适应。

（2）感觉对比：是指同一感受器接受不同的刺激而使感受性发生变化的现象。感觉对比根据时间可分为同时对比和继时对比。几个刺激同时作用于同一感受器而发生的对比现象称同时对比。几个刺激先后作用于同一感受器时，则产生继时对比现象，如先吃糖再吃苹果会觉得苹果很酸。在护理工作中，给孩子吃药时，若先吃糖后吃药，孩子对药的苦味会感觉更明显。

（3）感觉的相互作用：指一种感觉在其他感觉的影响下发生感受性的变化。一般情况下弱的刺激能提高另一种感觉的感受性，而强的刺激则能降低另一感觉的感受性，如闭上眼睛听音乐，其效果会好于睁开眼睛，其原因是视觉和听觉的相互作用，当视觉接受强的刺激时，听觉的感受性会因为感觉的相互作用而减弱，而弱的视觉刺激使听觉的感受性增强。

（4）联觉：是指一种感觉兼有另一种感觉的心理现象。“余音绕梁，三日不绝”，所描述的是在声音刺激作用下产生的视觉联觉。颜色会有冷暖、轻重的联觉。联觉不是人们随意想象出来的，它带有普遍性。联觉的这些普遍特征可被用在护理工作中，如护士白色的工作服给患者整洁的联觉，粉红色的工作服则让人觉得温暖。

（5）感受性的补偿和发展，当一种感觉有缺陷时，另外一种或数种感觉可产生补偿性发展。当某种感觉欠缺或丧失之后，可以由提高其他感觉感受性的方式来补偿其缺陷，如盲人用听觉和触觉的功能补偿其视觉的缺陷。系统的教育训练，可以使人的某种感受性更加灵敏，从而提高感受性，这是感受性的发展，如护士经过训练，在做静脉穿刺时对人静脉的敏感程度高于常人。

（三）知觉的种类及特征

1. 知觉的种类　人的知觉往往需要多种感受器协同活动。按知觉中起主导作用的感觉分类，可分为视知觉、听知觉、嗅知觉等；按知觉的对象性质分类，知觉可分为空间知觉、运动知觉、时间知觉 3 种。

（1）空间知觉：指物体的空间特性在人脑中的反映，是人出生后在活动中不断与事物接触，随神经系统与脑功能逐渐成熟而形成的，如对物体距离、形状、大小、方位等的知觉。

1）形状、大小知觉：物体的形状、大小是通过视觉、触摸觉和运动觉感知。

2）距离知觉：主要由视觉线索判断形成的知觉，如上下台阶、穿越马路、驾驶汽车等。

3）方位知觉：指对物体的空间位置和自身机体占有空间所处位置的知觉。

4）深度知觉：指对物体或两个物体前后相对距离的知觉。

（2）运动知觉：指对物体和自身机体在空间位移和移动速度的知觉。运动知觉是多种感官协调活动的结果，参与运动知觉的有视觉、动觉、平衡觉，其中视觉起重要作用。

（3）时间知觉：指对时间的知觉，能够反映客观现象的延续性和顺序性。如人们的知觉能判断时间的长短等。

2. 知觉的特征　包括知觉的整体性、选择性、理解性和恒常性。

（1）知觉的整体性：是指人在知觉事物时总是把不同部分、不同属性组成的客观事物作为一个整体来反映。当客观事物作用于人的感官时，大脑会对来自感官的信息进行加工处理，发现其属性及其相互联系，从而把事物知觉为一个整体。对熟悉的事物，整体性的知觉主要依赖于大脑中的经验。对没有经历过的或不熟悉的事物，整体性的知觉就更多地依赖于感知对象本身的特点而将事物知觉为有一定结构的整体。相对而言，在空间上或时间上比较接近的成分，物理属性方面相似的成分，以及相同方向、具有连续性特点的成分，容易组织在一起形成整体。

（2）知觉的选择性：知觉的对象能迅速地从背景中被选择出来的特性，称为知觉的选择性。由于生理原因的限制，人不能注意到同时作用于感觉器官的所有刺激并发生反应，只能选择其中的少数刺激加以反应。被选择出来的部分称为知觉的对象，同时作用的其他刺激物就成了知觉对象的背景。影响知觉选择性的因素包括客观和主观两个方面，在客观方面，对象和背景的差别越明显，对象间的组合越有规律，以及运动的对象等较易被选择出来。如万绿丛中一点红。在主观方面的，个人的兴趣、爱好及情绪等也会影响人对知觉对象的选择。根据知觉的选择性，人们设计了交通信号灯、广告等。护理工作中在青霉素过敏患者的床头使用大红色的标签也是使用了这个规律。然而，在知觉过程中，哪些刺激成为对象，哪些刺激变成背景，并不是固定的，对象和背景可以相互转换，从而知觉出不同的事物出来。例如，图2-1中，分别以白色或者黑色为背景，则可知觉出花瓶或人头。

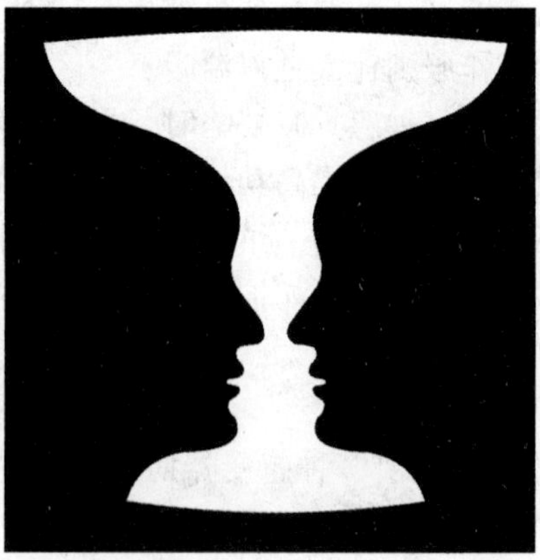

图2-1　鲁宾双关图

（3）知觉的理解性：人们在感知某一事物时总是用过去所获得的知识和经验，对感知的事物进行加工处理，并用概念的形式把他们标示出来。知识经验不同的人对同一客观事物知觉的内容是有差别的。对某一事物的有关知识经验越丰富，其知觉的内容就越深刻、越精确，知觉的理解性就越好。护士的知识经验会影响其对疾病的理解性。

（4）知觉的恒常性：是指当知觉的条件发生一定的变化时，人们对知觉客体的映象仍然保持相对不变。知觉的恒常性普遍存在于各类知觉中，其中视知觉最为突出、明显。视知觉的恒常性可表现为形状、大小以及颜色等的恒常。如图 2－2 所示，一扇从关闭到敞开的门，其形状尽管发生了变化，但人们仍知觉出是一扇门。

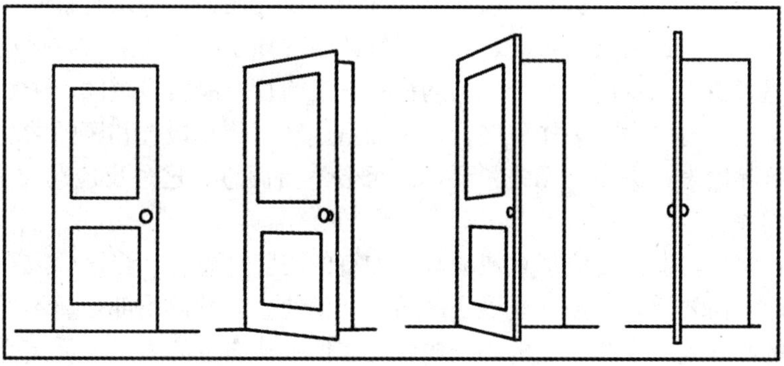

图 2－2　知觉的恒常性

（四）错觉

错觉（illusion）是指在特定条件下所产生的对外界事物歪曲的知觉。错觉与幻觉不同，错觉是对客观刺激不正确的知觉，是主观努力难以克服的适当条件下必然会产生的知觉。而幻觉却是在没有外界刺激的情况下出现的虚幻知觉。错觉的产生有主客观两方面的原因。客观方面有知觉条件的变化、周围环境对知觉对象的影响，如昏暗的灯光下容易产生视错觉。主观方面主要与人的知识经验、情绪态度、动机等因素有关，如过度思念亲人，会产生听到亲人的脚步声的错觉。人们可以利用错觉，使其在某些实践活动中产生预期的心理效应。掌握错觉的规律，还可以设法纠正错觉，使反映尽可能符合客观实际。

（五）痛觉

1. 痛觉的概念　痛觉（algesthesia）是个体对现实刺激和已储存的经验相互作用而产生的主观感受和体验。痛觉作为危险的信号，可引起机体进行防卫，对于机体有保护意义。但长期而剧烈的疼痛往往伴有不愉快的情绪反应，如恐怖、紧张不安等，从而影响食欲和睡眠，必须及时处理，使之缓解。

2. 痛觉的特征

（1）痛觉没有特定的适宜刺激：诸多感觉都有相应的适宜刺激，如视觉对可见光、听觉对声波、味觉对溶于水的化学物质等。而痛觉没有特定的适宜刺激，任何刺激（物理、化学、生物），只要能达到组织发生损伤的强度都可以引起疼痛。痛觉是多种多样的，疼痛性质可以是刺痛、钝痛、烧灼痛、压榨痛、撕裂痛等等。

（2）疼痛的反应具有明显的个体差异而且不容易适应：相同性质的刺激作用于不同个体，其伴发的心理反应会有很大差异，如性格外向者对疼痛的反应会不同于内向者，相对会有更直观的表达，而内向者更善于忍耐。此外，同一人在不同时期疼痛的体验也不同。

（3）痛觉与情绪的联系是单极的：其他感觉引起的情绪可以是正性的，也可以是负性的，或者不引起反应。如美妙的音乐使人愉快，噪声使人烦躁。而疼痛是只能引起厌恶、痛苦的一种情绪反应。

（4）疼痛对人具有双重意义：一方面，疼痛作为一种防御性症状，可以提醒人远离危险，从而保证机体的平衡，维护人的健康。另一方面，疼痛引起的体验又是不良刺激，从而导致机体失衡，影响人的健康。

3. 影响痛觉感受性的心理因素

（1）认知：个体对疼痛的认知直接影响其疼痛程度。例如，初次打针的小孩由于没有被针刺痛的体验，不良的情绪反应较小；而有打针体验的孩子接受注射时，疼痛的反应似乎特别强烈。有的患者由于过度用脑而产生头痛症状，经治疗未能明显缓解，个别人会怀疑自己脑部有肿瘤，心理压力增大，头痛程度会逐步加重。经过认真检查和医师的解释工作，患者会放下包袱、解除疑虑，头痛会无关紧要，甚至会不治而愈。这种反应与患者的疼痛经验、认知程度密切相关。

（2）暗示：暗示也能使疼痛加重或减轻。如有的心脏病患者，当医师或别人告知心绞痛发作时相当危险，需要及时用药，受语言的暗示，他便会总觉得胸部疼痛不适。实际上，这种由暗示产生的心理效应并非真正的心绞痛。处在催眠状态下的人最容易接受暗示，被催眠者会对针刺、烧灼等刺激不产生痛感，也可因轻微的皮肤刺激感到疼痛难忍。

（3）注意力：注意力的集中与转移对疼痛是否产生同样非常重要。战场上的战士带伤冲锋陷阵，并不觉痛，战斗结束之后，情绪逐渐松弛却感到伤口剧烈疼痛，此即注意力转移的缘故。激烈的体育比赛中，也常有类似情况。临床上，术后患者常把注意力集中在手术部位，感到伤口钻心疼痛。若转移其注意力，如看书、听音乐、聊天，可使疼痛得以缓解。

（4）态度：疼痛的体验与组织损伤程度不一定成正比关系，却在一定程度上取决于患者对疼痛的态度。二战期间，不少伤兵为生还而感到十分庆幸，大多对创伤产生的疼痛体验较轻，要求用止痛药的人很少。相比之下普通外科住院的手术患者，尽管其伤口情况轻于重伤员，但要求用止痛药的人却很多。

（5）情绪：患者在情绪良好时，疼痛程度往往会减轻；当出现消极情绪时，疼痛往往会加重。所以，保持良好情绪和稳定心态对疾病治疗和身体康复十分重要。影响疼痛的心理因素还包括个体的意志、信念、同情心、否认心理等。控制疼痛不仅需要常规的手术、药物、针灸和按摩等医疗方法，而且还有心理学方法。心理学方法主要是：让患者正确认识疼痛，用积极的态度对待疼痛，稳定情绪、意志控制、转移注意力、自我暗示等。

二、记忆

（一）记忆的概念

记忆（memory）是人脑对过去经验的反映。从信息加工的角度讲，记忆是人脑对外界输入的信息进行编码、存储和提取的过程。外界输入的信息只有通过编码使其成为人脑可以接受的形式，才可能被记住，所以，记忆是一种积极的、能动的心理活动过程，并不是感知所留下的消极印象。人们运用已有的知识结构，有选择性地反映外界的信息，把它与已有的知识联系起来，形成新的知识结构，记忆才会形成。记忆是人脑保存个体经验的心理过程。

（二）记忆的分类

由于记忆融入人的一切活动之中，记忆的表现形式也多种多样。从不同的角度可对记忆进行分类，其分类方法很多，以下主要介绍两种。

1. 根据记忆的内容分类　可将记忆分为形象记忆、情绪记忆、逻辑记忆、运动记忆4种。

（1）形象记忆：以感知过的事物形象为内容的记忆。这种记忆所保持的是事物的具体形象，它可在各种感知觉基础上形成，如人们对生活中和自然界人物、景象形象的记忆以及对声音、气味和味道等，通过视觉、听觉、触觉、味觉和嗅觉而获得留在大脑中形成记忆反映。例如：对朋友面貌的记忆，对火车汽笛声的记忆，对水果滋味的记忆，对花卉香味的记忆等。

（2）情绪记忆：以体验过的某种情绪或情感为内容的记忆。情绪记忆往往是一次形成的，而且印象深刻，经久难忘。例如，第一次抢救危重患者，第一次做手术给患者缝针时的紧张情绪记忆，外出旅游遇到危险紧张的记忆等。情绪记忆往往成为人们当前活动的动力，推动人们去从事某种活动，同时也能阻止某些行为，回避那些可能遭受到危害的事物。

（3）逻辑记忆：指以要领和逻辑思维过程为内容的记忆。这种记忆所保持的不是事物的具体形象，而是通过反映事物本质和规律的词语概念或数码符号信息进行的，它具有高度的抽象性。逻辑记忆是人类特有的记忆，对数理化中的定义、定理、公式的记忆都是逻辑记忆。

（4）运动记忆：是以过去做过的运动或动作作为内容的记忆。如太极拳的招式、游泳动作、骑自行车、舞蹈动作等体育运动和劳动的记忆都以运动记忆为基础。运动记忆一旦形成，保持时间较长。

上述记忆的分类并不是绝对的，实际上4种记忆是互相联系的。记忆任何事物时，不是单纯某一种记忆完成，常常是两种或多种记忆参与。

2. 根据输入信息编码加工方式和储存时间分类　人脑作为一个信息加工系统，根据其信息编码加工方式不同和存储时间的长短，记忆可分为感觉记忆、短时记忆和长时记忆3种记忆阶段或系统。

（1）感觉记忆：又称瞬时记忆，是记忆的开始阶段。指外界刺激对感觉器官的刺激停止后，刺激物的印象仍然持续极短时间才消失的记忆。其含义有两个：一方面表明外界信息通过相应的感觉器官在此阶段中以感觉形式保持着；另一方面指信息仅有瞬时的记忆，只是登记一下。人们的各种感官都可能产生感觉记忆。感觉记忆的特点是记忆的信息保持时间很短，一般不超过2秒。感觉记忆中的信息随时间延长很快变弱直到消失。如果这些信息受到特别注意，就会被选择进入短时记忆。

（2）短时记忆：是感觉记忆和长时记忆的中间阶段。主要对来自感觉记忆的信息进行有意识加工。信息能保持1分钟左右。如人们临时查询1个电话号码，立刻能根据记忆去拨号，但事过之后，就很难再记起来。短时记忆的特点是：①记忆容量有限，一般认为其容量为（7±2）个组块（组块是记忆单位，可以是1个字、1个词或短语，也可以是1个句子）。②短时记忆中的信息可保持较长时间，短时记忆的信息如被复述，信息就转入长时记忆；但若不复述则随时间延长自动消失，保持时间一般不超过1分钟。

（3）长时记忆：指保持1分钟以上直至多年、甚至保持终身的记忆。信息要进入长时记忆，往往需要对短时记忆进行加工复述。也有印象深刻的信息一次即可转入长时记忆，特别是情绪记忆。长时记忆的容量无限，人的一生所有知识经验都可储存在长时记忆中。长时记忆的编码大量是语义编码，因此原存于长时记忆中有组织的知识经验系统起着非常重要的作用，它不仅使人能迅速有效地对新信息进行编码，而且能迅速有效地提取（回忆与再认）脑中的信息。

（三）记忆系统

Atkinson-Shiffrin 在 1968 年提出记忆系统模型。该模型认为记忆加工有 3 个不同的阶段，它们分别是感觉记忆、短时记忆和长时记忆。三者的关系如图 2-3 所示。

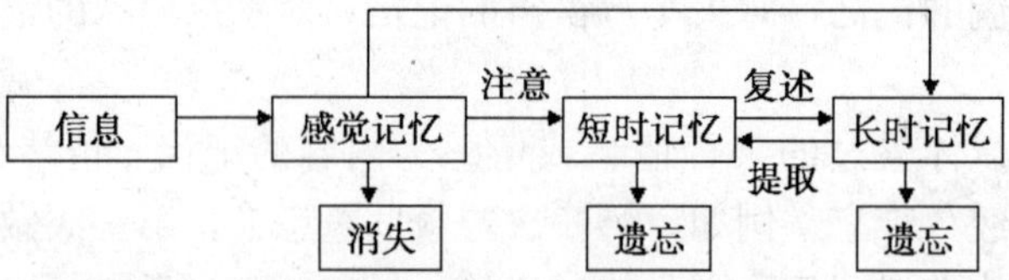

图 2-3 记忆系统模式图

外界的信息首先到达感觉记忆。如果被注意，这些信息则进入短时记忆。在短时记忆中，个体把这些信息加以改组和利用并做出反应。短时记忆经过复述可进入长时记忆。同时，在分析短时记忆中的信息时，有时会需要调出储存在长时记忆中的知识。

（四）记忆的过程

完整的记忆过程包括识记、保持、再认或回忆。识记是主体获得知识和经验的过程；保持是主体获得的知识经验在头脑中储存和巩固的过程，是对识记内容强化的过程；再认或回忆是从头脑中提取知识和经验的过程，其中，再认是指感知过的事物重新出现在面前能被认出来，回忆则是感知过的事物不在面前而在头脑中再现的过程。

1. 识记　识记是获得知识经验和巩固知识经验的记忆过程，根据识记前有无明确的目的，可将识记分为无意识记和有意识记两类。

（1）无意识记：指事先无预定目的，也不用任何有助于识记的方法，如电视广告词、广播中的流行歌词多听几次，人们会脱口说出和唱出。又如自己感知过的事物、在某情境下体验过的情绪、仓促间做过的动作等，发生时并没有预定的记忆目的，也没有考虑如何去记忆，却自然而然地记住了。此即人们常说的“潜移默化”的作用，即无意识记过程。

（2）有意识记：指事先有预定目的，并经过一定努力，运用一定方法进行识记。这种识记要求人们具有高度的积极性与自觉性。现实生活中，有意识记比无意识记更为重要，人们为了掌握系统的科学知识和技能，为识记一些不能自然记住的事物，必须依靠有意识记。根据识记材料的性质和对材料理解的程度，又可将有意识记分为机械识记和意义识记两种。①机械识记：通常对于各种没有具体意义的资料，如电话号码、历史年代、地理名称、人名、山岭的高度等属于机械识记。机械识记本身缺少内在联系，只能靠多次重复和经常使用来识记。②意义识记：即通过理解而进行识记，如对数学公式、物理定理、科学概念等的识记。在进行意义识记时，记忆者应运用已有的知识经验，积极地进行思维，在理解弄清识记材料的意义及其内在联系的前提下，抓住内涵记忆。机械识记有助于识记材料精确化，意义识记有助于识记材料系统化。现实生活中，这两种识记是相辅相成、必不可少的。

2. 保持　保持是过去经历过的事物映象在头脑中得到巩固的过程，是信息的储存过程。保持以识记为前提，其效果在回忆和再认中得到体现。

3. 再认和回忆　再认是指过去经历的事物重新出现时，能够被识别和确认的心理过程。

原有经验的巩固程度以及原有事物与重新出现时事物的相似程度会影响再认的效果。原有经验保持得越巩固、相似度越高，再认就越容易。回忆是指过去经验过的事物不在面前，而在头脑中再现该事物的过程。情绪干扰或旧经验的干扰会影响回忆的进行。再认一般比回忆要容易些，考试中的选择题往往靠再认解答，问答题则要通过回忆来解答。

外界的信息首先到达感觉记忆。如果被注意，这些信息则进入短时记忆。在短时记忆中，个体把这些信息加以改组和利用并做出反应。短时记忆经过复述可进入长时记忆。同时，在分析短时记忆中的信息时，有时会需要调出储存在长时记忆中的知识。

（五）遗忘

1. 遗忘的概念　遗忘（forgetting）是指识记过的材料不能回忆或再认，或者做出错误的回忆或再认。人感知过的事物没有必要全部记住，所以，遗忘是一种正常的心理现象。

2. 遗忘的种类　遗忘可分为永久性遗忘和暂时性遗忘。永久性遗忘是指不经过重新学习记忆便不能恢复的遗忘；暂时性遗忘是指暂时不能回忆或再认，经过一段时间在适宜条件下，又能恢复的遗忘。

3. 遗忘的原因　遗忘是生理和心理两方面的原因共同作用的结果。心理学关于遗忘的学说主要有以下几个：

（1）消退说：消退说认为，遗忘是由于记忆的痕迹得不到强化而逐渐衰退所致。不经重新学习，消失了的记忆就不能再恢复，从而被遗忘。感觉记忆和短时记忆中，未经注意或重述的学习材料，便是由于痕迹衰退而遗忘。但消退说难以解释暂时性遗忘的现象。

（2）干扰说：干扰说认为，遗忘是因为学习和回忆之间受到各种因素的干扰而使记忆痕迹被抑制的结果。这些干扰主要有前摄抑制和倒摄抑制两种方式。前摄抑制是指先学习的材料对后学习的材料产生干扰作用的现象。倒摄抑制是指后学习的材料对先前学习材料产生干扰的现象。

（3）压抑说：压抑说认为，遗忘是由于情绪或动机的压抑作用引起的，当压抑被解除，记忆就能被恢复，这种遗忘也被称为主动遗忘。这种理论能有效地解释与情绪有关的暂时性遗忘。

4. 遗忘规律

（1）艾滨浩斯（H. Ebbinghaus）遗忘曲线：艾滨浩斯以自己为被试者，用无意义音节作为识记的材料，用节省法计算保持和遗忘的量，发现了遗忘的规律，将其绘制成艾滨浩斯遗忘曲线（图 2－4）。

该曲线表明：遗忘的进程是不均衡的，在识记后的早期遗忘很快，后来逐渐缓慢，到了一定时间，几乎不再遗忘，即遗忘的进程是“先快后慢”。

（2）影响遗忘进程的因素：除了时间对遗忘的影响外，识记材料的意义与作用也会影响遗忘的进程。识记材料符合主体需要动机，有意义的材料遗忘会慢一些。要达到同样的识记水平，材料越多，平均需要花费的时间或学习次数会越多。对于学习材料的序列位置，一般材料的首尾容易记住，中间部分的内容容易遗忘，其中记忆效果最差的是在中间稍偏后的材料。

（六）记忆与护理

记忆力是个体有效识记、保持和提取信息的能力。记忆力是护士从事护理工作所需要的一个非常重要的能力，要成为一个好的护士，需要根据记忆规律及特征提高自己的记忆能

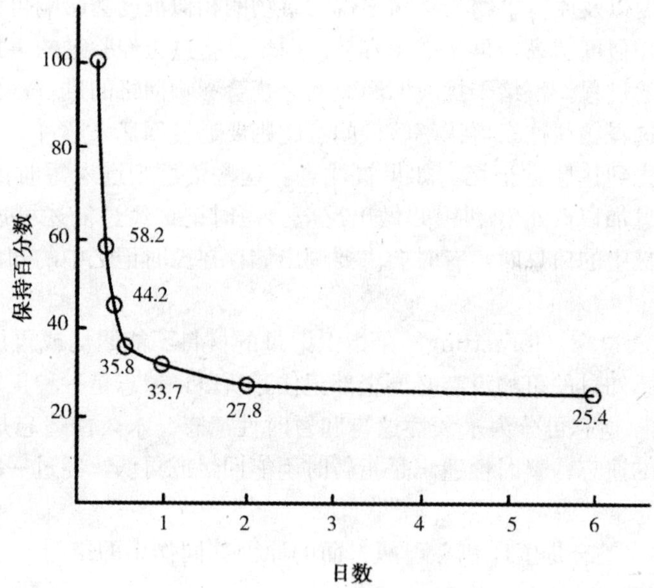

图 2-4 艾滨浩斯遗忘曲线

力。护士的记忆力，可从敏捷性、持久性、准确性及准备性 4 个方面进行训练。记忆的敏捷性是指识记速度方面的特征。记忆的持久性指识记内容保持时间长短方面的特征。记忆的准确性是指对记忆内容的识记、保持和提取时是否准确的特征。记忆的准备性是指对记忆内容的提取、应用时所反映出来的特征。护士对所学知识记得快、牢、准、活，将有效提高护理工作的质量及效率。

三、注意

（一）注意的概念

注意（attention）是指人的心理活动对一定对象的指向和集中，是人在清醒状态下伴随其他心理活动的特殊心理现象。注意不是独立的心理过程，它总是在感知、思维、记忆、情感、意志等心理过程中表现出来，是各种心理过程所共有的伴随状态。指向性和集中性是注意的两个基本特征。所谓指向性，是指在某一特定时间内，我们的心理活动有选择地朝向一定的对象，而离开其余对象。集中是指人的心理活动长时间地保持在某一事物上。指向与集中是密切联系的，指向是集中的前提和基础，集中是指向的体现和发展。

（二）注意的特征

1. 注意的稳定性　是指对同一对象或同一活动上注意所能保持的时间。注意保持的时间越长，稳定性越高。注意的稳定性与人的主体状态和对象特点有关。人对所从事的活动的意义理解得越深刻，对活动有浓厚的兴趣，抱着积极的态度，人的身体健康、精力充沛、心情愉快、意志坚强时，注意容易保持稳定。内容丰富、活动的刺激物也容易使人保持注意的稳定性。但过于复杂的对象则不利于注意的稳定。与注意稳定性相反的状态是注意的分散。在护理工作中，如对患者进行病情观察时，需要克服注意的分散，拥有良好的注意稳定性。

2. 注意的广度　又称注意的范围，是指在单位时间内人所能注意到的对象的数量。影响注意广度的因素主要有两个方面：一是注意对象的特点。知觉的对象越集中，排列得越有规律，注意的范围也就越大。二是个人知觉活动的任务和知识经验。知觉活动的任务多，注意范围就会变小，反之则变大。知识经验越丰富，注意范围也会越大。具有丰富经验的护士，在观察病情时，就可以注意到更广泛的范围，获得更多的信息。

3. 注意的分配 是指同一时间内把注意指向不同的对象。注意的分配需要一定条件。同时进行的多种活动，只有一种不熟悉，而其他都非常熟悉时，注意可以被分配。课堂上，学生之所以能一边听课一边记笔记，是因为他们只需把注意力集中在教师讲课内容上，而写字是学生非常熟悉的活动。同时进行的几种活动之间建立了一定的联系，注意也可以被分配，如汽车驾驶工作中复杂的驾驶动作，通过训练后形成一定的反应系统，注意就可以被分配到这些复杂活动上。

4. 注意的转移 是指人主动地把注意从一个对象转移到另一个对象上，或从一种活动转移到另一种活动上。注意转移的快慢和难易取决于先前注意的强度，新的注意对象的特点，以及个体神经过程的特点。如果先前注意的紧张度高，那么注意转移就慢；如果新的注意对象符合人的需要、兴趣，那么注意转移迅速。一个人的神经系统活动过程的灵活性差，其注意转移就会困难。

（三）注意的种类

根据注意有无目的性及意志努力的程度，可把注意分为无意注意和有意注意。

1. 无意注意 又称不随意注意，指事先无预定目的、不需要意志努力的情况下产生的注意。引起无意注意与刺激物的强度、新颖性、刺激物的对比、刺激的突然变化以及人的自身状态、需要、情感、经验等有着密切关系。在某些刺激物的直接影响下，人会根据自身的需要、情绪、兴趣等不由自主地立刻把注意力朝向这些刺激物并试图认识它。如教室内正在上课，突然有人在教室外边走过，学生就不由自主地转过头来张望，此即无意注意。又如同学们正聚精会神地听老师讲课，突然出现一声很刺耳的声音，所有的同学、包括老师都会将目光投向发声处，探究其发生的情况。

2. 有意注意 指有预定目的、自觉地、并需要一定意志努力，受意识调控、主动地对一定事物的注意。此类注意不仅指向个人乐意做的事情，而且指向他应当做的事情。如学生学习护理专业，有想学好护理专业本领的主观意识，尽管初学者感到中西医基础理论比较抽象、枯燥、难懂，但为夯实专业基础，同学们会努力克制自己，调整好心态，聚精会神地听课，课后认真复习，此即有意注意。有意注意受意识的调节和支配，是人类特有的注意形式。有意注意在人的实践活动中形成和发展，同时实践活动也离不开有意注意。假如一个人缺乏有意注意的能力，想在学习、工作和劳动中做出成绩是不可想象的。

（四）注意与护理

护理活动中的病情观察，护理技能操作等都需要有注意这种特殊心理状态的伴随。注意的选择功能，使护士在护理工作中，避开或抑制其他无意义的、干扰当前活动的各种刺激，增加护理工作的准确性。注意的保持功能，使护士完成各项护理任务，达到各种护理目标。注意的调节和监督功能，使护士在工作中避免因注意分散或注意没有及时转移而发生错误和事故。

四、思维

（一）思维的概念

思维（thinking）是人脑对客观现实间接的和概括的反映，是人认识过程的高级阶段，即理性认识阶段，它揭示事物的内在联系和本质特征。

（二）思维的种类

1. 依据思维在问题解决时的媒介物不同对思维的划分　思维可以被分为直观动作思维、具体形象思维、词语逻辑思维。直观动作思维是指通过实际操作解决直观而具体问题的过程，如灯不亮了，看看是停电，还是保险坏掉，或者是灯坏了，这种解决问题的方式就是直观动作思维。具体形象思维是指人们运用头脑中的各种形象来解决问题的过程，如回答"小鸟和狗长得有什么不同?"这个问题，就需要运用具体形象思维。词语逻辑思维指人们运用抽象的概念进行判断、推理的过程，如科学规律的发现，科学命题的证明，需要运用词语逻辑思维进行推理。

2. 按思维的创新程度不同划分　思维被分为常规思维和创造思维。常规思维指人们运用已获得的知识经验，按现成的方法和程序解决问题。护士按照护理常规解决护理问题就属于常规思维。创造思维是人们重新组织已有的知识经验，用新的方法和程序去解决问题，并创造出新颖的思维成果。各种护理创新及研究属于创造思维。

（三）思维的特征

1. 间接性　思维的间接性是指思维活动不反映直接作用于人的感官的事物，而是借助于语言、表象等媒介，对客观事物进行间接的反映，如护士通过患者的面部表情判断其情绪状态。思维的间接性可以让人们透过现象看到事物的本质。

2. 概括性　思维的概括性表现在，思维会将一类事物的共同特征抽取出来加以概括，形成对事物的本质认识，揭示事物的本质联系。借助思维，护士可以认识到患者的临床表现与其健康状态间的关系。

思维间接性和概括性，使人类的认识由有限的空间走向无限的空间，人类对客观事物有了更深刻及广博的认识。

（四）思维的过程

思维的过程包括分析、综合、比较、抽象、概括、系统化和具体化。其中分析和综合是思维的基本过程。

1. 分析与综合　分析是指将事物整体分解为各个部分，将事物包含的各种属性、特征从整体中分离出来的过程。综合是指将事物的各部分、各种特征结合起来形成对事物整体认识的过程。分析与综合是关于事物同一认识过程中的不可分割的两个方面。护士了解服务对象的健康状况时，先是分析服务对象的心率、血压等各项生理指标，然后将这些指标综合在一起得出关于这个个体的整体结论。

2. 比较　比较是指将各事物加以对比分析，确定它们的相同点、不同点及其相互关系的过程，如护士通过分析综合了解到服务对象的信息，需要拿来和健康指标的正常值进行对比，找出异同点，再做评判。

3. 抽象和概括　抽象指将客观事物的共同、本质特征抽取出来而舍弃非本质特征的过程。概括是指将抽象出的事物间的共同本质特征综合起来，形成一个完整的认识，如抽象出麻雀、大雁、天鹅有翅膀，能在天空飞翔，从而概括出，鸟都有翅膀，能在天空飞翔。

4. 具体化和系统化　具体化是把抽象出来的一般特点应用到具体对象上的思维过程，如将外科护理常规运用到一个胆囊摘除术的患者。系统化是把一类事物按不同顺序与层次组织成一定系统的思维过程，如护理程序将护理工作分为评估、诊断、计划、实施、评价5个步骤。

（五）思维与护理

思维活动是问题解决的过程，护士在问题解决的过程中，需要了解有哪些因素会影响解决问题。影响问题解决的因素主要有以下内容。

1. 问题情景　问题情景越简单明了，问题就越易解决。问题情景的复杂性是相对的，对某个人是复杂的问题，对另一个人却不一定复杂。护士在面对需要解决的问题时，对问题情景进行客观详细的观察，有助于问题的解决。

2. 定势　指在过去的经验影响下形成的问题解决的心理准备状态，是由以往经验引起的问题解决的倾向性。定势在有些时候有利于解决问题，有时也会阻碍思维创新。

3. 功能固着　人们习惯把某种功能牢固地赋予某种物体，称为功能固着。功能固着对问题解决有重要影响，如一个需要胸外心脏按压的患者，周围找不到硬板床，若不能将地板当做硬板床用，问题就难以解决。

4. 迁移　是指对一些问题的解决而影响另外一些问题的解决。有正迁移和负迁移。人在工作、学习、生活过程中逐渐积累了经验，就会将这些经验迁移到新的需要解决的问题上。

5. 动机　指问题解决时的内在动力。适宜的动机强度对问题解决有利，过强和过弱的动机强度皆不利于问题解决。动机强度和问题解决的效率之间的关系是呈倒U形。就问题解决而言，并不是动机强度越大越好，过于紧张反而会影响问题的解决。护士在面对紧张的工作场景时，保持适当的动机强度将有利于工作的开展。

6. 从众　是指在群体中，个人易于在认识和行为上同他人保持一致的倾向。从众会使人放弃自己的正确判断而听从群体的错误判断。在护理工作中，面对一些疑难问题时，需要根据理由坚持自己的观点，减少差错的发生。

第二节　情感过程

一、情绪与情感的概念

（一）概念

情绪和情感是人类对于各种认知对象是否符合主观需要而产生的态度体验。当一个人实现了追求的目标时，会感到成功的喜悦；而失去了既得的东西，会体验到失败的痛苦。情绪、情感最能表达人的内心状态，是认识和洞察人们内心世界的有效手段，是人的心理需求满足与否的晴雨表。从心理学的角度看，情绪、情感是个体心理过程的重要组成部分。

正确认识情绪和情感需要注意以下几点：

1. 客观事物是产生情绪、情感的来源　任何情绪、情感都不是自发的，而是某种事物引起的。离开了客观事物，情感情绪也就成了无源之水、无本之木。引起情绪和情感的客观事物包括发生在主体周围的人和事物，也包括主体本身的生理状态。

2. 情绪、情感的产生以客观事物是否满足人的需求为中介　需要在人的情绪、情感产生过程中起了关键性作用。个体在日常生活中，每时每刻都会接触到无数的客观事物。但不是所有事物都会引起人的情绪和情感。只有那些与人的需要相联系的客观事物，才会引起人的情绪和情感反应。当客观事物满足人的需要时，就会引起人积极的、肯定的情绪、情感，如快乐、愉快、满意等；当客观事物不能满足人需要的时候，就会引起人消极的、否定的情绪、情感，如愤怒、苦闷、不满、憎恨等；当客观事物只能满足部分需要时，则会引起喜忧参半、百感交集、啼笑皆非等肯定与否定、积极与消极相互交织的情绪、情感。如果人们的某种需要并没有被意识到，或者没有处于注意力的中心，情绪和情感体验就不那么明显了。

3. 情绪、情感是人对态度的主观体验　态度是人对待事物相对稳定的评价反应。人在认识事物、与周围世界相互作用的过程中，与事物发生多种多样的关系。事物对人如有一定的意义，人对这些事物就抱有这样或那样的态度。这种态度总是以带有特殊色彩体验的形式体现出来。例如，月亮具有“阴晴圆缺”的客观变化规律，并不表示它具有欢乐与悲伤的情绪。人仰望月亮时产生的各种情绪，是人主观态度的体验。而面对相同的客观事物，不同的人可能产生完全不同的主观体验，即完全不同的情绪和情感反应。

（二）情绪理论

在心理学发展的过程中，不同学派的心理学家提出了各种不同的理论，对情绪的产生和其实质做出了不同的解释。不同的理论强调了不同的侧面，认识这些理论有助于我们深入理解情绪，掌控情绪，做情绪的主人。

1. 外周理论　美国心理学家威廉·詹姆士和丹麦生理学家卡尔·兰格各自分别于1884年和1885年提出基本观点相同的理论，一般将这两个理论统称为詹姆士-兰格理论。该理论认为环境刺激通过生理本能反应先引起体内的生理变化，而后这些肌肉、内脏的变化成为刺激反馈到脑，才产生了情绪。情绪是对身体变化的感觉。按此理论，人因为哭了才愁，因为动手打所以生气，因为发抖所以怕。在情绪的发生上，他们强调血液系统的作用，认为自主神经系统使血管扩张，结果便产生愉快的情绪；自主神经系统使血管收缩，器官痉挛，结果便产生恐怖的情绪。

2. 丘脑理论　美国著名生理学家和心理学家坎农总结了神经生理学研究成果，认为丘脑和情绪的产生密切相关。他认为，外界刺激引起感受器官的神经冲动，经传入神经传入丘脑，再由丘脑同时向上向下发出神经冲动。丘脑的冲动一方面传入大脑皮质，产生情绪的主观体验，另一方面激活了自主神经系统，到达外周血、脏器、引起机体的生理变化，形成了情绪产生的生理基础。一般情况下大脑皮质对丘脑的功能存在抑制作用，进而控制自主神经系统的活动，使生理状态受抑制，回复平衡，当这种抑制作用解除时，丘脑的功能就会亢进。情绪过程正是大脑皮质抑制解除后丘脑功能亢进的结果。所以情绪体验和生理变化是同时发生的，不存在先后顺序，它们都受丘脑控制。坎农的理论得到了巴德的支持和发展，后人也称该理论为坎农-巴德理论。它强调被唤醒的丘脑过程是产生情绪的机制，提出了情绪的特定中枢，但坎农的理论存在历史局限性，它忽略了外周生理变化以及大脑皮质对情绪发生的作用。

3. 认知理论　美国心理学家斯坦利·沙赫特和杰雷姆·辛格等人于20世纪60年代提

出：情绪的产生不单纯地决定于外界刺激和机体内部的生理变化，而是外界刺激、机体的生理变化和认知过程三者整合作用的结果。他们于 1962 年设计了一个实验来证明这个理论，先让不同组的受试者产生相同的生理变化，再给予相同的环境刺激，但是由于各组受试者对生理变化的认识不同，他们所产生的情绪体验也不同。这样沙赫特就提出了情绪产生的 3 个要素：刺激因素、生理因素和认知因素，他强调了认知因素起着决定性的作用。

4. 情绪-脑机制的有关理论　继坎农之后，有许多心理学家展开了大量的关于中枢神经系统与情绪发生的关系的研究，并认为脑的网状结构和边缘系统的功能特点与情绪、情感的联系密切。美国心理学家林斯利提出了情绪激活学说，他认为脑干网状上行激活系统汇集了各种感觉冲动，也包括内脏感觉，经过整合作用后，弥散到大脑，调节睡眠和觉醒。网状结构的功能在于唤醒，是情绪产生的必要条件。网状结构接受来自中枢和外周两方面的冲动，向下发放引起各种情绪的外周表现，向上传导可使某种情绪处于激活状态，并经过大脑皮质的活动产生主观体验。帕佩兹和麦克林提出了情绪的边缘学说，他们认为大脑皮质和皮下的结构、扣带回、海马、丘脑和下丘脑等结构在情绪体验和情绪表现中具有重要作用。不过近年来，有学者提出情绪的加工是由杏仁核单独起作用（Doux，1996）的观点。

二、情绪与情感的分类

（一）情绪和情感的区别和联系

情绪和情感都是对需要满足情况的心理反应，是属于同一类而不同层次的心理体验，两者既有区别又联系密切，情绪是情感的外在表现形式，情感是情绪的本质内容。

1. 主要区别

（1）情绪的生理性和情感的社会性：情绪多与个体的物质或生理需要满足相联系，为人和动物（尤其是高级动物）所共有。如当满足了饥渴需要时，会感到高兴；当生命安全受到威胁时，会感到恐惧，这些都是情绪反应。而情感多与精神或社会需要得到满足相联系，它是人类特有的心理活动，具有一定的社会历史性。如当人们的交往要得到满足时就会产生友谊情感；当人们获得成功时就会产生成就感。友谊感和成就感都属于情感。

（2）情绪与情感发展顺序不同：就人类个体而言，情绪发展在先，情感体验产生在后。个体出生时会有情绪反应，但没有情感；情感是随着个体年龄的增长，在与社会接触过程中逐渐发展起来的。如道德感、成就感和美感等，都是随着个体的社会化过程逐渐形成的。

（3）稳定性差异：情绪具有不稳定性，而情感却是相对稳定的。情绪是反应性、活动性的过程，具有情境性、短暂性，当情绪改变和需要满足时就会发生相应的改变。如当我们遇到危险时会极度恐惧，但危险过后恐惧会消失。情感具有稳定性、持久性、深刻性，是对事物态度的反映，是构成个性心理品质中稳定的成分，如无论遇到什么挫折，民族自尊心不会轻易改变。

（4）情绪与情感的表现：情绪表现有明显的冲动性和外部特征，而情感多以内在感受、体验的形式存在。如愤怒可表现为暴跳如雷，这是情绪的外部表现；高尚的爱国主义情感则不会轻易表现，但他对行为有重要的调节作用。具体区别见表 2－1。

2. 情绪和情感的联系　情绪和情感的区别是相对的，彼此之间又有密切的联系。

（1）情绪是情感的基础，情感通过情绪来表达；情绪也离不开情感，是情感的具体表现。

表 2-1　情绪与情感的区别

情　绪	情　感
动物和人类共有	人类特有
与生理需要有关	与社会、精神需要有关
产生较早（3个月乳儿就有表现）	产生稍晚（社会交往中产生）
明显外露，带有冲动性	可不外露，少有冲动性，主要为内心体验
带有情境性和不稳定性	带有持久性、稳定性、深刻性

（2）情感的深度决定情绪表现的强度，情感的性质决定在一定情景下情绪的表现形式。

（3）情绪发生过程中往往深含着情感的因素。

（二）情绪的分类

关于情绪的分类，我国古代名著札记《礼记》中提出“七情”学说，即喜、怒、哀、惧、爱、恶和欲，《白虎通》中提出了“六情”，即喜、怒、哀、乐、爱和恶。20 世纪 70 年代初，情绪心理学家伊扎德（Izard）认为人类的情绪可以分为基本情绪和复合情绪，基本情绪是人类先天的，不需要后天学习，并具有独立外显表情、内部体验、生理神经机制和适应功能。复合情绪是由基本情绪的不同组合派生出来的。伊扎德提出人类的基本情绪包括兴趣、惊奇、痛苦、厌恶、愉快、愤怒、恐惧、悲哀、轻蔑、自罪感。将复合情绪分为 3 种：①基本情绪的混合，如兴趣-愉快、厌恶-轻蔑、恐惧-内疚、痛苦-愤怒等。②基本情绪与内驱力的结合，如性驱力-愉快、疼痛-恐惧-愤怒等。③基本情绪与认知的结合，信任-兴趣-愉快等。复合情绪有上百种，很难一一命名，但有些复合情绪是可以命名的，如愤怒-厌恶-轻蔑的复合情绪可以称为敌意。多数心理学家认为基本情绪数目不多，但是究竟哪些属于基本情绪还有分歧。保罗·艾克曼认为基本情绪有快乐、惊讶、厌恶、恐惧、悲哀和轻蔑。综合诸多学者的观点，主要阐述快乐、悲哀、愤怒和恐惧 4 种基本情绪。

1. 快乐　是一种在追求并达到所盼望的目的时产生的一种情绪体验。快乐的程度取决于愿望满足的程度，从微弱的满意到狂喜，所感受到的快乐的程度级别不同。

2. 悲哀　是指失去所盼望和追求的事物时所产生的情绪体验。悲哀的强度取决于事物对主体心理价值的大小，心理价值越大，所导致的悲哀情绪越强烈。悲哀的表现有不同的程度：遗憾、失望、难过、悲伤、哀痛和绝望。

3. 愤怒　是指愿望得不到满足，实现愿望的行为一再受阻而逐渐累积产生的情绪体验。若受阻的原因为人为恶意造成或者不合理时最容易引发愤怒。愤怒从弱到强的变化是：轻微不满、愠怒、怒、愤怒、暴怒。愤怒常导致个体的攻击性行为，且易伤害到他人和自己，故需及时有效的宣泄愤怒。

4. 恐惧　是指个体面临或预感危险而又缺乏应对能力时产生的情绪体验。引起恐惧的重要因素是缺乏处理可怕情境的能力。如遭遇地震、洪水等自然灾害时，人们因无力应对而惊恐万分，突陷陌生的情境，无法掌控时也会产生恐惧情绪。

（三）社会性情感

情感与人的社会、精神需要相联系，受社会文化因素的影响，是人独有的高级情感体验，主要包括道德感、理智感和美感。

1. 道德感　道德感是人们根据一定的道德标准，在评价他人或自身思想、意图、言行时所产生的一种主观情感体验。如自己的言行符合道德标准就会产生幸福感、自豪感和荣誉感，自己的言行不符合道德标准就会不安、自责、内疚等。同样，当别人的言行符合道德标准就会对他产生尊重、钦佩、爱慕等情感，而别人的言行不符合道德标准就会对他产生厌烦、鄙视、憎恨等情感。另外，不同历史时期、不同国家和民族、不同阶级的道德评价标准不同。

2. 理智感　理智感是人在智力活动中产生的一种情感体验。它总是与人的求知欲望、认知活动和探求真理的活动相联系。人们的好奇心、求知欲、自信心等都是理智感的不同表现形式。理智感在人们的认识和实践中起着重要的作用，任何学习活动、科学发明、艺术创作都与理智分不开，例如科学研究中发现新线索、医学领域一个个的难题被攻克的欣喜感，都属于理智感。

3. 美感　美感是个体根据一定的审美标准，评价事物时产生的情感体验。美感根据对象分为自然美、社会美和艺术美。自然美感是人们欣赏自然景观时产生的一种美好的情绪体验；社会美感是人们对社会制度、生活方式、社会风貌等欣赏评价时体验的一种美；艺术美感是人们在欣赏评价各种艺术作品时产生的美感。美感既反映事物本身客观特征，又与个人的思想观念、价值观念、文化传统、知识水平、家庭教养和道德感等其他因素相联系。患者虽身患疾病但并不意味他们会失去美感，相反，可能对美的要求很高。由于疾病，他们常将精力从外部世界转移到对自己的内心世界的体验，他们渴望从医院环境设施以及从医务人员的仪表、言语和行动中得到美的感受，从而唤起对生活的眷恋与追求，所以，护理工作者应该懂得美、理解美，并用自己的双手为患者创造美。

三、情绪体验的维度

情绪总是在一定的情景中产生的，因人类所处的情景变化无穷，所以情绪体验具有强度、紧张度、快感度、激动度等方面的差别。下面就从以上 4 个维度来分析情绪体验的性质。

（一）强度

情绪体验可呈现由弱到强的不同程度的等级变化。例如喜可以从惬意、愉快到欢乐、大喜、狂喜；哀可以从伤感到难过、悲伤、哀痛、惨痛；怒可以从轻微的不满到生气、愠怒、激怒、大怒、暴怒等；惧可以从害怕到惧怕、惊恐到惊骇；情绪的强度越大整个自我被情绪卷入的程度就越深。情绪体验的强度首先决定于对象对人所具有的意义，意义越大，引发的情绪越强烈；其次取决于自我要求；最后取决于人的需求状态。如食物气味对饥饿者和饱食者，所致的情绪体验强度是不同的。

（二）紧张度

紧张的情绪往往与活动的紧要关头、有决定性意义的时刻相联系。紧张的程度决定于当时情景的紧迫性，也决定于人的应变能力和心理准备状态。紧张状态可导致人们的积极行动，但过度紧张也可令人不知所措，甚至使人的精神瓦解、行动终止。

（三）快感度

快感度体验与需求满足与否有关，当人的需求满足时可引起快乐的体验，反之，就会引起不快乐的体验。如高兴、满意、骄傲是明显的快乐感受；而悲伤、烦恼、羞耻、憎恨是明显的不快乐的感受。快乐的感受可以提高人们的活动能力，反之则会降低人们的活动能力。

至于怜悯、惊奇等感受则介于两者之间。

（四）激动度

情绪体验有激动和平静的两极。激动是指短时间里猛烈爆发的情绪反应，伴有明显的表情动作，如狂喜、暴怒、酷爱、恐惧等情绪支配下人们可伴有的相应行为反应。激动的情绪可催人奋进，推动人的行为，如激情有助于创作；同时也可阻碍人的活动，如暴怒导致人失去理智。平静的情绪体验多表现为安静、平稳、适度和理智，如欣喜、不安等，是人们不可或缺的必然体验。

四、情绪状态

情绪状态是指在某种情绪事件或情境下，个体产生的强度和持续时间不同的情绪，常见的情绪状态有心境、激情和应激 3 种。

（一）心境

心境是个体的一种程度比较微弱而较长时间持续存在的情绪状态。心境是一个人一段时间内的情绪基调，处于某种心境的个体会以同样的情绪对待一切事物，所谓“感时花溅泪，恨别鸟惊心”，表明的就是心境。心境的强度和持续时间与个体的气质、性格、成长环境有一定关系。心境不是关于某一事件的特定体验，它的形成往往是由对人有重要意义的情况所引起而滞留在心里的状态。所以心境产生有多方面的原因，如工作顺利与否，人际关系处理是否妥当，身体是否健康，有时候心境好或者不好的原因自身能意识到，如疾病缠身、经济拮据、事业成败等；但有时候人们不一定能意识到心境不好的原因，所以经常有人说“莫名的郁闷”。积极、良好的心境有助于提高工作效率、克服困难，消极、不良的心境使人消沉。

（二）激情

激情是一种短暂的、猛烈而又有爆发性的情绪状态，如暴怒、惊恐、悲痛、狂喜等。激情通常是由意外事件或对立意向冲突、生活中的重大事件、过度兴奋或抑郁所引起的。激情具有强度大、紧张度大、外部表现明显、色彩丰富、内部体验强烈的特点。例如狂喜时的眉开眼笑、手舞足蹈等。激情有积极和消极之分。在激情状态下，人的认识活动范围会缩小，理智分析和控制能力会受抑制，言行控制能力减弱，做出一些不理智的冲动行为，对人的身心健康和人际关系起到恶劣的作用。积极的激情可诱发人的潜能，激励人们战胜困难实现目标，成为前进的动力。

（三）应激

应激是个体对某种意外的环境刺激所作出的适应性反应。当人面临危险或突发事件时，人的心身会处于高度紧张状态，并引发一系列生理反应，如肌肉紧张、心率加快、呼吸加快、血压上升、血糖增高等。人在应激状态下会有两个极端的表现：一个是整个身体处于良好的功能状态，思维敏捷、动作加快；二是出现相反的表现，思维混乱、分析和判断能力下降，注意的分配和转移困难，感知、记忆发生错误，行为紊乱等。应激的状态持续过久会破坏机体的生化保护机制，使抵抗力下降而致适应性疾病的发生。

五、情绪的表达

情绪是一种内部主观体验，但是情绪发生时，通常伴有某种外部表现，如面部变化、身体姿态和手势以及言语器官的活动等等。所谓情绪的表达，就是指个体将其情绪体验经由外部行为活动表露于外。通常把这些与情绪有关联的外部行为特征称为表情，它是情绪状态发生时身体各部分的动作形式，包括面部表情、身段表情和言语表情。

（一）面部表情

面部表情是由面部肌肉和腺体的变化来表现情绪的，由眉、眼、鼻、嘴的不同组合构成。例如高兴时的“眉开眼笑”、愤怒时的“怒目而视”、悲伤时的“泪流满面”、紧张时的“张口结舌”、惊恐时的“目瞪口呆”、憎恨时的“咬牙切齿”等等。面部表情是人类的基本沟通方式，也是情绪表达的基本方式。达尔文认为，表情是动物和人类进化过程中适应性的动作遗迹。例如，悲伤时嘴角下歪，可能是源于啼哭时的面型，其功能是在苦难中求援。这种求援行为的痕迹世世代代遗传下来，自然成为表现不愉快的普遍表情。正因为人的表情具有原始的生物学根源，所以最基本情绪（例如喜、悲、怒、惧）的原始表现是通见于全人类的。美国心理学家艾克曼、弗里森等的研究发现，有 6 种基本表情是世界上各民族的人都能精确辨认出来的，它们是愉快、惊讶、愤怒、厌恶、恐惧、悲伤。面部表情的识别研究还发现，最容易辨认的表情是快乐、痛苦，较难辨认的是恐惧、悲哀，最难辨认的是怀疑、怜悯。一般来说，情绪越复杂，表情越难辨认。

（二）身段表情

情绪发生时，身体各部分呈现的姿态称为身段表情，又称“体语”。如高兴时“手舞足蹈”、悲伤时“捶胸顿足”、紧张时“坐立不安”等。手势是身段表情的重要形式。手势可以和言语一起使用，也可以单独使用，表示赞成或者反对、接纳或者拒绝、喜欢或者厌恶等态度和思想。身段表情和面部表情不同，是通过后天学习获得的，受到社会风俗、文化背景等制约。不仅有个体差异，还有种族和地域的差异，不同的社会文化、传统习俗对同一身段表情有不同理解。例如竖起大拇指在许多文化中是表达夸奖的意思，在希腊文化中却有侮辱他人的意思。

（三）言语表情

言语是人类沟通思想的工具，语音的高低、强弱、抑扬顿挫等，表达说话者情绪的手段。情绪性的言语语调、节奏、速度、流畅性、沉默等表现，称为言语表情。言语表情是人类所特有的表达情绪的手段。人们可以用某一特定的词语通过不同语调表达不同的情感。例如，人们在惊恐时会尖叫；悲哀时语调低沉、节奏缓慢；气愤时声调变高、节奏变快；喜悦时语调高昂、语速加快。

面部表情、身段表情、言语表情共同组成情绪表达的有效方式，它们相互配合，更加准确或复杂地表达不同的情绪。需要注意的是，情绪的外在表现明显地受到社会文化因素的制约，某些比较复杂的情绪表现更加如此，例如男性和女性面对极度痛苦的事件时，表现出不同的控制和哭泣表情，一般认为这种现象与社会学习有关。此外，由于人的内心世界的复杂性，人们能够意识到的情绪表现易被他人识别，有时会力图掩饰自己的某种真正情绪表现，在某些情况下又会故意在行为上表现出与自己实际的内心情绪体验并不一致的行为。

六、情绪与护理

（一）情绪情感对健康的影响

情绪具有明显的生理反应，直接关系到人的心身健康，而所有心理活动又都在一定的情绪基础上进行，所以情绪成为心身联系的纽带。情绪与人的健康有着极为密切的关系。我国古代《黄帝内经》中有“喜伤心”“忧伤肺”“怒伤肝”“恐伤肾”“思伤脾”的阐述。中医“内伤七情”学说把情绪因素列为疾病的内因。在医学心理学上的研究更是证明了情绪因素的致病作用，从而把情绪和疾病的关系建立在科学研究的基础上。不良情绪不仅可以直接作用于人的精神活动而导致心理疾病，还可以通过神经、内分泌、免疫等一系列机制，影响人体组织器官的生理功能。健康情绪对人的健康有着积极的正性促进作用，保持乐观、愉快的情绪状态，有助于人们增强抵抗能力，更有效地适应环境，减少疾病发生的机会。

在护理活动过程中应该充分调动患者的积极情绪（如乐观、开朗、心情舒畅等），促进患者在生理和心理两方面保持平衡，有利于患者疾病的康复；避免患者产生焦虑、抑郁、悲伤、烦闷等不良情绪，而导致心身疾病的发生或者加重。现代医学研究证明，临床上有多种常见病，如高血压、冠心病、癌症、糖尿病、消化性溃疡、哮喘和偏头痛等，都与不良情绪有关，此类疾病被称为心身疾病。

（二）情绪的调控

一般认为，情绪的调控方法有以下几种：

1. 调整行为目标　情绪体验的快感度与人的需要得到满足与否有关，建立与现实尽可能相符的生活或行为目标，将有利于避免负性情绪的发生。

2. 改变认知评价方式　认知决定个体情绪发生的强度和性质。对个体认知水平的调整，可使人们在实际生活中遇到各种可致情绪反应的刺激后，减少负性情绪体验的产生，甚至改变情绪体验的性质。

3. 改变或转换环境　环境刺激可以引发各种情绪反应。必要时，通过改变工作或生活环境，改善人际关系的结构，可防止负性情绪体验或有利于情绪的调整。

4. 心理防御或应付　通过注意转移、行动转移、心理释放等方法，对负性情绪进行有效的心理防御，可消除其对心身的不良影响。

5. 自我控制和帮助　是指用自我调整的方法控制情绪，通过机体的某些随意的反应改变机体的另外一些非随意的反应，用心理过程影响生理过程，以解除紧张和焦虑等负性情绪。调控情绪也可通过心理咨询、心理治疗等方式在专业人员的指导和帮助下进行。

（三）健康情绪的判断标准

由于人的社会化的影响，人们往往会用社会的要求和准则，以及传统习俗来规范自己情绪的表达方式，符合这个准则的就是健康的，反之就是不健康的。一般认为健康情绪的判断标准有以下 4 条：

1. 诱因明确　情绪的发生和发展必须要有明确的原因，这是健康情绪的重要标志。无缘无故的喜或怒，莫名其妙的悲伤或恐惧都是不健康的情绪。

2. 反应适度　情绪的反应要与引起情绪刺激的强度相适应，即刺激强则反应强，刺激弱则反应弱，这才是健康的情绪。

3. 情绪的稳定性和灵活性　情绪反应要有一定的稳定性，如果情绪反应时强时弱，变幻无常，是情绪不稳定的表现。情绪反应还应该有一定灵活性，即情绪反应从开始的强，随着时间推移会减弱至恢复，如果减弱过慢，甚至情绪“固定”，则是情绪不灵活的表现。

4. 情绪的自我调节和控制　健康的情绪是可以自我调节和控制的。人们可以采用积极有效的方法，主动及时调整不良情绪，把消极情绪转化为积极情绪。

5. 情绪的效能　情绪是人们适应环境很重要的心理功能，健康的情绪可以使人达到良好的适应水平。为此，情绪的指向性应该是对人和对自己都有益的事物。如激情暴发可以毁物伤人，这是不健康的情绪；而激情发生时见义勇为，则为健康的情绪。为了使情绪产生积极的效能，达到良好的适应还不能只是停留在内心体验上，应该变成积极的行动，向有利于人们的事业方向发展，向有益于身心健康的方向发展。

第三节　意志过程

一、意志的概念

意志是指个体自觉地确定目标，有意识的支配调节行动，通过克服困难，以实现预定目标的心理过程。意志是人类特有的心理现象，是人类意识能动性的集中表现。它对人的认识活动有支配和调节作用，使人们可以排除困难、控制消极情绪，把认识引向深入，是人类实践活动成功的保证。意志既调控人的外部行为，也调控人的心理状态。如在嘈杂的环境中，意志调控注意力，使人专心学习或工作；在危险情况时，意志调控情绪，克服内心的慌乱，使自己镇静、从容应对。

二、意志的基本品质

意志品质在人的人格中极为重要，坚强的意志是克服困难、完成各项任务的重要保证，是个体奋发前进的内部动力。意志品质在个体身上存在很大差异。意志品质主要归纳为自觉性、果断性、坚韧性和自制性 4 个方面。

（一）自觉性

意志的自觉性品质是指个体在明确行为目的、充分认识行为的意义后，积极服从行为目的的品质。这种品质和坚强的信念和科学的世界观是密不可分的。具有自觉性品质的人，在对行为目的深刻认识的基础上采取决定，不随波逐流，不屈服于外界的压力，能独立地判断，独立地采取决定和执行决定，能够以满腔的热情克服困难，勇往直前。

与自觉性相反的是意志的盲从性和独断性。盲从是指盲目的接受他人的暗示和影响。盲从的人在行动中并不确定行动的目的和意义，盲目地跟从他人，没有主见，容易轻信他人并轻率地改变，从而表现出行动的盲目性。独断是指盲目地、不加思考的拒绝他人的意见或劝告，对自己的决定深信不疑。从表现上看，这两种人好像自觉性很强，但是由于不能客观冷静的倾听他人的意见，拒绝从他人的角度获取信息和分析问题，他们的决策往往缺乏足够的依据，也不能根据实际情况及时进行调整，因而也是不切实际的。所以盲从和独断一样，是缺乏自觉性的表现。

（二）果断性

意志的果断性品质是指一个人善于明辨是非、抓住时机、迅速而合理地做出决定并实现决定的意志品质。果断是以自觉性为前提的，这种决定是在充分掌握信息的基础上，经过分析、研究、思考，有了足够的依据后迅速做出判断。这种判断符合实际，切实可行，体现了意志的果断性品质。

与果断性相反的是武断和优柔寡断。武断是指在缺乏足够依据的情况下草率地做出决定，这样的决定往往不符合实际，甚至是错误的，从表面上看好像是果断，实际上是缺乏果断性的表现。优柔寡断是指已有充分的依据，应该作出决定时，却表现得瞻前顾后，犹豫不决，在执行决定的时候，常常怀疑决定是否正确，动摇不定，拖延时间等，这与意志的果断性品质是截然不同的。

（三）坚韧性

意志的坚韧性品质又叫坚定性，是指在执行决定时能坚持到底，顽强地克服各种困难，努力实现目标的意志品质。意志的坚韧性是在长期磨炼中得来的，一方面是指善于抵制各种主观诱因的干扰，另一方面是指能够较持久地坚持决定，在行动中目标专一，不为一时的冲动或困难而改变方向，锲而不舍，表现为坚韧不拔的毅力，具有克服困难，勇往直前，百折不挠的精神。

与坚韧性相反的是动摇和顽固。动摇是指在执行决定的过程中，一遇到困难就动摇决心，甚至放弃目标，做事见异思迁，甚至半途而废。顽固是指在行动过程中，已经证明既定的目标无法达到，但是仍不肯面对现实，一意孤行。

（四）自制力

意志的自制力品质是指在意志行动中能够自觉控制自己的情绪，约束自己的言语和行为的品质。在意志行动中，困难不仅来源于外部客观条件，例如环境中的各种诱惑，也能来源于自身的心理过程，如不良情绪的影响。意志的自制力品质主要表现在对自己的情绪、愿望、动机、兴趣、爱好、注意力等心理过程的控制和约束，以便能够实现自己的目标。一个自制力很强的人，在困难面前能保持冷静态度，全面分析，积极寻求解决问题的方法。

与自制力相反的是任性。任性是指不能控制和约束影响目标实现的情绪、愿望、动机、兴趣、爱好、注意力等心理过程。一个任性的人，是缺乏自制力的人，影响意志行为，使得意志行为不能达到预定的目标。

三、意志与护理

（一）意志对心理健康的影响

意志品质主要通过调节情绪、控制行为表现而对身心健康起作用。

首先意志品质能调节情绪的发生强度。情绪发生的强度是指个体受情绪感染和支配的程度。对同一刺激，意志坚强的人能控制情绪的产生，情绪反应较小，而意志薄弱的人情绪反应就会比较强烈，对机体的损害也比较重。如马台原所说："盖肝之志为怒，心之志为喜，脾之志为思，肺之志为忧，肾之志为恐，孰非由胆所决断者乎。"也就是说，所有的情绪反应中意志是决断力，是枢纽和关键，所以古人总结到："凡十一脏，取决于胆也。"

其次，意志决定情绪反应的稳定性。情绪反应的稳定性即情绪的发生变化频率及波动程度。意志力较差的人，情绪之间转换的时间间隔短，且变化频率快，常有喜怒无常的表现。意志坚强者一般没有大起大落，大喜大悲。

另外，意志能控制情绪反应的持续时间。情绪反应发生后，意志坚强者能较快调整情绪，短时间内消除或转移不良情绪反应；意志薄弱者则长时间受不良情绪的感染和支配而不能自拔。

以下具体阐述不良意志品质对心理健康的影响。

1. 易受暗示性和独断性对心理健康的影响　与自觉性相反的不良品质是易受暗示性和

独断性。自觉性表现为对活动的目的、意义、方法等非常明确，知道自己在做什么。自觉性高的人不易受外界环境诱惑的影响而随波逐流。易受暗示的人缺乏主见，容易出现自卑、依赖等心理而阻碍自己的身心健康发展。易受暗示也是产生癔症、恐怖症、疑病症等异常心理的原因之一。独断性是易受暗示性的另一个极端。独断性的人表面上似乎独立采取决定、固执己见，但实际上从不考虑自己采取决定是否合理，执行决定时也听不进任何劝告，一意孤行。因此，独断性的人常陷入偏执、孤立的境地，长期导致焦虑、抑郁等消极情绪而影响健康。

2. 顽固、动摇对心理健康的影响　与坚韧性相反的品质是顽固和动摇。坚韧性就是具有毅力和心理承受能力。意志坚韧的人不怕困难和挫折，能够把一件事自始至终地完成。顽固的人不顾客观实际而坚持自己的看法，甚至在明白自己的谬误时还继续自己的错误观点。长时间会让人形成认知偏差、影响人际关系，严重危及心理健康。动摇则表现为遇事就妥协，不断改变或放弃自己的决定。动摇者无法享受成功的快乐，常因失败而陷于抑郁、焦虑之中，从而损害心理健康。

3. 优柔寡断、鲁莽草率对心理健康的影响　与果断性相反的品质是优柔寡断、鲁莽草率。具有果断性品质的人善于分析情况、决策果断。优柔寡断者不自信、无法面对复杂多变的情况做出正确的决策，常患得患失而处于焦虑之中。当需要做出重大决策时，其焦虑水平更高。鲁莽草率者盲目武断，常不加分析地做出决策，冷静后又常后悔不已。鲁莽草率者往往失败多于成功，导致自信心不足，自怨自艾，从而影响健康。

4. 任性、怯懦对心理健康的影响　缺乏自制力的表现是任性和怯懦。自制力好的人，既有实现目标的坚定性，又有可致目标实现的愿望、动机、情绪和冲动行为。任性往往会导致无法正确认识和判断事物，其个性固执不明事理，人际关系不良，难以适应环境，常使自己陷入敌对、焦虑、孤独。怯懦的人胆小怕事，不自信，遇到困难就惶恐失措，畏缩不前。怯懦常使人在困难面前焦虑重重，背负沉重的精神压力。长此以往可能引起焦虑、恐惧、神经衰弱等身心疾病而严重影响身心健康。

总之，不良的意志品质不仅降低人的活动效率，阻碍个体成功，也影响人的生活态度和自我评价，严重时甚至出现心理障碍。有研究表明，“怎样培养良好的意志品质”是精神科住院患者接受健康教育最主要的需求。所以在日常生活中注重培养良好的意志行为品质有利于增进人们的身心健康。

（二）意志对疾病的影响

中医学认为，意志坚强的人与怯懦的人从形体结构到脏腑的刚柔、气血的强弱等方面都各有不同。所以对压力的耐受力，对疾病的易感性及疾病的转归预后也各有不同。程杏轩在《医述》中引《医参》谈到：“勇者气行则止，怯者气著而为病……遇大风不畏，则不为风伤；遇大寒大热不畏，则不为寒热中，饱餐非出于勉强，则必无留滞之患，气以胆壮，邪不能干。故曰十一脏皆取决于胆。”这就是说，勇者气以胆壮，脏气充盛，对外来刺激抗御能力强，不易造成气机失调而为病，即使感而为病，也能够尽快调节，恢复正常。相反，怯者胆气脆弱，胆不能壮气，一旦受到外邪来侵，很容易造成气机失调，从而为病，所以勇者不病之机制，也就是意志坚强者的耐受力强，不易致病的道理。

意志在疾病过程中的作用主要表现在住院初期、住院中期和恢复期3个阶段。

1. 住院初期意志对疾病的影响　住院初期，个体从社会角色转变为患者角色，感受到疾病和环境压力的威胁，产生消极情绪，如否认焦虑、抑郁等，意志力强的患者就会主动寻找信息了解疾病。表现为对医生和周围人们关于疾病的谈话特别敏感；喜欢与人谈论有关疾病的问题等。如果患者对所处的困境有比较全面的认识，找到一些摆脱困境的方法，与医生密切配合，主动控制和调节自己的行为，就能使情绪好转；而意志力薄弱的人则感到对疾病无力控制，产生无助感，唉声叹气，对自己缺乏信心，盲目轻信别人。甚至表现出行为失常，以不适应的方式表达情绪，迁怒于医护人员甚至好朋友，造成人际关系紧张，进而无法配合医护人员治疗疾病，甚至由于不良意志情绪等心理状态加重疾病，形成恶性循环。

2. 住院中期意志对疾病的影响　住院中期，患者已经适应了自己的角色，接受了患病的现实。患者较为顺从和合作，而且对与自己疾病有关的事情更为关注。意志坚强者，通过前期对疾病的认识和理解，能够忍受疾病带来的痛苦，更加配合医护工作，遵守医院规定，也能忍受医院生活的单调和活动范围的狭小，希望通过自己和医护人员的努力，尽早出院。意志坚强者的表现对改善自己的情绪状态，提高心理自控及调节能力以及对疾病的转归都有有利影响。意志薄弱者则可能由于家人、同事、朋友的关怀照顾变得更加以自我为中心，考虑问题时常以他们是否利于自我为前提。他们变得敏感多疑、放纵任性或者过分依赖，事事都要求别人帮助。有的则顺从被动、缺乏主见，表现出行为退化。意志薄弱者的表现容易干扰治疗进程，对疾病的转归产生不利影响。

3. 恢复期意志对疾病的影响　随着病情稳定，患者开始进入了疾病的康复期。患者即将离开医院，生活转变到健康人生活环境中。许多疾病的康复需要一段过渡时期，患者出院后仍需要一些简单的治疗和护理，或在生活方式上做一些调整。意志品质好的人能够保持良好的情绪状态，发挥自己的主观能动性，遵从医嘱坚持康复治疗，顺利地从患者角色向社会角色转变。这对疾病的治愈、尽快恢复、提高患者的生活质量有很大帮助。意志薄弱的患者有的会出现角色行为的强化，也就是现实的患者觉得难以改变。患者适应了患者的角色后，产生了一种习惯化，康复动机减弱，在心理上持续地依赖医师的治疗和家人的照顾，他们不愿意承担起社会角色应尽的行为责任。如身体康复后的妻子不愿意承担家务劳动。患者不能顺利地转变角色会妨碍患者的身心康复。

自学指导

【重点难点】

1. 学习重点：感知觉的概念、种类和特征，痛觉的概念和影响因素，记忆的概念、分类，遗忘的概念，情绪状态和情绪表达形式，意志的基本品质。

2. 学习难点：记忆系统，记忆过程，遗忘的规律，情绪和情感的区别和联系，意志与护理。

【考核知识点】

1. 概念：感觉、知觉、错觉、痛觉、记忆、遗忘、注意、思维、情绪与情感、意志。
2. 感觉的种类及特征。
3. 知觉的种类及特征。
4. 感觉和知觉的关系。
5. 痛觉的特征及影响因素。

6. 记忆的分类，记忆的过程。

7. 注意的特征，注意的种类。

8. 思维的特征，思维的种类，思维的过程，思维与护理。

9. 情绪和情感的区别和联系。

10. 情绪的分类、情绪体验的性质、情绪状态、情绪的表达形式、情绪的调控方法、健康情绪的判断标准。

11. 意志的基本品质，不良意志品质对心理健康的影响，意志对疾病的影响。

【复习思考题】

1. 简述感觉和知觉的区别与联系。
2. 简述影响痛觉感受性的心理因素。
3. 哪些因素会影响护士在解决问题过程中的思维活动?
4. 简述情绪和情感的区别和联系。
5. 简述情绪的调控方法。
6. 简述意志的品质。

〔郝玉芳　李小花　刘　琴〕

第三章 个 性

【学习目标】

1. 掌握：

(1) 个性、需要、动机、能力、气质、性格的概念。

(2) 需要层次论的内容、高级神经活动类型、气质类型与行为特征及性格的特征。

2. 熟悉：

(1) 需要、动机冲突、能力的分类，性格的类型。

(2) 挫折产生的原因及影响因素。

3. 了解：气质在社会实践中的意义、影响性格形成与发展的因素。

【自学时数】 4学时。

个性（personality）又称人格，是心理学家解释人类行为差异的核心概念。个性是一种十分复杂的心理现象，其定义因研究者理论观点及研究角度的不同而不同，迄今还没有为大家所公认的定义。我国第一部《心理学大词典》中的个性定义反映了多数学者的看法，即："个性，也可称人格。指一个人的整个精神面貌，即具有一定倾向性的心理特征的总和。"

个性包括个性倾向性和个性心理特征两大部分，二者有机结合，使个性成为一个内涵丰富的整体结构。

第一节　个性倾向性

个性倾向性是推动人进行活动的动力系统，是个性中最活跃的因素。包括需要、动机、兴趣、理想、信念、世界观等。这些成分相互联系、相互影响和相互制约。需要是个性倾向性乃至整个个性积极性的源泉，只有在需要的推动下，个性才能形成和发展。动机、兴趣和信念等都是需要的表现形式，此节重点介绍需要、动机以及与动机行为密切相关的挫折。

一、需要

（一）需要的概念

需要（need）是有机体对内外环境的客观需求在头脑中的反映。人为了求得个体和社会的生存和发展，必须要求一定的事物，如食物、衣服、睡眠等，这些需求反映在个体头脑中，就形成了他的需要。需要是人和动物所共有的，动物的需要是以先天的生理需求为条件，而人不仅有先天的生理需求，且在社会实践中又形成和发展了多种社会需求，如求知、交往、爱等。

需要同人的活动紧密相连，是人活动的基本动力。它激发人朝着一定的方向和目标行动，以求得自身的满足。需要是个体活动积极性的源泉，个体的需要越强烈，活动积极性越高。

（二）需要的分类

1. 根据需要的起源分类　需要可分为自然性需要和社会性需要。

（1）自然性需要：又称生理性需要，是机体的本能需要，是个体生命维持和种族延续必不可少的条件，如饮食、排泄、睡眠、性的要求等。这些自然性需要的主要作用在于维持个体生理状况的平衡。若正常的自然性需要得不到满足，将严重影响个人的身心健康。自然性需要是人和动物所共有的，但二者的自然需要有本质的区别，即人能根据外部条件和行为的道德规范有意识地调节自己的需要，而动物则不能。

（2）社会性需要：是个体对维持社会发展所必需的条件，是人类所特有的，如人际交往的需要、求知的需要、获得成就的需要等。社会性需要并非与生俱来，它是个体在社会生活中通过后天的学习而形成的，体现了需要的社会属性。由于社会文化因素的显著影响，社会性需要也就存在着很大的差异。社会性需要与人的健康密切相关，虽然人的社会性需要得不到满足，不会危及生命，但由此产生的负性情绪若过于强烈或延续时间过长，也可能导致心理和躯体疾病的发生。

2. 根据需要的对象分类　根据需要指向的对象不同，需要可分为物质需要和精神需要。

（1）物质需要：是指个体对生活和工作中所需物质对象的需求，如对日常生活必需品的需要、对住房的需要、对娱乐设施的需要等。

（2）精神需要：是指人们对精神文化方面的需要，如认知需要、交往需要、道德需要、创造需要等。它是人类所特有的需要。人类最早形成的精神需要是劳动和交往的需要。

随着社会的进步和社会生产力的发展，人的物质需要和精神需要都将不断地发展。

（三）需要的理论

许多心理学家和哲学家对需要进行了研究，提出了不同的需要理论，其中美国人本主义心理学家马斯洛（A. H. Maslow）提出的需要层次理论是比较有影响的学说。在许多领域得到广泛的应用。该理论将人的基本需要分为5个层次，即生理的需要、安全的需要、归属和爱的需要、尊重的需要、自我实现的需要（图3－1）。

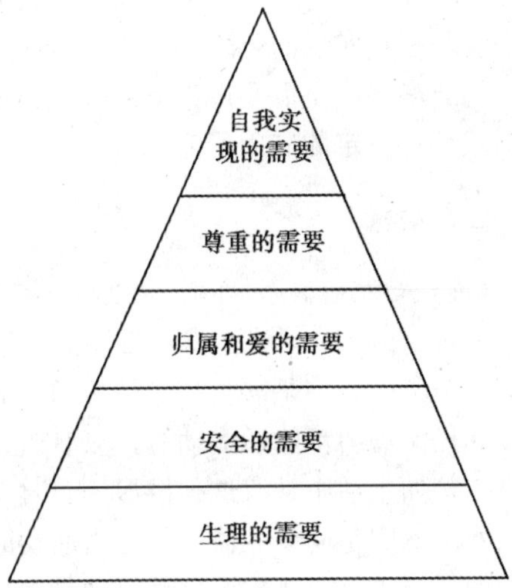

图3－1　人类的需要层次

1. 生理的需要　是人类维持自身生存的最基本要求，包括空气、水、食物、睡眠、排泄、休息等，是人类生存和繁衍的基本需要。马斯洛认为生理需要是各种需要的基础。只有基本需要得到满足后才有动力促使高一级需要的产生和发展。

2. 安全的需要　这是人类要求保障自身安全，避免危险、疾病侵袭等方面的需要。当人生理的需要获得一定程度满足之后，随之便会产生新的需要，即安全的需要，包括对生命安全、财产安全、职业安全和心理安全的需要。马斯洛认为健康成人的安全需要一般能得到充分满足，但在患者和儿童身上，经常可见安全需要未获得满足的表现。

3. 归属和爱的需要　是指对友谊、爱情以及隶属关系等的需求。当生理和安全需要获得满足后，就会产生进一步社会性的需要，即归属和爱的需要。爱的需要包括给予和接受爱，在马斯洛需求层次中，这一层次是与前两层次截然不同。马斯洛认为爱是一种人与人之间健康的、亲热的关系，缺乏爱会抑制成长以及潜力的发展。

4. 尊重的需要　包括对成就或自我价值的个人感觉，也包括他人对自己的认可与尊重，即自尊和尊重他人。马斯洛认为，尊重需要得到满足，能使人对自己充满信心，对社会满腔热情，体验到自己活着的用处和价值。如果不能满足，会使人产生自卑、虚弱和无能的感觉，缺乏和丧失自信。

5. 自我实现的需要　是指实现个人理想、抱负，发挥个人能力到最大程度，完成与自己的能力相称的一切事情的需要。这是在前 4 种需要获得满足的基础上而产生的最高层次的需要。这是一种创造的需要，它的产生有赖于前面基本需要的满足。马斯洛提出，为满足自我实现需要所采取的途径是因人而异的。自我实现的需要是在努力实现自己的潜力，使自己越来越成为自己所期望的人物，但对于多数人来说，满足自我实现的需要只是一个奋斗的目标，只有少数人才能达到真正的自我实现。

马斯洛认为虽然人类的各种需要有高低层次之分，但它们是彼此关联的，各层次的需要相互依赖和重叠。每当低层次的需要得到满足后，较高一层的需要随之产生。高层次的需要发展后，低层次的需要仍然存在，只是对行为影响的程度大大减小，任何一种需要都不会因为更高层次需要的发展而消失。同一时期，一个人可能有几种需要，但每一时期总有一种需要占支配地位，对行为起决定作用。

1954 年，马斯洛在《激励与个性》一书中探讨了他早期著作中提及的另外两种需要：求知需要和审美需要。这两种需要未被列入到他的需求层次排列中，他认为这二者应居于尊重需要与自我实现需要之间。

马斯洛的层次需要理论为研究人类的需要提供了有意义的线索，并在医疗、管理、教育等领域具有一定的应用价值。

二、动机

（一）动机的概念

动机（motive）是激发和推动人的活动，并使活动朝向某一目标的内部动力。动机的产生有两个条件，一是需要，二是诱因。需要是动机产生的内在条件，是引起动机的基础，然而并非任何需要都能形成动机，只有当某种需要强度达到一定水平时，才能成为动机并引起活动。例如生活中常有这种情形，有时人渴了，不会立即去找水，只有干渴到一定程度才会去饮水。诱因是驱使个体产生行为活动的外部因素，是动机产生的外在条件，它与需要相互作用而形成动机。例如饥饿是驱动寻食行为的内在动机，而食物就是驱动寻食行为的诱因。

（二）动机的功能

动机在人的行为活动中具有激发、指向和维持 3 种功能。

1. 激发功能 人的活动是由动机引起的，所以动机具有激发功能。例如学生到学校来求学是由学习知识的动机激发起来的。

2. 指向功能 动机不止引发活动，而且使活动总是指向一定的目标或对象。

3. 维持功能 当人的活动产生后，到达预定目标需要一段时间，动机可以使行动持续进行，遇到困难时能予以克服，直至目标实现。

（三）动机的分类

人类的动机是多种多样的，可以从不同的角度进行分类。

1. 按动机的需要属性分类

（1）生理性动机：是以机体的生理需要为基础的动机，最常见的是饥饿动机和干渴动机。此外还有睡眠、性欲、运动等动机。

（2）社会性动机：指个体后天习得的，起源于社会性需要的动机。如交往动机、成就动机、归属和赞许动机等。社会性动机是人类追求高层次需要的一类动机，人与人之间的社会性动机有很大的个体差异。

2. 按动机的来源分类

（1）内部动机：指个体自主产生而无须外力作用的动机。内在动机是由活动本身产生的快乐和满足所引起的，它不需要外在条件的参与。如学生为了获得知识、充实自己而努力读书就属于内在动机。

（2）外部动机：指外部力量诱发的个体动机。如有的学生认真学习是为了获得教师和家长的好评等。

内部动机的强度大，时间持续长；外部动机持续时间短，往往带有一定的强制性。事实上，这两种动机缺一不可，必须结合起来才能对个人行为产生更大的推动作用。

（四）动机冲突

动机冲突是指同一时间内存在两种或两种以上非常相似或相互矛盾的动机，使人难以取舍，表现为行动上的犹豫不决，这种相互冲击的心理状态，称为动机冲突。它是造成挫折和心理应激的一个重要原因。动机冲突有 3 种基本形式：

1. 双趋式冲突 当两种需要对个体具有相同的吸引力，个体便会产生强度相同的两个动机。若二者只能择取其一，即所谓“鱼和熊掌不可兼得”时，个体往往会表现出难于取舍的矛盾心理。

2. 双避式冲突 当两个事物同时对个体构成威胁，产生同样的逃避动机，但必须选择其一，这种选择时的心理冲突称之为双避式冲突。“前有狼，后有虎”正是这种处境的表现。

3. 趋避式冲突 当某事物对个体的需要兼有利弊双重意义时，个体便会产生好而趋之和恶而避之的动机冲突。所谓“想吃鱼又怕鱼刺”就是这种冲突的表现。

在现实生活中，一个人常常遇到各种动机冲突。如果对动机冲突不能很好地处理，就会产生强烈的消极情绪，造成个体不平衡、不协调的心理状态，从而影响人的正常工作和学习的积极性，还会给人的身心健康带来严重的威胁，甚至使人的精神状态趋于崩溃，乃至行为失常。

三、挫折

（一）挫折的概念

挫折（frustration）是指个体动机性行为受到阻碍而产生的紧张状态与情绪反应。挫折的涵义包括3个方面：一是挫折情境，是指对人们的动机性行为造成干扰的情境状态或条件；二是挫折认知，是指对挫折情境的知觉、认识和评价；三是挫折反应，是指个体在挫折情境下所产生的烦恼、困惑、焦虑、愤怒等负面情绪交织而成的心理感受，即挫折感。其中，挫折认知是核心因素，挫折反应的性质及程度，主要取决于挫折认知。

※（二）挫折产生的原因

引起挫折的原因很多，归纳起来主要有两个方面：

1. 外在因素　构成挫折的外在因素主要来自于自然和社会两方面。

（1）自然因素：由于各种无法克服的自然环境条件的限制，使个人需要不能满足，动机无法实现。如自然环境中无法预料的天灾、气候变化、环境污染等。

（2）社会因素：包括在社会生活中遇到的政治、经济、民族习惯、宗教信仰、道德法律、文化教育、人际交往等社会条件的制约，使人的动机无法实现。如政治动乱、种族歧视、婚姻变异、人际关系紧张等。

2. 内在因素　引起挫折的内在因素包括生理和心理两个方面。

（1）生理因素：由于个人生理条件的限制（包括个人容貌、身材、体质等），使个人的动机和目标不能实现。如一位非常想学开车的人因自己是红绿色盲而被取消报名的资格，因而产生挫折感。

（2）心理因素：由于个人的能力、气质、人格特征等心理条件的制约，使个人的目标无法实现，从而产生挫折感。如缺乏音乐听觉表象能力、没有曲调感和节奏感的人想成为音乐家，会因为个人能力限制而使理想难以实现，从而产生挫折感。

※（三）影响挫折感的因素

挫折感是人的一种主观感觉，受诸多因素的影响。

1. 个人的期望值　是指一个人期望自己达到的目标标准。个人的期望值过高，目标很难实现，易产生挫折感。故一般来说，期望值高的人更容易体验到挫折感。如两位大学生参加护理心理学期末考试，甲的目标是优秀，乙的目标是及格，而最后两个人的成绩都是“中”，学生甲会因为成绩不理想而产生挫折感，而学生乙会因为自己的超常发挥而感到满足。

2. 认知方式　认知是指人们对周围事物的想法和观点，也就是人的认识活动。由于认识不同，同样的挫折情境，对每个人造成的打击和心理压力是不同的。理性的挫折认知能够让人对所经历的事情做出恰当的反应，而不合理的挫折认知则会导致不良的情绪和行为反应。如两个学生上课不认真听课被老师批评了，学生甲认为老师是对他负责任，所以欣然接受批评，开始认真听课；而学生乙认为老师是看他不顺眼，找别扭，心情很郁闷。这说明积极的认知，可以改变心境，减少挫折感。

3. 挫折的容忍力　是指个体对挫折的应对和适应能力。容忍力实际上反映了人对待挫折的态度。人的一生不知要遇到多少挫折，能否战胜它，很大程度取决于个人的态度。面对挫折，有的人心胸开阔、性格乐观，充满自信，能向挫折挑战，百折不挠，直至取得最后胜利。另一些人心胸狭窄，性格内向，忧心忡忡，一遇挫折一蹶不振，甚至行为错乱，失去应付能力。

对挫折的容忍力受多方因素影响：

(1) 生理因素：身体健康、发育正常的个体，对生理挫折的容忍力，一般说高于体弱多病的人。

(2) 既往经验：挫折的容忍力是可以通过学习获得的。过去经受挫折而善于积累经验者，大多承受挫折的能力就强。而一贯顺利、总受赞扬、很少经受挫折的人，就没有足够的机会学习和积累对待挫折的经验，其自尊心往往过于强烈，对挫折的承受力很低。

(3) 知觉判断：同一挫折，可因个体的感受和判断不同，构成的压力和打击也就不同。如高考失利，有的认为是严重挫折，甚至有的人无法忍受而自杀，而有的人认为无所谓，一切还可以从来，回到校园复读，最终实现自己的大学梦。

(4) 预见性高低：对未能预见的挫折，其容忍力相对较低。

(5) 个性心理：包括世界观、价值观、性格、兴趣、意志等，都与容忍力密切相关。性格开朗、乐观、坚强、自信的人，挫折承受力强；性格孤僻、懦弱、内向、心胸狭窄的人挫折承受力低。

知识链接

挫折与成功

挫折铸就成功。每一个人在成功前总是背负着巨大挫折。

瑞典化学家、工程师和实业家诺贝尔奖金的创立人诺贝尔，他在炸药发明方面成就卓越。但他遇上的挫折也是极其惨烈的。诺贝尔研究炸药过程中，多次发生爆炸事故，1864 年研发新型炸药中曾发生过很惨的意外爆炸事件，他的弟弟埃米尔和他的 4 个得力助手在这次意外爆炸中被炸死，厂房被炸飞了，诺贝尔面对兄弟的遗体和一堆废墟失声痛哭，但他没有气馁，重新振作起来，当地老百姓不让做实验，他就另选地方在海上继续做试验，终于成功。诺贝尔一生有 250 项世界级发明专利，单是炸药的重要发明专利有 129 项，逝世时有 30 亿瑞士币，还用巨款设立了诺贝尔奖。

正如巴尔扎克所说："世上的事情，永远不是绝对的，结果完全因人而异。苦难对于天才来说是一块垫脚石，对于能干的人是一笔财富，而对于弱者是一个万丈深渊。"

挫折的影响具有双重性质。在积极方面，挫折可以激励人的斗志、锻炼人的意志、提高个体解决问题的能力；在消极方面，使人失望、痛苦、沮丧，甚至是意志消沉而不思进取。应对挫折，防止消极影响的主要方法包括：提高认识，正确对待挫折；改善挫折情景，学会应对技巧、寻求社会支持等。

第二节 个性心理特征

所谓个性心理特征，是个体身上经常地、稳定地表现出来的心理特点，是个性心理中最稳定的特征因素，包括能力、气质和性格。

一、能力

（一）能力的概念

能力（ability）是指顺利完成某种活动所需的个性心理特征。它是直接影响活动效率，并使活动顺利完成的个性心理特征。能力的高低直接影响一个人的活动速度、水平及质量。

能力和活动关系密切。一方面能力是活动顺利完成的条件和保证；另一方面人的能力在活动中得到表现和发展。

现实生活中，要完成某种复杂的活动，仅靠一种能力是不够的，通常需要多种能力的结合，多种能力的完备结合称为才能。

（二）能力的分类

最常用的分类方法是将能力分为一般能力和特殊能力。

1. 一般能力　是指从事任何活动所共同需要的能力。它是有效地掌握知识和顺利完成活动所必不可少的心理条件。一般能力包括观察力、记忆力、思维能力、注意力、想象力、语言能力、操作能力等。智力属于一般能力。

2. 特殊能力　是指从事某种特殊活动或专业活动所必需的能力。它只在特殊活动领域内发生作用，是完成有关活动必不可少的能力。例如音乐中所需要的听觉表象能力。数学能力、音乐能力、绘画能力、体育能力和写作能力等都是特殊能力。一个人可以具有多种特殊能力，但常常是其中的1～2种能力占优势。

一般能力是特殊能力形成和发展的基础，特殊能力是一般能力在活动中的具体化和专门化，二者的发展是相互促进的。要成功完成某项活动，既需要具备一般能力，又需要具备与该项活动相关的特殊能力，在活动中，二者共同起作用。

（三）能力的差异

人的能力是有个别差异的，主要表现在能力类型、能力发展水平、能力表现早晚等。

1. 能力类型的差异　这种差异是指能力在质的方面的差异。人的知觉能力、记忆能力、思维能力、想象能力、语言能力诸方面都会表现出类型的差异。如在思维能力方面，有的人擅长形象思维，有的人擅长抽象思维，而有的人属于中间型。另外，人的特殊能力的差异也很明显。如有的人具有敏锐的音乐感觉能力、较强的听觉表象记忆能力等，而一些人却五音不全。

2. 能力发展水平的差异　在一般能力方面，能力发展水平的差异主要指智力发展水平的差异。心理学家通过大量研究得到一个共同的结论，即智力的个别差异在一般人中呈常态曲线分布。68%的人智商在85～115之间，他们的聪明程度属于中等水平；智商超过140的人属于智力超常；智商低于70的人属于智力障碍。在特殊能力方面，具有同一种特殊能力的人，其水平也有明显的差异。

3. 能力表现早晚的差异　人的能力在发展早晚上也存在一定差异。有的人在儿童时期就显露出非凡的智力和特殊能力，属于才华早露或称早慧。如唐初四杰之一的王勃10岁能作赋，13岁写出著名的《滕王阁序》；奥地利作曲家莫扎特5岁就创作了第一首乐曲，8岁时举办独奏音乐会。也有的人中年甚至晚年才表现出创造力，称为大器晚成。例如我国的画家齐白石，27岁才开始学画画，40岁才显露绘画才能，50多岁才开始改变绘画风格，成为著名的国画家，他晚年的艺术成就大大超过了中青年时期；世界级大发明家爱迪生小时候因成绩不好被学校开除，认为不堪造就，他母亲亲自教他读书，终成闻名世界的发明大王。

能力是个性心理特征的重要方面，在一定程度上决定了一个人的成就，但我们也应该看到能力并不是决定一切的，其他心理因素对个体的发展及成就大小也起到重要的作用，如意志、兴趣、动机、性格等。

知识链接

情商（EQ）

情商主要是指人在情绪、情感、意志、耐受挫折、人际交往等方面的品质，是近年来心理学家们提出的与智商相对应的概念。以往认为，一个人能否在一生中取得成就，智力水平是最重要的，即智商越高，取得成就的可能性就越大。但现在心理学家们普遍认为，情商水平的高低对一个人能否取得成功也有着重大的影响作用，有时其作用甚至要超过智力水平。

心理学家们认为，情商水平高的人具有如下的特点：自信而不自满，乐观、幽默、社交能力强，有较好的人际关系，心理承受能力强，不易陷入恐惧或伤感，对事业较投入，为人正直，富有同情心，能站在别人的角度想问题，情感生活较丰富但不逾矩，无论是独处还是与许多人在一起时都能怡然自得。

心理学家认为人与人之间的情商并无明显的先天差别，更多与后天的培养息息相关。

二、气质

（一）气质的概念

气质（temperament）是一个人心理活动稳定的动力特征，就是人们通常所说的性情、秉性、脾气。它与人的生物学素质有关，它是高级神经活动类型特征在后天行为活动中的表现。因此，人的气质越在幼小的时候越能表现出它的类型特征。

1. 气质反映的是心理活动动力方面的特征　心理活动的动力特征主要是指心理过程的速度和灵活性（如知觉的速度、思维的灵活度）；心理过程的强度（如情绪的强弱、意志努力的程度）和稳定性（注意集中时间的长短）；心理活动的指向性（倾向于外部事物或倾向于内部体验）。由活动的内容、目的和动机引起的心理活动动力性表现，则不属于气质的特点。在日常生活中，可以看到，有的人活泼好动、思维敏捷；有的人总是安静稳重、反应缓慢。人们在这些心理特性等方面的差异，就是气质的不同。

2. 气质是一种稳定而典型的心理特征　气质与性格、能力等其他个性心理特征相比，更具有稳定性，所谓“江山易改，禀性难移”，即指气质具有稳定、不易改变的特点。气质能使人的全部精神活动都染上独特的色彩，表现出与他人不同的典型特点。正如美国心理学家卡特尔所说：气质是描绘一个人在获取他的目标时如何行动的特质，它决定了一个人行为的“风格与节奏”，决定一个人行动是温和还是暴躁。

3. 气质具有天赋性　气质是与生俱来的。婴儿一生下来就存在着明显的气质差异。例如，有的婴儿生下来就比较安静，对外界刺激反应缓慢；有的则哭声响亮，对外界刺激的反应迅速。这种心理活动的特点，在今后的学习、处理问题、人际交往中都会表现出来。但是，气质又不是一成不变的，在环境和教育的影响下，在一定程度上也会发生某些变化。

（二）气质的生理基础

有关气质的生理基础问题存在着不同的学说，其中俄国生理学家巴甫洛夫的神经活动类型学说，对气质的生理机制做了较为科学的解说。

巴甫洛夫通过大量的动物实验发现神经系统最基本的过程是兴奋和抑制过程。这两个过程具有 3 种基本特性：强度、灵活性和平衡性。强度是指神经细胞和整个神经系统感受强烈刺激与持久工作的能力；灵活性是指兴奋与抑制两种神经活动过程相互转化的速度；平衡性是指神经系统兴奋与抑制过程的力量对比。这 3 种基本特性在个体身上存在的差异，其不同的组合形成了高级神经活动的不同类型。巴甫洛夫从中找出最基本的 4 种类型：即强-不平衡-灵活性型（兴奋型）、强-平衡-灵活型（活泼型）、强-平衡-不灵活型（安静型）和弱型（抑制型）。

巴甫洛夫指出，4 种高级神经活动类型与 4 种气质类型具有对应关系，兴奋型相当于胆汁质，活泼型相当于多血质，安静型相当于黏液质，抑制型相当于抑郁质（表 3-1）。因此，神经活动的类型被众多学者看做是气质的生理基础。

表 3-1　高级神经活动类型与气质类型、特性的关系

高级神经活动类型	气质类型	神经过程的特性			气质特性					
		强度	平衡性	灵活性	感受性	耐受性	敏捷性	可塑性	兴奋型	倾向性
兴奋型	胆汁质	强	不平衡	灵活	低	高	快	不稳定	高而强烈	外倾明显
活泼型	多血质	强	平衡	灵活	低	高	快	可塑	高而不强	外倾
安静型	黏液质	强	平衡	不灵活	低	高	迟缓	稳定	低而强烈	内倾
弱　型	抑郁质	弱	不平衡	不灵活	高	低	慢	刻板	高而体验深	严重内倾

（三）气质的类型

气质类型是指表现为心理活动动力特征的神经系统基本特性的典型结合。人们的神经类型不同，就构成了不同的气质特点，气质特点在人身上的不同结合，就构成了不同的气质类型。

关于气质的分型有多种学说。比如体型说、血型说、激素说、体液说、高级神经活动类型说等。其中影响最为久远的是体液说，比较科学的是高级神经活动类型说。

1. 气质的体型说　是由德国精神病学家克瑞奇米尔提出的。他把人的体格类型分为 3 种：强壮型，瘦长型和矮胖型。他认为人的身体结构与气质特点以及可能患的精神病类型有一定的关系。不同体型的人具有不同的气质。

（1）强壮型：这种人骨肉均匀，体态与身高成比例，肌肉结实，身体强壮，具有乐观、正义感强，注意礼仪，节俭，遵守纪律和秩序、富有进取心等特点。气质类型为黏着性气质，易患癫痫病。

（2）瘦长型：体型瘦长、腿长、胸窄、孱弱，具有不善交际、孤僻、沉默、羞怯、固执等特点。气质类型是分裂型气质，易患精神分裂症。

（3）矮胖型：健壮、矮胖、腿短、胸圆，具有外向、好社交、通融、健谈、活泼、好动、情绪不定等特点。气质类型为躁郁性气质，易患躁狂抑郁症。

克瑞奇米尔指出了身体特征与气质相关，这对后人有一定的启发作用。但这种相关并不是像他所讲的那样简单和直接，而且气质与体型相关并不能认为两者之间存在着因果关系。

2. 气质的血型说　日本学者古川竹二把 ABO 血型系统与 4 种气质类型相结合，创立了“气质的血型说”。根据血型把人的气质划分为 A 型、B 型、O 型和 AB 型 4 种。

（1）A 型：精明、理智、内向、不善交际、沉思好静、情绪稳定、忍耐力强，具有独立性，易于守规，做事细心谨慎，但不果断，责任心强，固执，感情含蓄，注重仪表，但不新奇。

（2）B 型：聪明，活泼，敏捷，外向，善交际，兴趣广泛多变，精力分散，行动奔放，不习惯束缚，易感情冲动，热心工作，不怕劳累，缺乏细心和毅力。

（3）O 型：外向直爽，热情好动，富于精力，爱憎分明，见义勇为，有主见，主观，自信，急躁好强，有野心，易激发感情，动作粗犷，不灵活，不易做耐心的工作。

（4）AB 型：属于复合气质类。机智大方，办事干净利落，冷静，不浮夸，行动有计划，喜分担责任，兴趣广泛，因倾向不同，有的人有领导能力，有的人则沉默寡言、满腹心事，待人接物缺乏经验、易吃亏。

3. 气质的激素说　英国生理学家柏尔曼提出，人的气质是由某种内分泌腺的活动水平所决定的。他以某种腺体特别发达为标准，将人分为 6 种类型：肾上腺型、脑垂体型、甲状腺型、副甲状腺型、性腺型和胸腺型。不同类型的人，具有不同的气质特点。

（1）甲状腺型：精神旺盛、不易疲劳、知觉敏锐、意志坚强、容易动感情甚至感情迸发。

（2）脑垂体型：性情强硬、脑力发达、有自制力、喜欢思考。

（3）肾上腺型：雄伟有力、精神健旺、专横、好斗。

（4）副甲状腺型：安定、缺乏生活兴趣。

（5）胸腺型：单纯、幼稚、柔弱、不善于处理工作。

（6）性腺型：常感不安、具有攻击性。

现代科学研究表明：激素对人的气质确有影响。激素激活或抑制着人体的不同功能，激素过多或过少对个体的行为确有影响。但是，各个内分泌腺之间相互联系、相互制约共同组成内分泌系统，不能简单地强调一两个内分泌腺体的作用；也不能孤立地、片面地强调激素对气质的作用，而忽视了神经系统对气质的决定性作用。

4. 气质的体液说　由古希腊医师希波克拉底提出。他认为人体内有 4 种体液，分别是血液、黏液、黄胆汁、黑胆汁，分别产生于心脏、脑、肝、胃。人的气质类型是由这 4 种体液在体内所占比例的多少决定的。分为 4 种基本类型：多血质、黏液质、胆汁质和抑郁质。在体液的混合比例中血液占优势的人属多血质，黏液占优势的人属黏液质，黄胆汁占优势的人属胆汁质，黑胆汁占优势的人属抑郁质。在人们的日常生活中确实能见到这 4 种气质类型的典型代表。因此，这 4 种气质类型的名称一直被沿用至今。

5. 高级神经类型说　是巴甫洛夫根据神经过程的基本特性（强度、平衡性和灵活性）的不同结合，把人的高级神经活动分为 4 种类型，即兴奋型、活泼型、安静型和抑制型，与希波克拉底提出的 4 种气质类型相吻合，有着对应关系（表 3－2）。但在实际生活中典型的气质类型是不多见的，多数是混合型的，且以两种气质混合的（双质型）居多，3 种气质混合的（三质型）人并不多。

表 3－2　高级神经活动类型、气质类型及行为特征

高级神经活动类型	气质类型	行为特征
兴奋型	胆汁质	急躁、直率、热情、情绪兴奋性高、容易冲动、心境变化剧烈、具有外向性
活泼型	多血质	活泼、好动、反应迅速、喜欢与人交往、注意力容易转移、兴趣容易变换、具有外向性
安静型	黏液质	稳重、安静、反应缓慢、沉默寡言、情绪不外露、注意稳定但不易转移、善于忍耐、具有内向性
抑制型	抑郁质	行动缓慢而不强烈、孤僻、情绪体验深刻、感受性很高、善于察觉别人不易察觉的细节、具有内向性

（四）气质的意义

气质是个性赖以形成的重要条件之一。气质主要表现为心理活动的动力特征，而不涉及活动的内容，因而气质无好坏之分。气质不能决定一个人活动的社会价值和成就的高低。每一种气质都有其积极的方面和消极的方面，任何气质的人，都可能成为品德高尚、对社会有价值的人，都可以在事业上获得成功。据研究，俄国的 4 位著名作家就是 4 种气质的代表，赫尔岑具有多血质的特征，普希金具有明显的胆汁质特征，克雷洛夫属于黏液质，而果戈理属于抑郁质。4 个人的气质类型各不相同，但他们同样在文学上取得杰出的成就。所以每个人都应该发扬自己气质中的积极方面，努力克服消极方面。

气质不决定人成就的高低，但能影响工作效率。所以不同的职业和工作对人的气质有不同的要求。如果一个人有一份适合他气质类型的工作，他就会感到“得心应手”，兴趣盎然，工作效率也高；否则，会给他带来烦恼，也会影响他的工作效率。例如要求做出迅速灵活反应的工作对于多血质和胆汁质的人较为合适，而黏液质和抑郁质的人则较难适应；反之，要求持久、细致的工作对黏液质、抑郁质的人较为合适，而多血质、胆汁质的人又较难适应。由于不同的职业和工作对人的气质有着不同的要求，因此在选拔和安置人员，尤其是在选拔和训练特种职业的工作人员时，应该特别注意个人的气质特征，并适当进行气质特征的测定。

气质与人的心身健康也有一定的关系。孤僻、抑郁、易冲动、情绪不稳定等特征都不利于心身健康，而且是某些疾病的易感因素。

三、性格

（一）性格的概念

性格（character）是个人对客观现实稳定的态度及与之相适应的习惯化的行为方式，是具有核心意义的个性心理特征，它最能反映人的本质属性。

性格是在社会生活实践中逐渐形成的，人的性格一旦形成就具有相对稳定性，它会在不

同的时间和情况下表现出来。性格的稳定性并不是说它是一成不变的，性格也是具有一定的可变性和可塑性。若一个人生活环境发生重大变化，会在一定程度上改变人的性格，但这种改变需要经过较长时期的实践锻炼。

性格不同于气质，它受社会历史文化的影响，有明显的社会道德评价的意义，直接反映了一个人的道德风貌，有好坏之分。性格受人的价值观、人生观、世界观等的影响。

（二）性格的特征

性格的特征，可以归纳为4个方面。

1. 性格的态度特征　是指个体在对现实生活各个方面的态度中表现出来的一般特征。这是性格结构中最重要的组成部分。一是对社会、对集体和对他人的态度。可表现为忠于祖国、热爱集体、有社会公德、守纪律、尊老爱幼、诚实正直、宽容大度、热爱生活；与此相反，则自由散漫、我行我素、自私自利、恃强凌弱、虚伪奸诈、粗暴蛮横、斤斤计较。二是对学习、工作、生活的态度。可表现为刻苦努力、认真负责、有创新精神、勤俭节约；与此相反，自私自利、损人利己、懒惰消极、贪图安逸、敷衍应付、因循守旧、挥霍浪费。三是对自己的态度。可表现为自信、自尊、自重、自爱、自强、谦虚谨慎、严于律己；与此相反，自卑、自负、自暴自弃、自由放任、唯我独尊等。

2. 性格的理智特征　是指一个人在认知活动中表现出来的特征。在感知方面，有主动观察型和被动观察型，快速感知型和精确感知型，分析型和综合型等。在想象方面，有主动想象型和被动想象型，有广泛想象型和狭隘想象型，创造想象型和再造想象型，现实型和幻想型。在记忆方面，有主动记忆型与被动记忆型，形象记忆型与抽象记忆型，快速记忆型和精确记忆型，保持持久型和迅速遗忘型。在思维方面，有主动思维型与被动思维型，独立思考型与依赖型，有分析型与综合型、常规型与创造型、深刻型与肤浅型等。在注意方面，有整体型和细节型等不同的特征。

3. 性格的情绪特征　是指个体在情绪表现方面的心理特征。包括情绪的强度、稳定性、持续性和主导心境方面的特征。在情绪的强度方面，有的人情绪表现强烈，不易控制；有的人则情绪微弱，易于控制。在情绪的稳定性方面，有的人情绪波动性大，有时高涨，有时低落；有的人则情绪稳定，心平气和，波动起伏不大。在情绪的持久性方面，有的人情绪持续时间长，事后难以恢复平静；有的人则情绪持续时间短，易生易逝。在主导心境方面，有的人经常情绪饱满，积极乐观、心情开朗，处于愉快的情绪状态；有的人则经常郁郁寡欢、消极悲观，处于低落的情绪状态。

4. 性格的意志特征　是指个体对自己行为的自觉调节与调节水平方面的特征。性格的意志特征可以从意志的4种品质，即自觉性、果断性、坚持性和控制水平上表现出来。良好的意志特征是：有远大理想、行动有计划、独立自主、果断、勇敢、不怕挫折、坚韧扎实、持之以恒、自制力强等；不良的意志特征是：盲目、鲁莽、鼠目寸光、随波逐流、见异思迁、半途而废、易受暗示、优柔寡断、怯懦脆弱、任性、固执等。

性格的上述4特征并不是相互分离的，而是彼此关联、相互制约、协调统一的。当这4个方面的性格特征体现在具体人身上就形成了这个人特有的性格结构。一个人的行为总是受其性格结构的制约。

（三）性格的类型

性格的类型是指一类人身上所共有的性格特征的独特结合。由于性格本身的复杂性，性格的分类迄今为止还没有一个为大家所公认。以下介绍几种有代表性的分类学说。

1. 功能优势学说　英国心理学家培因（A. Bain）和法国心理学家李波特（Ribot）等人提出，可以根据理智、情感和意志在性格结构中何者占优势地位，将人的性格划分为理智型、情绪型和意志型3种基本类型。

(1) 理智型：这种性格的人理智感占优势，通常以理智调节和支配自己的言行。表现为能理智地审时度势，以此判断和支配行动而不受情绪波动的影响，不易冲动。

(2) 情绪型：这种性格的人情绪作用占优势，言行举止受情绪控制和左右。表现为情绪体验敏感、深刻、遇事不善于冷静思考。

(3) 意志型：这种性格的人意志因素占优势，凡事都有明确的目标，为此目标坚定奋斗而不为其他因素所困扰。表现为积极主动、勇于克服困难、行动果断、自制力强。

除了3种典型性格外，还有许多中间类型，如理智-意志型。

2. 内外倾向学说　瑞士心理学家荣格（C. G. Jung）根据心理活动的倾向性，把人的性格分为外倾型和内倾型。个体的心理活动倾向于外部环境，就是外倾型的人，心理活动倾向于内部，就是内倾型的人。外倾型的人，性格开朗、自信、热情、善社交、勇于进取，容易适应环境；内倾型的人，性格孤僻、寡言少语、缺乏自信、多愁善感、易害羞、好沉思、善内省，较难适应环境。荣格认为没有纯粹的外倾型或内倾型的人，是以其中一种占优势的倾向确定性格类型。

3. 独立顺从学说　美国心理学家威特金（H. A. Witkin）提出，按一个人独立性程度来划分性格类型。独立性强的叫独立型，独立性差的叫顺从型。这种按照个体独立性程度划分性格类型是现代西方较为普遍和流行的方法。独立型的人具有坚定的信念，善于独立思考，能独立地发现问题与解决问题，易发挥自己的特长与力量，在紧急困难的情况下表现为沉着冷静；顺从型的人更多以外在参照物作为信息加工的依据，易受暗示，缺乏主见，容易不加分析地接受别人的意见，依照别人的意见行事，常处于被动、服从、受支配的地位，容易与人相处，有从众心理，应急能力差。

4. 按心脏病的易罹性分类　美国心脏病学家费里德曼1975年研究心脏病时将性格分为A型和B型。A型性格人，有时间紧迫感，具有强烈的进取心和成就欲，雄心勃勃、竞争意识强，急躁、好胜、易激惹，活泼好动、事必躬亲，雷厉风行。这类人往往是一些智力较高、能力较强的人。B型性格人，无时间紧迫感，有耐心、能容忍、少争执、能克制，慢条斯理、与世无争，爱过松散的生活，对受到的阻碍反应平静。

（四）性格与能力、气质的关系

在人的个性心理特征中，性格决定活动的方向，气质决定活动的方式，而能力决定活动的水平。它们共同体现着人的个性心理特征。

1. 性格与气质　这是两个容易混淆的概念，气质和性格在某些特征上存在着重叠、交织和融合的现象，气质和性格既紧密联系，又有着本质区别。

(1) 性格与气质的区别：

1) 气质主要是先天的，较多地受高级神经活动类型的制约；而性格主要是后天的，更多地受社会环境的影响。

2) 气质的表现范围较窄，只反映了人的心理活动的动力特征；而性格的表现范围较广，几乎包括了人的一切稳定的心理特征。

3）从其稳定性与可塑性特征来看，气质和性格都属于人的个性心理特征，都带有一定的稳定性与可塑性特征。但相对而言，性格的可塑性要大一些，气质的稳定性要大一些。

4）气质无所谓好坏，而性格则有好坏之分；在决定人的行为举止上，性格具有核心意义，而气质只具有从属意义。

（2）性格与气质的联系：

1）气质是性格形成的基础。如胆汁质、多血质的人易于形成外向性格，黏液质、抑郁质的人容易形成内向性格，又如胆汁质者和多血质者比黏液质者容易形成果断性和勇敢性等性格特征。另外气质还影响性格的表现方式。如同样具有正直性格的人，胆汁质者敢仗义执言，路见不平，拔刀相助，而黏液质者则可能暗中帮忙，行动中体现正义。

2）性格特征也会影响人的气质类型的改变，或在一定程度上掩盖气质特征，使它服从生活实践的需要。例如，从操作速度上说，多血质和胆汁质者适合当外科医师，但前者缺乏耐心，后者容易轻率。若二者从事了医师行业，为了适应医师的工作，这两种气质类型的人都会经过意志努力而改正。如飞行员必须具有冷静沉着、机智勇敢等性格特征，在严格的军事训练中，这些性格的形成就会掩盖或改造胆汁质者易冲动、急躁的气质特征。

2. 性格与能力　性格与能力是个性心理特征中的两个不同侧面，能力是决定心理活动的基本因素，活动能否进行，这与能力有关；性格则表现为人的活动指向什么，采取什么态度，怎样进行。性格和能力也是既有区别而又密切联系、互相制约的。

首先，能力的形成和发展受性格特征的制约。优良的性格特征能促使能力的形成和发展。因为能力的形成和发展是与克服困难，有组织地工作、创新精神等密切联系的，故认真、勤奋、热忱、谦逊、坚定、严于律己、责任感、事业心等优良性格品质，都能促使能力的形成和发展。同时，优良的性格特征也往往能够补偿某种能力的相对弱点。俗话说“笨鸟先飞”“勤能补拙”，说明勤奋这种性格特征，能补偿能力上的某些缺陷。相反，不良的性格特征，如狂妄自大、马虎懒惰、墨守成规、敷衍塞责等则会阻碍能力的发展，甚至使能力衰退。

其次，在能力的形成和发展的过程中，相应的性格特征也发展起来。例如，某护理专业的学生在临床带教教师的培养和具体指导下，大量地阅读护理文献和护理病历，注意观察患者的病情变化、治疗和护理的重点，认真练习护理操作。经过这样长期的训练，不但发展了观察力、分析问题、解决问题的思维能力和动手能力，久而久之也就形成了主动观察、独立思考等性格的理智特征。

人的特殊才能和才干往往都是与高度发展的能力和优良的性格特征相联系的。

知识链接

性格决定命运

智商对于一个人的发展固然重要，但性格在人生的奋斗历程中更为重要。

古希腊的哲学家赫拉克利特认为：“性格是一个人的命运。”很多名人都认为性格决定命运。有一次，哈佛大学请世界巨富巴菲特和盖茨演讲，学生问道：“你们怎么变得比上帝还富有？”巴菲特说：“这个问题非常简单，原因不在于智商，在于习惯、性格和脾气。”盖茨对巴菲特的说法表示赞同。投资银行一代宗师——摩根也在哈佛大学举办金融知识讲座，被问及决定他成功的条件是什么的时候，毫不犹豫地说是性格。尼克松说：“对一个人来说，真正重要不是他的背景、他的肤色、他的种族或是他的宗教信仰，而是他的性格。”

性格是成就一切努力的基础。什么样的性格决定了什么样的行为，什么样的行为又决定了什么样的人生。性格若是善良、温和，行动则会彬彬有礼，人生便会高尚尊贵；性格若是坚毅、顽强，行动则会百折不挠，人生便会无往不胜；性格若是软弱、怯懦，行动则会优柔寡断，人生便会苟且偷安；性格若是孤傲、倔强，行动则会刚愎自用，人生便会一败涂地。

性格在人的整个发展中起到极其重要的作用。性格是决定命运的关键，有了良好的性格，才能享受完美的人生。我们每个人都应该重视自己性格的培养。

第三节　个性的形成、发展及影响因素

个性的形成是在个体生物遗传的基础上，在一定社会环境的影响下，经过个体的实践活动逐渐形成和发展起来的。

一、生物遗传因素

生物遗传因素是性格形成和发展的自然基础。主要表现在以下几个方面：一是遗传基因影响个性。遗传因素对个性各部分的作用不完全相同。气质、智力受其影响大些，而世界观、价值观等受其影响就小些。二是先天神经系统的特性、高级神经活动类型特征和内分泌腺活动水平不同，也会使人的个性形成和发展显示出不同的特点。例如甲状腺功能低下的儿童，活动迟钝、不能持久、智力低下。交感神经系统占优势的儿童，容易兴奋，活动过多等。三是个体的相貌、身高、体重等生理特征也是影响个性形成和发展的生物因素。主要是因社会文化的评价与自我意识的作用，影响到自信心、自尊感等性格特征的形成。例如：有些人会因为个子矮、相貌丑陋、某些先天不足而自卑。四是性别差异对个性的形成也有有明显的作用。一般认为，男性比女性在个性上更具有独立性、自主性、攻击性、支配性，并有强烈的竞争意识，敢于冒险；女性则比男性更具依赖性，较易被说服，做事有分寸，具有较强的忍耐性等。

生物遗传因素只为个性的形成和发展提供了一种可能性，而不能决定个性的发展。

二、家庭影响因素

家庭因素对个性形成与发展有重要的影响。俗语说：“父母是孩子的第一任老师”，“有其父必有其子”就形象地说明了家庭因素对人个性的影响。家庭是儿童出生后接触到的最初的教育场所，家庭的经济条件、社会地位、家长的教育观念、教育水平、教育态度与教育方式、家庭的氛围、儿童在家庭中扮演的角色与所处的地位等，都对儿童个性的形成有非常重要的影响。其中最重要的是父母对子女的教养方式。

（一）家庭氛围对儿童个性的影响

家庭氛围是指一个家庭中占主导地位的一般态度和感受，可分为融洽和抵抗。这种氛围

是由家庭中全体成员所营造出来的，但关键是夫妻关系。一般来讲，家庭成员之间和睦、宁静、愉快的关系所营造的家庭氛围对儿童的个性形成有积极的影响；家庭成员之间相互猜疑、争吵、不和睦的关系所造成的家庭紧张氛围，尤其是父母离异的家庭对儿童个性形成有消极的影响。大量研究表明，离异家庭的儿童比完整家庭的儿童更多地表现出孤僻、冷淡、冲动、好说谎、焦虑、恐惧，甚至反社会等不良的个性特征。

（二）教养方式对儿童个性的影响

国内外许多心理学家和教育学家的研究证明，父母的教养方式对儿童个性的形成有重要的影响。日本个性心理学家毫摩武俊所研究母亲的教养方式和孩子性格之间的关系见表 3－3。

表 3－3　母亲的态度与孩子的性格

母亲态度	儿童性格
支配的	服从、无主动性、消极的、依赖的、温和
照管过严	幼稚的、依赖的、神经质的、被动的、胆怯的
保护的	缺乏社会性的、深思的、亲切的、非神经质的、情绪安定
溺爱的	任性的、反抗的、幼稚的、神经质的
顺应的	无责任心、不服从、攻击的、粗暴的
忽视的	冷酷的、攻击的、情绪不安、创造力强、社会的
拒绝的	神经质的、反社会的、粗暴的、企图引人注意、冷淡的
残酷的	执拗的、冷酷的、神经质的、逃避的、独立的
民主的	独立的、爽直的、协作的、亲切的、社交的
专制的	依赖的、反抗的、情绪不安、自我中心、大胆的

父母对孩子民主平等的态度、良好融洽的亲子关系，有利于培养儿童稳定的情绪，形成自尊、自信、独立、友善等人格特点。封建家长式的教育、过分溺爱、放任自流等教育方式妨碍儿童个性的正常发育，会形成自私、任性、冷漠、自卑、孤僻、攻击性强等个性特点。

父母的教养方式不仅包括父母如何教育子女，还包括父母的表率作用。父母的表率作用与儿童许多个性特征的形成有关。如对人、对劳动和对困难的态度、自制力、自尊心、好奇心等。因此父母对子女的教养不仅应强调言教，还应重视身教，这样才能塑造儿童良好的个性。

（三）儿童在家庭中的地位与角色对个性的影响

儿童在家庭中所处的地位及扮演的角色，也会影响其个性的形成与发展。孩子在家庭中越受重视，其性格发展越倾向自信、独立、优越感强。如果其地位发生变化，原有的性格特征往往会随之产生不同程度的变化。苏联一位心理学家对同卵双生子的姐妹进行研究，发现姐姐处事果断、主动勇敢，妹妹则较为顺从、被动。经了解，在这对双生子出生后，她们的祖母指定一个为姐姐，一个为妹妹。从童年时起，姐姐就担当起保护、照顾妹妹的责任，所以形成了果断、勇敢的性格特征，而妹妹由于被照顾和保护，就形成了依赖、顺从、被动的性格特征。

三、学校教育因素

学校教育对个性的形成也起到了非常重要的作用。因为学校教育是教师根据教育目的对学生施加有目的、有计划、有系统的影响。人的一生有相当长时间在学校度过，学校的校风、课堂教学的内容，教师的个性、教育态度、师生关系，学生所在班集体的氛围，同学之间的关系等，对人的个性形成和发展都有深刻的影响。例如民主型的教师，在教学中尊重学生的自尊心和人格，能造成学生情绪稳定、态度积极友好、开朗坦诚、有领导能力等个性特征。而专制型教师，表现为包办学生的一切学习活动，全凭个人的好恶对学生赞誉、批评。学生则易形成情绪紧张、冷漠、具有攻击性、自制力差等个性特征。又如在优秀的班集体中学习，学生在集体中通过参加学习、劳动及各种文艺、体育及兴趣小组等活动，通过同学之间的交往，增强了责任感、义务感、集体主义感，学会了互相帮助、团结友爱、尊重他人、遵守纪律，也培养了乐观、坚强、勇敢、向上等优秀品质。

四、社会实践因素

人是活动的主体，人的个性形成不是简单地、被动地决定于环境，而是个体在社会实践活动中与环境发生相互作用逐渐形成和发展起来的。如救护活动锻炼人的机敏性。

职业要求也对个性发展具有重要影响。个体从事某种特定职业，会形成与职业特点相适应的个性特征。如护士的爱心、耐心、细心、同情心、敏锐的观察力、独立的思维能力等个性特征，都是与长期的职业训练有关。

五、自我教育因素

自我教育是良好个性形成与发展的内在动力。俄国伟大的教育家乌申斯基认为，人的自我教育是性格形成的基本条件之一，因为一切外来的影响都要通过自我调节而起作用。人与动物最本质的区别就是人有主观能动性，有自我调控能力，因此每个人都可以通过自我教育塑造自己良好的个性。

自学指导

【重点难点】

1. 学习重点：个性、需要、动机、能力、气质、性格的概念，挫折产生的原因及影响因素，需要层次论的内容，高级神经活动类型、气质类型与行为特征，性格的特征。

2. 学习难点：气质、性格的概念，影响性格形成与发展的因素，高级神经活动类型、气质类型与行为特征。

【考核知识点】

1. 概念：个性、需要、动机、能力、气质、性格。
2. 需要的分类。
3. 马斯洛需要层次理论的内容。
4. 动机产生的条件。
5. 动机的分类。

6. 动机的功能。
7. 动机冲突的基本类型。
8. 挫折产生的原因。
9. 影响挫折的主要因素。
10. 影响挫折容忍力因素。
11. 能力的分类。
12. 希波克拉底提出的 4 种气质类型。
13. 性格与气质的关系。

【复习思考题】

1. 简述马斯洛需要层次理论的内容。
2. 简述动机产生的条件。
3. 动机冲突的基本类型有哪些?
4. 影响挫折的主要因素有哪些?
5. 影响挫折容忍力因素有哪些?
6. 一般能力包括哪些?
7. 论述性格与气质的关系。

〔迟晓华〕

第四章 健康与应激

【学习目标】

1. 掌握：

(1) 心理健康的概念。

(2) 应激、应激原和应对的概念。

(3) 应激原的分类、应激反应的分类。

(4) 常见的积极应对方式。

(5) 心理防御机制的概念及常见的心理防御机制。

2. 熟悉：

(1) 心理健康标准及不同年龄段心理健康要求。

(2) 应激的理论模式。

(3) 护理工作中应激的应对。

(4) 心理防御机制的特征。

(5) 突发灾难事件中的心理应激与心理危机干预。

3. 了解：心理防御机制的分类。

【自学时数】 4学时。

社会生活事件可以是社会心理应激原，也可以是心身疾病的重要致病因素，应激的生理中介机制可以成为心身疾病的中介致病因素。因此，健康与应激紧密相连。认真学习有关应激与健康的知识，了解两者之间的关系，把握心理防御机制的建立，对维持心理健康有着重要作用。

第一节 健　　康

健康概念的内涵随着时代的变迁而不断发展。在不同历史时期，人类对健康的理解不尽相同。20世纪以前，人们认为健康即为不生病，随着社会的发展、科技的进步、医学模式的转变以及疾病与死亡谱的变化，人们对健康的认识不断变化，健康概念的内涵日益丰富。

一、健康与心理健康

（一）健康的概念

1948年世界卫生组织（WHO）成立时，向全世界发出了对健康重新认识的要求，提出健康“不仅是机体的强健和没有疾病，而且是生理上、心理上和社会方面的完好状态”。1989年，世界卫生组织对健康的定义作进一步补充，提出健康还应包括道德健康，即一个人在身体健康、心理健康、社会适应健康和道德健康4个方面都具备，才算得上是真正意义上的健康。随着社会的发展，人们认识水平的提高，健康的概念还将被不断地发展和完善。

（二）心理健康的概念

迄今为止，心理健康还没有统一的概念，国内外学者一致认同的是，心理健康的概念随时代变迁、社会文化因素的影响而不断变化。

《简明不列颠百科全书》一书中描述“心理健康是个体心理在本身及环境条件许可范围内所能达到的最佳功能状态，但不是指绝对的十全十美状态”。这种解释类似于现在的“做最好的自己”，提倡把自己的天赋和潜能发展到最佳状态。

一般认为，心理健康是指以积极有效的心理活动，平稳的、正常的心理状态，对当前和发展着的社会、自然环境以及自我内环境的变化具有良好的适应功能，并由此不断地发展健全的人格，提高生活质量，保持旺盛的精力和愉快的情绪。

（三）心理健康的标准

不同的理论学派给予心理健康的定义不完全相同，因此用来判断心理健康的标准也各不相同。

1. 世界卫生组织划分心理健康的标准

（1）人格完整、自我感觉良好、情绪稳定，积极情绪多于消极情绪，并有较好的自我控制能力，能保持心理上的平衡。

（2）有比较充分的安全感，在自己所处的环境中，能保持正常的人际关系，能受到别人的欢迎和信任。

（3）对未来有明确的生活目标，切合实际地不断进取，有理想和事业上的追求。

2. 美国心理学家马斯洛（Maslow）与米特尔曼（Mittleman）提出的心理健康标准包括10条：有充分的适应力；充分了解自己，并对自己的能力做恰当的估计；生活目标能切合实际；与现实环境保持接触；能保持人格的完整与和谐；具有从经验中学习的能力；能保持良好的人际关系；适度的情绪发泄与控制；在不违背集体意志的前提下，能做有限度的个性发挥；在不违背社会规范的情况下，个人的基本需求能恰当满足。

3. 我国的一些学者提出的心理健康标准

（1）智力正常：人类正常生活和社会活动应具备正常的智力，这是心理健康的基本条件。

（2）情绪健康：表现为乐观开朗，对生活充满希望，善于控制和调节自己的情绪，既能克制约束，又能适度宣泄，不过分压抑，情绪反应正常等，其主要标志是情绪稳定和心情愉快，是心理健康的一个重要指标。

（3）人际关系和谐：心理健康的人乐于与人交往，能充分认识到交往的重要作用，富有同情心，对人友善、理解、宽容、接纳，能采取恰当方式与人沟通，交往中不卑不亢，人际关系比较和谐。

（4）适应能力强：能适应生活环境的变化，与现实保持良好的接触，不回避现实，能主动面对各种挑战，妥善处理环境与自身的关系，不会因为环境的变化而吃不香、睡不安，甚至影响生活规律和工作效率。

（5）人格完整：人格完整的主要标志是：人格结构的各要素完整统一；有正确的自我意识和积极进取的信念、人生观作为人格的核心，并以此为中心把自己的需要、愿望、目标和行为统一起来。因不同年龄阶段的人有其独特的心理行为特征，心理健康者的心理行为与多数相同年龄者保持一致，并与其扮演的社会角色相符合。

值得注意的是，心理健康是一个动态的、开放的过程。心理健康与不健康之间并没有绝对的界限，心理健康的人在特别恶劣的环境中，可能也会出现某些失常的行为。因此，判断一个人的心理是否健康，应从整体上根据经常性的行为方式作综合性的评估。

4. 心理健康的3个层次　包括预防心理障碍的出现，即不患心理疾病是心理健康的最低要求；能够有效地学习、生活、交往是心理健康的第二境界；发挥自身潜能、促进自我价值实现、追求自身全面发展是心理健康的最高境界。

二、不同年龄阶段的心理健康

（一）儿童期心理健康

儿童期是人生中身体和心理发展最迅速、可塑性最大的时期，一般指从出生到11～12岁。通常又分为乳儿期（0～1岁）、婴儿期（1～3岁）、幼儿期（3～6岁）、童年期（6、7～11、12岁）几个阶段，考虑到个体心理发展的延续性，一些心理学家提出，心理健康工作应从胎儿期开始。

1. 胎儿期心理健康　胎儿期是指受精卵在母体内发育为成熟胎儿的这段时期，一般为280天。注重胎儿的心理健康就要注重妊娠期母亲的心理健康。

我国古代早有孕期要“清心养性，避免七情所伤”之说，孕妇尽量避免接触不良的刺激，是保证胎儿心身健康的重要条件。心理学家研究发现，孕妇经常忧愁苦闷、急躁烦恼、悲伤恐惧，不但减少胎儿脑的供血量，还会产生一些对神经系统有害的化学物质，影响脑的发育，并易致难产，使胎儿发生宫内窒息、缺氧、损害脑和神经系统。因此，要多方努力控制孕妇的心理社会环境，使其心情愉快、情绪稳定。

2. 婴儿期心理健康

（1）母爱与母乳喂养：母亲的爱抚对婴儿的心理健康发展至关重要。Bowlby研究发现，如果从出生到3岁被剥夺了母爱，其生理、智力及社会适应性的发展均极为迟缓。母乳营养充足，适合消化吸收，含有抗体和胱氨酸，可增加乳儿的免疫力和智力发展，此外通过哺乳可增加母亲和孩子的情感沟通，使孩子获得心理上的满足，有助于神经系统的发育和健康情感发展，因此提倡母乳喂养。

（2）适宜的信息刺激：孩子出生后，应有意识地为孩子提供适量视觉、听觉、触觉等刺激，促进儿童感觉器官的发展和智力的发展。例如可给婴儿看彩球，听音乐，常抱孩子到院子里看花草树木、听声响等，但刺激应适量，过于丰富的刺激，会造成婴儿烦躁不安，影响正常发育。

3. 幼儿期心理健康

（1）对幼儿的独立愿望因势利导：随着自我意识的发展，幼儿独立愿望逐渐增强，3～4

岁幼儿进入心理学上第一反抗期，这有积极的意义，但此时应注意因势利导，培养他的自我管理能力，如引导幼儿自己穿衣、大小便等，及时鼓励强化其良性行为。

（2）重视游戏的功能：游戏是幼儿的主导活动，他们喜欢游戏，也需要做游戏。游戏活动需要幼儿的思维、想象和创造，要求他们自觉遵守规则、团结合作、克服困难。在与同伴的游戏过程中，幼儿的智力得到开发，性格得以塑造，并初步了解了社会规范，形成了一定的与人交往的能力，情感也日益丰富起来。

（3）做好表率：师生之间、同伴之间、家长与教师之间的人际关系会对儿童心理产生很大影响。教师应注意建立良好的师生关系，并帮助幼儿建立良好的同伴关系。家庭的气氛、父母的言谈举止，对幼儿心理发展也有重要影响。幼儿评判是非对错常常依照父母或幼儿园老师的言行做标准，因此，父母及老师应给幼儿做好表率。

4. 童年期心理健康　即学龄初期，此期儿童所处的环境发生了很大变化，生理上也有了很大发展。此期儿童的心理保健应注意以下几方面：

（1）以正确的教养方式和态度对待孩子：教养方式可分为放纵型、温暖型、民主型、专制型。适度放纵型教养方式能增强孩子的自我意识，有利于孩子创造性发展，但完全放纵易使孩子形成攻击、反社会、消极、自控力差，削弱孩子的成就动机；温暖型教养方式有利于儿童认知能力的发展，获得成就感，但过分温暖易使孩子形成“自我”为中心、自傲或自卑的性格特征；民主型教养方式能满足孩子归属感，使孩子形成积极、向上、热诚和友善的性格特征，但完全民主易使孩子缺乏主见；专制型家庭中的儿童则缺乏社会责任感及创造性。因此，家长在教养方式上应把握好限制与宽容的程度。

（2）培养正确的学习动机和学习习惯：在儿童的学习动机、学习态度和学习习惯方面，应增强正确的教育和训练，如培养专心听课、积极思考的习惯等。

（3）注意“情商”的培养：“情商”即良好的心理品质，属于非智力因素，包括良好的道德情操、积极乐观的品性；良好的意志品质，持之以恒的韧性；同情与关心他人的品质，善于与人相处，善于调节控制自己的情感，并给人以好的感染等。研究证实，“情商”高比智商高更能使人成功，因此应注重儿童心理品质的培养。

（二）青少年期心理健康

青少年正处于“心理断乳期”，虽然他们的独立意识增强了，但面对困难与挫折的心理承受力差，需要家长、教师、学校、社会给予足够的关注与支持。

家庭与学校应采取正确的教育方式。家长与教师应充分考虑孩子的特点与兴趣，帮助他们设计切实可行的发展目标；不切实际的高期望值与超负荷的学习安排会导致兴趣的压抑，产生逆反、厌学、忧郁、反社会的不良性格或情绪。学校和教师应平等对待每一名学生，避免对某些学生偏袒或歧视。

维护青少年的心理健康，学校、家庭和社会应联合起来，积极主动地采取措施。学校应开设专门的心理健康教育课程，帮助青少年了解心理学知识，了解自己和他人，并通过角色扮演、人际交往训练、小组讨论等方式进行心理训练与调适。学校和社会应为青少年开设心理咨询室、心理咨询热线等，为存在心理问题的青少年提供有效帮助。大众传媒对青少年的身心健康起着潜移默化的作用，社会应利用电影、电视、广播、报刊等形式对青少年进行心理健康教育，多创作青少年喜爱的文艺作品，尽量避免暴力、色情、毒品、赌博等对青少年的负面影响。

（三）青年期心理健康

1. 尽快适应社会　青年期是个人事业的储备期，应正确地认识自己，了解自己的长处与不足，树立适当的奋斗目标，从而避免产生不必要的心理挫折和失败感，即使遇到挫折，也要学会激励自己。青年人应多学习，既要博览群书，又应多向社会学习，有意选择一些锻炼自己的机会，在与别人的交往与实践中更加正确地认识自己和他人，不断完善自己的人格。学业、职业、仪表、恋爱、婚姻、同伴关系与家庭关系等因素容易导致青年人的消极情绪，青年人应注意摆脱不良情绪的干扰，防止由此引发的心理疾患。同时要克制自己不必要的冲动，遇事冷静、客观看待，防止因一时冲动而做出令人后悔的事。

2. 正确处理性心理问题　青年期始终处在“性饥渴”之中，青年人应对性有科学的认识，性既不神秘肮脏，也非自由放纵，这是性心理健康的首要问题。对性冲动，首先要接受其自然性与合理性，应合理有效地克制性欲，自尊自爱，遵守性道德准则，保持正常的男女交往，不轻易流露出超越友谊的情感，慎重建立恋爱关系，一旦步入婚姻殿堂就应担负起相应责任，不要在这方面做错事，青年人应以事业为重，避免将主要精力浪费在感情纠葛上。

（四）中年期心理健康

1. 合理调整压力　中年人肩负着社会与家庭的重任，是各行业主力，具有多重社会角色，心理压力较大，中年人要学会用正确的思维方法和工作方法。一方面正确对待自己和他人，不但应了解自身长处与短处，不苛求自己，量力而行，还应积极调整与他人的关系，使自己和同事、朋友处于良好关系之中，建立良好的社会支持系统，理解别人，保持宽容心态；另一方面正确对待成功与挫折，在工作与精神压力过大时，学会用放松技术来调节自己，以保持心理的动态平衡。

2. 正确处理家庭与婚姻中的问题　中年人应多与家人沟通，营造良好家庭氛围，科学养育子女，调整好对子女的期望值；有意识地进行自我心理调节，保持自信、乐观、坦诚、豁达的心理品格。

3. 正确认识更年期的心身反应，并能积极适应　随着中年期的发展，各器官功能上产生相应的生理变化，中年人应正确认识更年期。首先，养成规律的生活习惯，避免过度紧张和劳累，注意劳逸结合，多吃含有钙质的食物，延缓骨质疏松等老年疾病的发生，加强体育锻炼；其次，中年人应树立对自己健康状况的信心，以乐观的态度对待此期的生理变化，减轻精神负担；再次，家庭成员，朋友都应学习了解更年期的基本知识，正确理解更年期个体的脆弱和不稳定性，建立更好的社会支持系统，给予多方面的照顾。

（五）老年人心理健康

1. 正确评价自身健康　老年人应充分认识并接受年老的现实，以正确态度评价自己的健康状况，做任何事情量力而行，千万不要从事超负荷的紧张活动。老年人认识到这一点而做一些力所能及的事情，并不因此而灰心沮丧，对其心身健康很重要。

2. 适应角色转变　在退休前做好思想上和物质上的准备，过好退休关。

3. 正确处理人际关系　老年人与子辈、孙辈由于各自所处时代不同，价值观也不一样，出现“代沟”是正常现象。老年人要开朗乐观、情绪稳定，不为琐事而烦恼，遇有争执要心胸豁达、宽容大度。应做子女的朋友，处理好婆媳关系。夫妻要恩爱，互相关怀。

4. 生活规律，营养合理　老年人要做到起居规律，劳逸结合；适度锻炼运动；不吸烟、不酗酒；饮食有节，营养合理。

5. 争取社会支持　老年人应积极参与社交活动，在交往中与亲友保持联系，形成一定的社交网络，寻求社会支持，避免“空巢”出现的情感危机。老人间互相关心爱护，来自家庭成员、亲朋好友、邻里之间、街道单位的关心照顾、经济支持、感情沟通、理解帮助等，都有利于老年人的心身健康。

6. 适应生活事件　罹患躯体疾病、丧偶、子女离家等丧失性生活事件在老年人的生活中很常见，老人必须学会适应生活，能正确、理智地对待这些事件，通过倾诉、参加社交活动等排除痛苦。

第二节　应　　激

在个体的生命过程中，应激是不可避免的。应激反应的发生以及程度受生活事件、认知评价、应对方式、社会支持、个性特点等多种因素的影响。成功应对应激是预防心理疾病的发生和保护人们心理健康的关键。

一、应激的概念

应激（stress），生活中译为“压力”，源于拉丁语“stringere”，意即紧紧拉住，最初用于物理学领域，后用于生理、心理和社会学领域。1936 年加拿大“应激理论之父”塞里（H. Selye）首次提出应激概念，是指机体对内、外环境中各种刺激的非特异性防御反应，表现为一种特殊症状群。此后，不同学科出于不同的目的对应激概念提出了各自的观点。迄今应激含义经历了 3 个发展阶段：即应激是一种生理反应；应激是一种环境事件；应激是个体和环境之间的互动。

（一）应激是一种生理反应

20 世纪初，塞里通过对患者的观察发现，许多处于不同疾病状态下的个体，出现一些共同的表现，如食欲减退、体重下降、无力、委靡不振等全身不适；他通过大量动物实验还注意到，处于失血、感染、中毒等有害刺激作用下以及其他紧急状态下的个体，都可出现肾上腺增大和颜色变深，胸腺、脾及淋巴结缩小，胃肠道溃疡、出血等现象。因此，塞里认为，每一种疾病或者有害刺激都有这种相同的、特征性的和涉及全身的生理生化反应过程，他将其称为“一般适应综合征”（general adaptation syndrome，GAS），它是整个身体对应激的生理性反应。该反应涉及人体各个系统，以自主神经系统和内分泌系统为主。

（二）应激是一种环境事件

这一定义产生于心理学界。美国精神病学家霍姆斯（T. Holmes）和拉赫（R. Rahe）1967 年开始对应激进行定量研究，把应激定义为“导致个体各种生理和心理反应的事件”，个体在适应这些事件，如事业上的巨大成功或被解雇、生病、迁居等时，需要较大的调整，以及调动较多的个人资源，导致个体生活方式的重大改变。

（三）应激是个体和环境之间的互动

随着心理学界对应激研究的深入，心理学家们越来越认识到许多中介因素如认知评价、应对方式在应激中的意义。20 世纪 60 年代拉扎勒斯（Lazarus）和福克曼（Folkman）注意到认知评价在应激中的重要性。拉扎勒斯指出，应激的发生并不伴随特定的刺激或特定的反应，而是发生于个体觉察或估价一种有威胁的情景之时。他把应激看作个体与环境间失衡而产生紧张的一种主观能动过程。此后，他们进一步研究应对方式在应激过程中的重要性，认为“应激是个人与刺激之间的互动，强调个体对刺激的评价，其反应大小取决于个人的认知评价、个人经历、个性特征、应对方式及社会支持等”。

以上3个阶段也是3种对应激概念的解释，虽都重视心理社会因素在应激中的作用，但每种解释仅侧重于某一方面，有一定的片面性，目前将上述三者作为一个整体来看待。现代应激理论认为，应激是个体面临或觉察（认知、评价）到环境变化（应激原）对机体有威胁或挑战时做出的适应性和应对性反应的过程，包括刺激（应激原）、认知评价和反应（应激反应）3个环节。

二、应激原

（一）应激原的概念

应激原（stressor）是指环境对个体提出的各种需求，经个体认知评价后能引起心理和/或生理反应的刺激或情绪。它需要个体消耗过多的能量来应对，通常导致个体的紧张和应激。所以说，应激原是造成心理应激并可能损伤躯体健康的主要刺激物。

（二）应激原的分类

应激原有各种不同的分类，如按照来源分为内部应激原和外部应激原；按照影响分为正性应激原和负性应激原；按照可控制性分为控制性应激原和不可控制性应激原；按照强度分为危机性应激原、重大应激原和日常应激原。本节按照应激原的性质，将其分为躯体性应激原、心理性应激原、社会性应激原和文化性应激原。

1. 躯体性应激原　指由于直接作用于躯体而产生应激的刺激物，包括各种理化刺激、生物刺激和疾病因素等，如冷、热、噪声、机械损伤、细菌、病毒、放射物质等均属于躯体性应激原。从心理学上看，躯体性应激原导致应激反应，往往是由个体对它们所造成的损伤或潜在威胁的感知造成。以病原体性刺激物，如病毒或细菌等为例，它们无法为个体所直接感知，因而也不可能直接导致应激反应。当他们侵入机体而产生疼痛和疾病等不适，或者它们作为一种潜在的威胁而被感知时，就可能导致应激反应。

2. 心理性应激原　主要指个体因认知水平、价值观念、伦理道德所致的强烈心理冲突和情绪反应、动机和行为之间的矛盾及个性方面的缺陷，其中最重要的两种是心理冲突和挫折。

3. 社会性应激原　社会性应激原范围极广，包括各种社会和生活事件，诸如战争、动乱、天灾人祸、亲人去世、子女生病、家庭冲突、升迁等都属于此类。社会性应激原是人类生活中最为普遍的一类应激原，它与人类的许多疾病有着密切的联系。Holmes 和 Rahe 研究发现，某些疾病与生活事件之间有明显的关系，经过对5000人的调查，发展了社会再适应量表（Social Reajustment Rating Scale，SRRS，表4-1）。他们将不同事件按轻重程度排成等级，用生活变化单位（life change unit，LCU）为计量单位进行评定。该量表共43项，内容涉及家庭成员变化、工作情况、人际关系、生活环境、个人健康等。根据不同的得分情况，可帮助判断疾病可能发生情况。通过大量调查发现，假如一个人在1年之中的生活变化单位累积不到150单位，在来年可能健康安泰；在150～300单位之间，有50%在来年生病的可能；超过300单位，则有70%在来年生病的可能。

表 4-1 社会再适应量表

变化事件	LCU	变化事件	LCU
1. 配偶死亡	100	23. 子女离家	29
2. 离婚	73	24. 姻亲纠纷	29
3. 夫妇分居	65	25. 个人取得显著成就	28
4. 坐牢	63	26. 配偶参加或停止工作	26
5. 亲密家庭成员死亡	63	27. 入学或毕业	26
6. 个人受伤或患病	53	28. 生活条件变化	25
7. 结婚	50	29. 个人习惯的改变（如交际等）	24
8. 被解雇	47	30. 与上级矛盾	23
9. 复婚	45	31. 工作时间或条件的变化	20
10. 退休	45	32. 迁居	20
11. 家庭成员健康变化	44	33. 转学	20
12. 妊娠	40	34. 消遣娱乐的变化	19
13. 性功能障碍	39	35. 宗教活动的变化	19
14. 增加新的家庭成员	39	36. 社会活动的变化	18
15. 业务上的再调整	39	37. 少量负债	17
16. 经济状态的变化	38	38. 睡眠习惯变异	16
17. 好友丧亡	37	39. 生活在一起的家庭人数变化	15
18. 改行	36	40. 饮食习惯变异	15
19. 夫妻多次吵架	35	41. 休假	13
20. 中等负债	31	42. 圣诞节	12
21. 取消赎回抵押品	30	43. 微小的违法行为	11
22. 所担负工作责任方面的变化	29		

按照事件对个体的影响，可将社会性应激原分为两类。

（1）正性生活事件：指个体认为能够对自身的身心健康起积极作用的事件。日常生活中有很多事件可以使个体产生积极的体验，如晋升、提级、立功、受奖等。

（2）负性生活事件：指个体认为能够对自己产生消极作用的不愉快事件。这些事件都具有明显的厌恶性质或带给人痛苦悲哀心境，如失恋、下岗、亲人死亡、患急重病等。研究表明，负性生活事件与心身健康的相关性明显高于正性生活事件。

4. 文化性应激原　是指因语言、风俗习惯、信仰及生活方式发生变化而造成的刺激或情境。这些变化一般是由于移居国外、迁移他乡或社会巨变所引起。文化性应激原对个体的影响是持久而深刻的。

综上所述，应激原种类很多，由于许多应激原之间还有交叉，因此难以对其进行严格区分。

三、应激反应

应激反应（stress response）是指个体由于应激原所导致的各种生物、心理、社会、行为方面的变化，常称为应激的心身反应。

（一）应激反应的种类

应激反应不是孤立地发生于某一局部器官系统，而是综合作用于全身心各系统，产生一系列生理、心理、行为的反应，它们经常是作为一个整体而出现的。以下从生理反应、心理反应和行为反应方面分别加以介绍。

1. 应激的生理反应　应激的生理反应通过神经系统、内分泌系统和免疫系统的中介途径，即心身中介机制对躯体各器官产生影响。

（1）心理-神经中介机制：当机体处于大出血、恐怖等应激状态时，应激原所引起的神经冲动被传递到下丘脑，继而兴奋交感神经-肾上腺髓质系统，释放大量儿茶酚胺，引起一系列生理、心理变化。随着血液中肾上腺素和去甲肾上腺素浓度的增加，这些神经递质作用于中枢神经系统，个体警觉性和敏感性增高；作用于骨骼肌系统，肌张力增强；作用于心血管系统，心率、心肌收缩力和心排血量增加，血压升高；使血液重新分配，心、脑和肌肉获得充足的血液，脾脏缩小，皮肤和肾脏血流量减少、瞳孔扩大、汗腺分泌增多；糖原和脂肪分解加速、血糖升高、血中游离脂肪酸增多等，为机体适应和应对应激原提供充足的功能和能量准备。但是，如果应激原刺激过强或时间太久，也可造成副交感神经相对增强或紊乱，表现为心率缓慢，心排血量和血压下降，血糖降低，重者眩晕或休克等。

（2）心理-神经-内分泌中介机制：当应激原作用持久或强烈时，通过下丘脑-腺垂体-靶腺轴进行调节，冲动传递到下丘脑引起肾上腺皮质激素释放因子（CRH）分泌，通过脑垂体门脉系统作用于腺垂体，促使腺垂体释放促肾上腺皮质激素（ACTH），进而促进肾上腺皮质激素特别是糖皮质激素氢化可的松的合成与分泌，从而引起一系列生理变化，包括血内ACTH、氢化可的松、血糖上升、抑制炎症、蛋白质分解、增加抗体等。另外，在应激反应中，胰腺和甲状腺也起一定作用。实验证明，应激状态下分解代谢类激素如皮质激素、髓质激素、甲状腺激素和生长激素分泌增加，而合成代谢类激素如胰岛素、睾丸素等分泌减少；在恢复阶段正好相反，这些生理变化为机体适应环境提供了一定物质基础（图4-1）。

（3）心理-神经-免疫机制：这是最新认识的心身中介机制，即在应激反应过程中，免疫系统与中枢神经系统进行双向性调节。一般认为，短暂而不太强烈的应激不影响或略增强免疫功能，强烈的应激则显著抑制细胞免疫功能。长期较强烈的应激会损坏下丘脑，造成皮质激素分泌过多，使内环境严重紊乱，从而导致胸腺和淋巴组织退化或萎缩，抗体反应抑制、巨噬细胞活动能力下降等，造成免疫功能抑制，降低机体对抗感染、变态反应和自身免疫的能力。

2. 应激的心理反应　应激的心理反应分为认知反应和情绪反应两种。

（1）认知反应：应激引起的认知反应可以分为积极的和消极的两种。适当的应激水平可以引起积极的认知反应，例如警觉水平提高、注意力集中、观察更加细致、记忆效果更佳、思维更加敏捷等。这种反应有助于机体对信息的正确评价，选择应对策略和保证应对能力的有效发挥。但如果应激水平较高或长时间处于高应激状态下，就会引起消极的认知反应。包括感知范围狭窄或感知歪曲、记忆能力下降、注意力下降、思维刻板、判断能力和解决问题

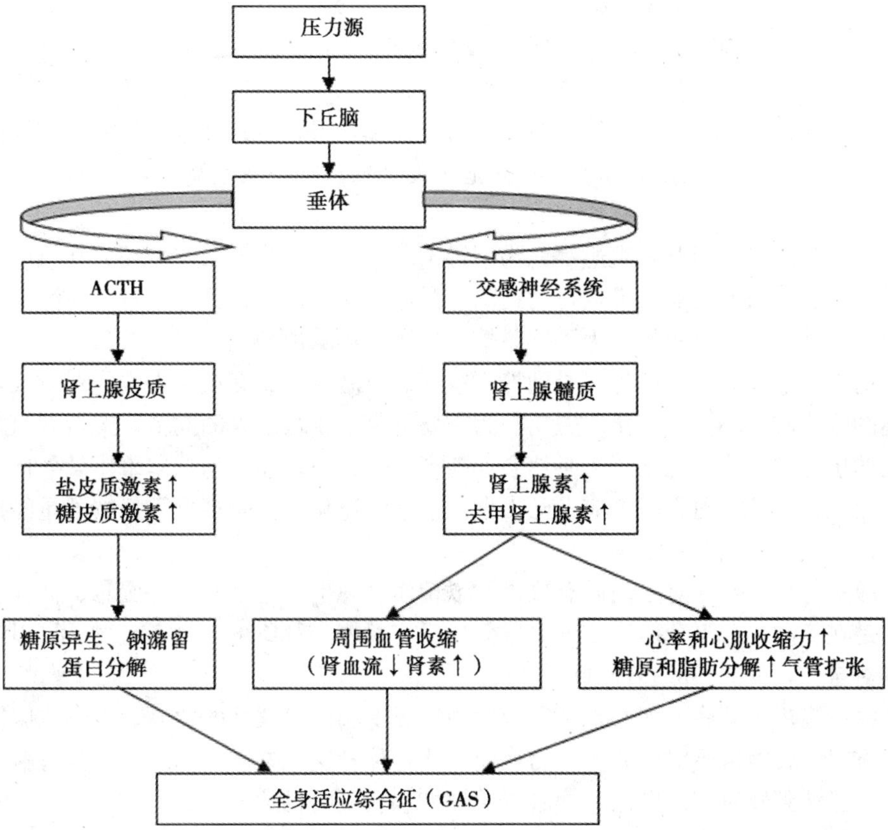

图 4－1　应激反应的神经内分泌途径

能力下降等。这种消极的心理反应，不但妨碍个体有效地处理面临的问题，而且还有损于身心健康。

（2）情绪反应：在应激过程中，如果机体的应对能力不能适应环境的变化，不能有效地控制应激，就会产生心理挫折，而引起一系列情绪反应。这里介绍几种常见的情绪反应。

1）焦虑：是应激反应中最常出现的情绪反应，是个体对预期将要发生的危险或不良后果所表现出的紧张、恐惧和担心等情绪状态。在心理应激条件下，适度的焦虑可提高人的警觉水平，伴随焦虑产生的交感神经系统的被激活可提高人对环境的适应和应对能力，是一种保护性反应。但如果焦虑过度或不适当，就是有害的心理反应。

2）恐惧：是一种企图摆脱已经有明确有特定危险的，可能对生命造成威胁或伤害情景时的情绪状态。恐惧伴有交感神经兴奋，肾上腺髓质分泌增加，全身动员，但没有信心和能力战胜危险，只有回避或逃跑，过度或持久的恐惧会对人产生严重不利影响。

3）愤怒：是与挫折和威胁有关的情绪状态，由于目标受到阻碍，自尊心受到打击，为排除阻碍或恢复自尊，常可激起愤怒。愤怒时交感神经兴奋，肾上腺素分泌增加，因而心率加快，心排血量增加，血液重新分配，支气管扩张，肝糖原分解，并多伴有攻击性行为。患者的愤怒情绪往往成为医患关系紧张的一种原因。

4）抑郁：表现为悲哀、寂寞、孤独、丧失感和厌世感等消极情绪状态，伴有失眠、食欲减退、性欲降低等。抑郁常由亲人丧失、失恋、失学、失业以及遭受重大挫折和长期疼痛等原因引起。

3. 应激的行为反应　应激引起的行为反应也有消极和积极之分，积极方面包括维持良好的人际交往，积极寻求各种社会支持，恰当地改变不适应环境需求的各种观念，消极的方面则表现为与别人关系紧张或冷淡，不能正常工作和学习，对各种来源的社会支持抱否定或抵制的态度，不能随自身条件和环境的变化而改变自己的原有观念等。常见的消极行为反应有：

(1) 回避与逃避：回避和逃避都是为了远离应激原的行为。回避指预先知道应激原将要出现，在未接触应激原之前就采取行动远离应激原；而逃避是指已经接触到应激原后采取远离应激原的行动，两者目的都是为了摆脱情绪应激，排除烦恼。

(2) 退化与依赖：退化是当人受到挫折或遭遇应激时，放弃成年人的应对方式，而使用幼儿时期的方式应对环境的变化。退化行为主要是为了获得别人的同情，支持和照顾，以减轻心理上的压力和痛苦。退化行为必然会伴随产生依赖心理和行为，即事事处处依靠别人关心照顾，而不是自己努力完成本应自己去做的事情。退化与依赖多见于病情危重经抢救脱险后的患者以及慢性病患者中。

(3) 敌对与攻击：敌对是内心有攻击的欲望而表现出来的不友好、谩骂、憎恨或羞辱别人。攻击是在应激刺激下个体以攻击方式作出反应，攻击对象可以是人或物，可以针对别人也可以针对自己，其共同的心理基础是愤怒。

(4) 物质滥用：某些人在心理冲突或应激情况下会以习惯性的饮酒、吸烟或服用某些药物的行为方式来转换自己对应激的行为反应方式，尽管这些物质滥用对身体没有益处，但这些不良行为能达到暂时麻痹自己，摆脱自我烦恼和困境的目的。

应激的这些生理、心理、行为反应都是因人而异的，并不是每个人都会出现以上所有的应激反应，实际上即使是面临最大程度的应激，也很少有人会产生所有的应激反应，而仅仅表现出其中的一部分。

(二) 应激反应与健康的关系

应激反应在健康和疾病中具有重要的理论和实际意义。首先，应激反应是个体对变化着的内外环境所作出的一种适应，这种适应是生物界赖以发展的原始动力。对于个体来说，一定的应激反应不但可以看成是及时调整与环境的关系，而且这种应激性锻炼有利于个体人格的健全，从而为将来能够更好地适应各种环境提供条件。可见，应激反应并不总是对人体有害的，这已被各种研究所证实。其次，各种应激反应影响个体心身功能的整体平衡，而临床中的许多问题实际上就是平衡和稳态被破坏所造成的。研究表明，应激反应与一些功能性疾病的症状或心身障碍之间常常具有直接联系。更有许多证据显示，目前严重影响人类健康的疾病当中，多数与心理应激因素的长期作用有关，这些疾病即称为心身疾病。从应激的心身反应，到心身障碍的心身症状，再到心身疾病，它们之间的关系正在被越来越多的研究所证实。关于心理应激在心身疾病发病学中的意义将在第五章做进一步讨论。

※四、应激的理论模式

应激理论模式是用来解释应激发生的理论体系，以此来帮助人们预测应激原的构成及对应激原的反应，理解个体如何与应激原相互作用，从而更有效地处理应激。

（一）刺激应激理论

该理论把应激定义为能够引起个体产生紧张反应的外部环境刺激，如失业、天灾、贫困、车祸等。其关注的核心在于何种环境能够使人产生紧张反应，而何种环境不会使人产生紧张反应。它试图寻求刺激和紧张反应之间的因果关系，甚至数量关系。这也正是刺激应激理论的缺陷，因为紧张反应与刺激强度难以用数量化的形式加以表示。最明显的例子是，即使一个完全没有任何刺激或仅有单调刺激的环境也会使人产生紧张、不愉快反应，原因在于它忽视了人的主观能动性和心理行为的复杂性。

（二）生物应激理论

应激的生物学理论中比较有代表性的是塞里的一般适应综合征。塞里把应激分为 3 个阶段，包括警觉反应阶段、抵抗阶段和衰竭阶段。当生物体遭遇到体内或体外的应激原时，警觉反应就会发生。生物体动员体内的一切身体和情绪防御机制来应对。主要表现为心跳加快，心脏肌肉的收缩加强；为皮肤和内脏提供血液的血管收缩，脑血流量增多，血红细胞增加，血液凝固能力增加；汗液增加；呼吸频率增加，以便为身体提供更多的氧气；消化系统的活动减弱等。如果这种反应有效，警戒就会消退。否则，就会进入抗拒期。这时，人体内也会出现各种各样复杂的神经生理变化，垂体仍继续分泌 ACTH，肾上腺皮质继续产生糖皮质激素，引起体内脂肪和蛋白质向糖转化，以满足机体应激的能量需要。如果这时应激原仍然存在，就会进入衰竭期。这时人体的能量已经耗尽，机体抵抗能力也已经到了极限，表现为焦虑、头痛、全身不适、精神紧张持续加重。不久以后就有可能面临死亡。

该理论把应激理解为个体的紧张反应，而把引起这种反应的刺激因素称为“应激原”。另外，塞里还提出用生理参数作为应激反应的客观指标。在应激的评估和测量上，它比心理变量具有更高的信度和效度。塞里的理论曾经很有影响力，但该理论的一个最大的弱点在于，它没有包含影响人类应激的心理和行为的因素。比如，面对同样的应激情境，有人出现一般适应综合征（GAS），有人并不出现 GAS，对此，该理论模型无法予以合理解释。

（三）心理应激理论

在各种有关应激的心理学理论中，影响力最大的就是拉扎勒斯等人提出的 CPT 理论（cognitive-phenomenological-transactional，CPT），即认知-现象学-交互作用理论。CPT 理论最明显的特点就是强调认知因素在应激产生中的作用。拉扎勒斯（1995）认为，环境只有被个体评价为对自己构成伤害、威胁或挑战时才构成应激。CPT 理论认为应激是否发生，怎样发生，都依赖于个体评价自己与环境之间关系的方式。认知评价包括初级评价（primary appraisal）和次级评价（secondary appraisal）。初级评价是指个体对情境的性质做出判断，可能是挑战、威胁、损害（丧失）或利益，即个人的认知评价使得一个事件具有应激性或不具有应激性。次级评价是指个体对自身应对资源、应对能力进行评价。如果认为自己完全有能力解决困境，那应激强度就会很低或根本不存在应激体验。

这种理论为人们提供了一种在现实生活中应付应激的方法。运用此理论可以对个体的初级和次级评价进行干预或矫正，确定所感知到的威胁来源，设计应对策略，帮助个体对环境应激进行控制。

五、护理工作中常见的应激原

护理工作中的应激受到很多因素的影响，但是主要与护理工作的性质、工作内容以及与此相适应的个人技能、素质等紧密相关。常见的应激原主要有以下几方面：

（一）与工作性质有关的应激原

护士每日的工作量超载，工作质量要求规范、严格，技术水平要求高，工作中的各种急救和突发事件具有多变性、不可控性，并且有来自患者的不满和伤害以及被感染的危险等。护理工作范围很广，护士既是患者的治疗执行者，又是日常医疗活动的管理者，还是患者的生活照顾者和患者家属的关心者，事无巨细，均需操劳，容易发生应激。另外研究发现，护理工作环境（紧张气氛、难闻气味等）在一般情况下均为负性感官刺激，给人不快感觉。

（二）与职业发展有关的应激原

护士在临床工作中升迁机会少、工作缺乏安全感、青年时期的抱负往往在现实中受挫，对未来不乐观。

（三）与人际关系因素有关的应激原

护理工作中人际关系比较复杂，涉及医护关系、护患关系、护护关系、护技关系等，哪方面关系处理不好都会影响工作状态而产生应激。其中最基本的关系是护患关系，与护士工作成绩和应激水平有直接的联系。工作关系越复杂，角色冲突越明显，应激强度越大。目前医患关系紧张、医疗纠纷增多、缺乏有关社会系统的支持和了解等增加了潜在的应激因素。而良好的护患关系，患者家属与上司的理解和支持、同事间的经常沟通、医护的相互协作与配合均有助于消除或减轻护理工作应激。

（四）工作与家庭关系因素相关的应激原

护士绝大部分是女性，肩负工作和家庭的双重压力，在家庭中承担着母亲和妻子的双重角色，教育子女，承担家务劳动等。如果缺少丈夫支持、存在婚姻冲突等，则会遭受多重应激的打击。护士工作中的负面感受有时会影响家庭生活和谐气氛，而对家庭的责任和家务琐事也会消耗护士的精力，增加工作压力，如果二者不能维持良好的平衡，就会有矛盾，成为应激原。但是，应该看到良好的家庭关系是护士缓解工作中应激的主要社会来源，而工作成就感又是维持良好家庭生活的重要因素。因此，工作与家庭的关系既是一种潜在的应激原，又是应激反应的重要调节因素。

第三节　应　　对

应对（coping）又称应付。由于应对可以被理解成是个体解决生活事件和减轻事件对自身影响的各种策略，故又称为应对策略（copings stragies）。

一、应对的概念

（一）应对概念的演变与定义

应对概念有一个发展过程。应对（coping）一词由其动词形式“cope”转化而来，原意是指有能力或成功地对付环境挑战或处理问题。但是精神病学家或心理学家在使用中并没有局限于词典的解释，而是不断地根据自己的见解赋予它新的内涵或变化它的外延。

Murphy（1962）认为：如果某种心理活动是一种适应过程，那么这种心理活动就可以被视为应对行为。Joff 和 Bast（1978）认为：应对反映了人对现实环境有意识的、灵活的、有目的的调节行为。Bilings 等（1983）认为：应对是评价应激原的意义，控制或改变应激环境或由应激引起的情绪反应的认知活动和行为。Lazarus 和 Folkman（1984）将应对定义为：个体为了管理超出自身资源的需求所做出的认知和行为上的努力。

由此可以看出应对概念的发展轨迹。20 世纪 60 年代，应对曾被视为是一种适应过程，70 年代被认为是一种行为，80 年代被认为是人的认知活动和行为的综合体。应对概念的这种发展和演化反映了人们对应对认识的不断深入。

当前，Lazarus 和 Folkman 对应对的定义已经成为研究者们广泛认可的定义。此定义包含了 4 个要点：

1. 应对是有目的的努力，这种努力包括不断地改变个体的认知和行为，其目的在于缓解或消除由应激原所引起的应激反应。

2. 应对与自主性适应不同，它被限制在对心理应激的应对，即应激原-认知评价-应激反应-应对，而把那些不需要经过努力即发生的自主性行为排除在外，如动物在危险情境中的逃避行为就是自主性行为。

3. 应对指向个体努力去处理些什么，无论去做或去想都不涉及对它们对与错的评价。

4. 应对过程中对事物的处理不同于控制或掌握，“处理”一词在这里主要指降低、回避、忍受和接受应激条件，以及试图对环境加以控制。

（二）应对的特质及过程观点

要彻底弄清楚应对的概念，还要回答这样一个问题：应对究竟是一种人格特质（trait），还是一种过程（process）？其实这个问题与人格特质是否存在的问题很相似。由 Wischel（1968）发起的关于人格是否能够预测人行为的争论至今仍在进行中，并且仍将进行下去。但这并未能阻止心理学家对人格特质的测量。而且人格特质理论的发展越来越壮大。

1. 情境性观点　Folkman 和 Lazarus（1985）的研究表明，应对是一个变化的过程，它随着情境的变化而变化。此外，Stone 和 Neale（1984）的研究也把应对看做是情境定向的变量，因为变化的应对策略比固定的应对策略更有效。Lazarus 认为，应对行为始于个体对自己同环境间关系的认知评价，这种评价分为初级评估和次级评估。故可称之为应对的情境性观点。

2. 特质性观点　特质性观点涉及个体通常偏好的应对方式，以此来改变应激性事件对个体影响（Epstein 和 Meier，1989）；另外我国学者梁宝勇（2000）的研究表明，个人应对方式的组成成分中有一些基本的应对方式，这些应对方式的使用具有稳定性质，从而构成了个体所偏爱的应对风格，应对风格是对应激的固定反应。例如，日常生活中，有的人习惯不管遇到什么问题，都积极地去面对；而有的人则遇到一点问题就选择逃避现实。这种观点可以称之为应对的特质性观点。

3. 综合性的观点　当前的主流观点是应对既具有特质性也具有过程性。勒温（Lewin）的行为公式 B=f（P，E）表明，人的行为是人格特质与情境的函数。与此相对应，人的应对行为是人的应对特质与情境的函数。需要说明的是，承认应对特质的存在并不意味着人们能够完全预测人在某种具体情境下的应对行为，而只意味着人们可以预测人在某种情境下倾向于采取何种应对行为。原因在于，即使是具有某种应对特质的人也会随着情境的改变相应地改变自己的应对方式，尽管这种改变的程度是有限的。这种观点称为综合性观点。

（三）应对与自我防御机制的关系

对于这一问题，当前有截然相反的两种观点。一种观点认为，应对与自我防御机制截然不同。他们认为应对是有意识、有目的进行的活动，而自我防御机制则是无意识、不自觉的过程。这种观点的代表人物是 Lazarus 和 Cramer。另外一种观点认为，应对包括自我防御机制。他们认为，自我防御机制也是个体应付压力的一种方式，而且与应对没有截然的区别。许多应对方式最初是个体为了缓解压力自觉采取的，但经过长时间的使用后，就会成为个体无意识自我防御机制的一部分。Newman 和国内的梁宝勇就持这种观点。这两种观点现在仍然在争论中。

二、应对的维度

应对概念的涵义非常广泛，涉及多个维度。

（一）应激过程维度

从应对与应激过程的关系看，应对活动涉及应激过程的各个环节，包括生活事件（如面对、回避、问题解决）、认知评价（如自责、幻想、淡化）、社会支持（如求助、倾诉、隔离）和心身反应（如放松、服药）。从这一角度所进行的应对研究曾被称为过程研究，意为研究某一生活事件引起的应激全过程的应对策略。

（二）应对主体维度

从应对的主体角度看，应对活动涉及个体的心理活动（如再评价）、行为操作（如回避）和躯体变化（如放松）。

（三）应对指向性维度

从应对的指向性看，有的应对策略是针对事件或问题的，是指个体针对已觉察的问题（应激原）或采取积极的努力，寻求解决问题的方法，或回避问题；有的则是针对个体情绪反应的，主要是着重于调节和控制应激时的情绪反应，从而减轻烦恼并维持一个适当的内部状态，以便能处理各种信息；前者被称为问题关注应对，后者为情绪关注应对。

（四）健康效应维度

从应对是否有利于缓冲应激的作用，从而对健康产生有利或者不利的影响来看，可把应对分为有效应对和无效应对。以往此类应对曾被称为“积极应对”和“消极应对”。但有学者提出，“积极或消极”仅侧重于反映个体的应对态度，个体的应对态度积极与否并不一定与应对的健康效应成正比，如癌症患者常见的消极应对方式“否认”，确可较明显降低癌症患者早期的高强度应激，有效避免患者的免疫功能遭受过度损害，所以从健康效应角度来讲，该维度的应对表述为“有效应对”和“无效应对”更合理。

（五）应对方式维度

Moos 和 Schaefer（1993）首先根据个体的应对方式将其分为认知性和行为性两类，再结合应对的综合性概念，考虑应对取向性因素，在前两种分类的基础上，又形成认知探索型、行为探索型、认知回避型、行为回避型，共 4 大类 8 个亚型（表 4－2）。

表 4-2　应对方式及其亚型

基本类型	亚型（询问方式举例）
认知探索型	逻辑分析型（考虑过不同处理问题的方法吗?）
	择代型（遇到和别人同样的问题，怎样比别人过得更好?）
行为探索型	寻求指导和支持型（与朋友谈论过这个问题吗?）
	采取行动型（制订计划并执行吗?）
认知回避型	忘记事件型（试图忘却整个事情吗?）
	转换目标型（想过另一个目标会有转机和希望吗?）
行为回避型	寻求新欢型（参加过其他新的活动吗?）
	情绪释放型（试过不停地喊叫直到筋疲力尽吗?）

三、常见的积极应对方式

面对应激时，个体会采用多种应对策略去应对，以下总结了一些常用的积极应对策略。

（一）问题应对策略

1. 解决问题　许多事情之所以是应激原，是因为人们不具备解决问题的能力。当把问题解决之后，应激自然也就不会存在了。例如，人们要应对考试这个应激原的最有效方法就是把知识掌握牢固了，自己有信心考好了，也就不存在应激原了。所以，学习具体问题的解决策略，提高解决问题的能力，是最为直接的问题应对策略。

2. 应用社会技能　日常生活中的许多应激原是由于人际关系不协调引起的。因此，加强社会技能的训练如有效的人际沟通、适当的自我暴露等可以大大减少来自人际关系的应激原。

3. 寻求信息　未来的不确定性往往给人们造成较大的刺激。因此，使用寻求信息的技能可以帮助人们最大限度地降低不确定性以及由此而来的应激。

（二）情绪应对策略

1. 消除紧张　紧张是应激反应最基本的表现，它甚至会持续到应激原消失以后，因此消除紧张有着积极的后果。消除紧张的方法有很多，如放松训练、生物反馈等，都可达到较好的效果。

2. 认知重组　当一个应激原无法用行为直接消除时，认知重组就成为一种根本的策略。它是一种十分常见的积极应对策略。其目的在于能够改变个体对某个事件和情景的评价，从而消除或减少应激。

3. 注意转移　是指用建设性的活动把注意力从痛苦的思想中转开，是一种积极转移。例如，当遇到令人沮丧的事情时，读书、参加体育锻炼或看电影等都可以起到转移注意力的效果。

4. 自我暴露或宣泄　封闭的人通常比较痛苦，因为他们使自己远离社会支持，自己一个人来承受所有的应激。而自我暴露可以向他人交流思想和感情，通过宣泄可以释放或澄清情感，从而有效地降低应激。

四、护理工作中应激的应对

护理工作应激不是个人的事情，如果处理不当，会对患者的生命安全带来威胁，给医院造成负面影响。因此，护士出现工作应激不能单独孤立解决问题，需要领导和个人共同干预解决。具体应对策略可以从如下几方面入手。

(一) 建立心理互助小组

消除工作中的应激要以小组的形式进行，不论是在应激过程中还是在事后，护士都不要孤军奋战，应与组内的同事们轮流处理难处理的患者，互相交换意见，了解各自的想法，不要过于疲劳，尽量交替休息，注意保密，在小组内各自的想法不要扩散，以免造成负面影响，失去心理互助的功能。

(二) 采用积极、有效的一般性应对策略

对护理工作应激的积极、有效的一般性处理包括：常规运动锻炼、恰当的饮食与营养、足够的休息、有效的时间管理技术等。这些可以培养个人良好的生活方式和健康的生活习惯，减轻或消除应激对个体心身健康的损害。护士长期坚持对应激者进行这方面的指导，既可以预防应激的发生，又可以减轻日常生活中长期或慢性应激，还可对重大应激起到基础性治疗的作用。

(三) 保持良好的组织环境和工作程序

建立和保持良好的工作程序、工作环境，尤其是在处理问题过程中尽可能避免相互指责、猜测等冲突问题的发生，营造一个和谐的工作氛围。

(四) 要有良好的心身健康状态

在日常工作和急救过程中，护士都会受到大量负性事件及突发应激事件的影响，承载着救死扶伤、保护生命的责任，躯体和精神承受着极大的压力。所以调节好情绪，保持健康的躯体和良好的精神状态则显得尤其重要。

(五) 认真负责的工作态度和高超的技术水平

工作认真负责，严格按照护理操作规程操作，执行规章制度；技术水平精湛，能有效处理临床工作中的难题，尽量减少或避免因技术问题引起的医疗纠纷。

(六) 认知评价

认知因素是影响应激反应的产生和强弱程度的最重要因素。个体对应激原的看法不同，由此引起的应激反应也存在差异。例如，同样一个应激原，如果个体将其视为一种不可控制的威胁，那么，就会对机体产生消极影响；相反，如果将其视为一种考验，则会调动机体的能动性，提高面对应激的勇气。影响个体认知水平的因素有很多，如个性或人格特征、以往经历或经验、个人的知识和能力等。通过正确判断应激情境，客观分析和评价应激事件的性质和后果，采取积极、有效的应对策略，即可提高自身对应激的耐受阈限。

(七) 建立和谐的人际关系

与同事、同行、家庭成员保持良好的沟通渠道，互相了解，互相尊重，互相支持。除与同事交流之外，还要有一个很好的社会支持系统，这对消除应激、释放工作压力、缓解不良情绪非常重要。

(八) 心理治疗和心理咨询

当应激反应比较严重或者持续时间较长时，需要医务人员运用专业的医疗手段来帮助处理应激，如专门的心理咨询与治疗技术。在应激反应过于强烈时，可以考虑采用精神药物辅助治疗，尤其是对明显的焦虑抑郁反应者，使用药物可以迅速减轻应激反应，增强和巩固上述各种应激处理措施的效果。

事实上，应对工作应激最主要、最有效的方法是在工作时觉察到独特的应激因素，获得应激早期的警告信息，灵活处理遇到的工作难题，达到有效阻止或避免产生应激的目的。医院方面要对临床工作中的不安全和危险因素及时、准确、客观地了解，动态掌握员工的变化，减少工作中的应激因素。如加强应激的管理和应对措施、岗位培训、家庭支持、护士的情绪调节、娱乐、营养、休息等措施，都会不同程度的减轻应激事件的发生。同时作为医院的管理者还要加强与社会各阶层的沟通，尤其是媒体对医疗行业正面的报道，加强社会对医疗系统的全面了解，缓解医患关系紧张局面，减少医疗纠纷，促进医疗、护理队伍的稳定和健康发展。

知识链接

生态瞬时评估法（EMA）

应对方式的测量主要采用心理生理测量法、表情测量法、行为观测法和自我报告法。自我报告法是当今使用最为广泛的方法。而自我报告法中使用最为广泛的是问卷法。此外，还有关键事件分析法（critical incident analysis）、日记记录法（daily diary recording）和生态瞬时评估法（ecological momentary assessment，EMA）和经验取样法（experience sampling）。下面介绍目前相对较为流行的方法——生态瞬时评估法（EMA）。

生态瞬时评估法（EMA）要求个体在自然情境下即时地报告自己的应对方式。EMA经常联合使用两种不同的方法来对行为对象进行评价。一种是自我监控法（self-monitoring，SM）。这种方法是指当被研究的行为对象出现时，被试者就主动地报告自己的行为，如吸烟行为等。另一种是经验取样法（experience sampling method，ESM）。这种方法是通过一定的信号设备来提示被试者即时报告自己当前的行为，这种提示的时间安排是由主试决定的。EMA既可以采用纸笔方式（paper-and-pencil self-monitoring，PM），也可以使用笔记本电脑。现在的EMA普遍采用笔记本电脑来进行，这样的资料获取方式又称电子日记（electronic diary，ED）。这种笔记本电脑一般配有液晶显示器和一个声音警告器。前者用来显示问题和被试者做答，后者用来提醒被试者进行报告。

EMA在收集被试者资料方面具有很多优点。如报告的即时性大大地减小了被试者在报告时的回忆偏差。此外，这种方法还具有较高的灵活性。它允许研究者的数据收集工作不打扰被试者的正常生活。例如，当被试者正在接电话时，它最多可以在报告提示音发出后，延缓20分钟再报告自己的应对行为。而且，当被试者开会或休息时可以暂时关闭电脑。最后，它联合采用SM和ESM两种方法来收集数据，因此具有更高的效度。EMA已经成功地应用于从10岁到85岁的被试者，其中包括公司经理、职业妇女、残疾儿童和精神分裂症患者等。

EMA也有很多缺点。首先，存在着监督被试者遵守协议的困难。此外，还有的被试者会提供虚假的数据。其次，用这种方法收集数据的成本太高、被试者负担太重，由此带来诸如样本量较小、实验结果推广性有限的问题。再次，EMA可能存在由反应性（reactivity）而引起的数据扭曲。即时的测量常常会促使受试者重新审视自己的行为，从而引起行为的改变，这就可能使得测量结果不能真实地反映受试者的实际行为情况。最后，EMA还存在数据统计分析方面的困难。EMA的数据是重复测量获得的，因而往往存在自相关（autocorrelation）的问题。此外，每个被试者都有可能丢失部分数据，从而使得数据变得不平衡（unbalance），这就对这种数据的统计方法提出了较高的要求。

第四节 心理防御机制

防御机制的概念最初由弗洛伊德提出，在《防御性神经精神病》一书中，弗洛伊德提出“防御机制同某些神经症和精神病有密切联系”的推测。后由他的女儿安娜·弗洛伊德对之进行了系统研究，在她的著作《自我和防御机制》中强调：“每个人，无论是正常人还是神经症患者的某些行为或言语都在不同程度上使用全部防御机制中的一个或几个特征性的组成成分。”

一、心理防御机制的概念

心理防御机制（mental defense mechanism）是指个体在应对心理压力或挫折以及适应环境时无意识采用的心理策略。自我防御是自我用以应付本我和超我压力的手段，当自我受到本我和超我的威胁而引起强烈的焦虑、罪恶感时，焦虑将无意识地激活一系列心理防御机制，以某种歪曲现实的方式保护自我，缓和或消除不安和痛苦。时至今日，防御机制已成为精神分析心理学的核心概念。

二、心理防御机制的特征

1. 精神分析理论认为心理防御是许多心理失常的发生基础，不过正常人也经常暂时性地使用各种心理防御机制。

2. 防御机制通常不是人们故意运用的，它们是无意识或至少是部分无意识。尽管有时候人们会做一些有意识的努力，但真正的防御机制是无意识进行的。

3. 防御机制的作用在于减弱、回避或消除消极的情绪状态。它们对维持个体的心理健康常态起着重要作用，使用得当，可暂时免除内心痛苦以维持心理平衡，但若使用不当或过分发展，正常防御功能的作用改变可引起心理病理状态。

4. 大多数心理防御机制是通过对现实的歪曲起作用的，自我防御机制需借歪曲知觉、记忆等以完全阻断某一心理过程而使自我免于焦虑。

5. 个体的心理防御机制往往以比较固定的态度及行为模式表现出来，其一旦形成则难以改变。

三、心理防御机制的分类

弗洛伊德最初提出 9 种防御机制，后来其女儿提出，各种防御方式好比一个连续谱，一端是精神病性的，另一端是成熟的。近些年威廉特（Vaillant）对防御机制进行了长期研究，他通过系统观察和统计分析，总结了 18 种防御方式，分为自恋型（精神病型）、不成熟型、神经症型和成熟型 4 个层次。他认为，这 4 个层次不仅可反应个体防御机制从小孩到成人的发展过程，也是一个人从病态到健康转变的连续体。威廉特的上述研究使他成为继安娜·弗洛伊德后，研究防御机制的当代权威。威廉特的防御机制分类如下：

（一）自恋型心理防御机制

该型又称精神病型。婴幼儿常采用这种防御机制，正常成人多暂时使用，因精神病患者常极端地采用，故称精神病型。包括否认、曲解和外投射等。

（二）不成熟型心理防御机制

该型多发生于幼儿期，也常被成年人采用。包括内投射、退行和幻想等。

（三）神经症型心理防御机制

该型在少儿时期得到充分采用，成年人常采用，但神经症患者常极端采用，故称神经症型。包括合理化、转移、反向作用、抵消、补偿、隔离、压抑等。

（四）成熟型心理防御机制

该型出现较晚，是一种很有效的心理防御机制，成熟的正常成人经常采用，包括幽默、升华、压抑等。

四、常见的心理防御机制

（一）压抑

压抑（repression）是一种最基本的心理防御机制，指一个人把不能被社会文化或自己意识所接受的欲望、情感、行为，在不知不觉中压抑到其潜意识中，使自己意识不到而保持内心的安宁。日常生活中，人们常常选择性地“遗忘”痛苦的事情。但这种遗忘不是真正的遗忘，而是将一些痛苦的事情转入个体的潜意识领域，它们并没有消失，在特殊情况下会影响人们的日常行为，如部分“触景生情”现象、笔误、口误、梦境等就不同程度地反映个体压抑的动机和冲动。根据精神分析的观点，人们压抑在潜意识的冲突内容过多，超过自我的控制能力，就有可能从其他途径显现，表现为心理障碍、心身障碍或精神疾病等。精神分析治疗的目标就是挖掘患者潜意识的冲突，并设法将其带到意识领域，最终消除疾病症状。

（二）否认

否认（denial）是一种较原始、简单的心理防御机制，指对某些客观现实拒不承认，特别是对已发生过的不愉快、不幸的事加以否定，以减轻心理上所承受的压力和痛苦感。如亲人突然离世、自己患了不治之症，对这类已存在又非常不愿意接受的客观现实，强装不知。这种心理防御机制具有儿童的心理特点。如小孩子打碎花瓶，知道闯了祸，用手把眼蒙上。此种心态又称“鸵鸟心态”，是一种逃避现实的心理，就像鸵鸟被逼得走投无路时，就把头钻进沙子里。否认可以缓冲突然来临的打击，可使个体逐渐接受现实，不至于过分震惊和过度悲痛，以避免精神崩溃，维持暂时心理平衡。因此，否认是一种具有保护性质的正常防御。只有当其被频繁或过度使用，并影响人们的正常行为时才是病态的，才需要纠正。

（三）外投射

外投射（projection）是指个体将自己内心某些不能被社会规范或自我良心所接受的感觉、动机、愿望等转到外部世界或他人身上以掩饰自己，逃避或减轻内心的焦虑与痛苦。人们常说的“以小人之心，度君子之腹”就是典型的外投射表现。外投射作用是通过指责别人来安抚自己，把本我和超我的内部危机转换到外部。正常人的这种投射，虽然可以保卫自己内心的安宁不受良心指责，但会影响他对事物的正常观察和判断。病态的投射发展严重时，即为精神病性妄想。被害妄想是相信别人要谋害他，以掩盖自身仇恨施暴的冲动，因为他的教养使他不能容忍自己的害人之心，从而把怨恨推到别人身上。

（四）反向作用

反向作用（reaction）是指内心有某种欲望或真实想法，由于受社会道德与规范的制约不允许表达，只能尽力佯装，用截然相反的态度和方式呈现，以减少其焦虑，维护安宁。这是一种“矫枉过正”的防御方式。如有的患者明明非常担心自己的病情却在别人面前故意表现出无所谓的态势；有些人为自己对异性的感觉深感不安，生怕表露出来有失检点，于是表现得一本正经，不苟言笑，对所有异性都显得厌恶。“此地无银三百两”的故事是另一反向作用的典型例子。

（五）转移

转移（displacement）是指个体由于理智、社会规范和伦理道德的制约，把自己对某一对象的情感、欲望或态度不自觉地转移到另一替代对象身上，以减轻自己的心理负担。日常生活中，人们在很多时候不能将内心的不满情绪直接指向真正的对象，而去寻找其他较为安全的为大家所能接受的对象发泄或表达。例如孩子因犯错被父母惩罚后内心愤怒，但不敢顶撞父母，转而踢倒身边的凳子或殴打小狗；又如一个人在儿童时期抑制了对父亲的敌视，成年之后就有可能违法或反叛社会传统习俗，借此象征性地表达他被压抑的敌视父亲的情绪。

（六）合理化

合理化（rationalization）又称文饰作用，是指个体遭受挫折后，潜意识地寻找似乎合理的解释或实际站不住脚的理由为自己辩护，说服自己，以摆脱其焦虑或痛苦的状态和保持个人自尊。合理化是人们日常生活中使用最多的防御机制。如一贯考试作弊的学生，常常以人人都作弊来原谅自己。又如人们常说“傻有傻福”、“破财免灾”。合理化常有两种表现：一是“酸葡萄心理”，即把个人渴望得到而又得不到的东西说成是不好的。伊索寓言中狐狸跳起来摘不到熟葡萄就说葡萄是酸的，“酸葡萄非我欲也”，扬长而去。二是“甜柠檬心理”，即得不到葡萄而只有柠檬时，就说柠檬是甜的，百般强调凡是自己所有的东西都是好的。两者均是企图掩盖其错误或失败，以保持内心安宁的表现。

（七）抵消

抵消（counteraction）是指以象征的动作、语言和行为，来抵消已经发生的不愉快、不吉利的事件，以补救心理上的愧疚与不安。如随口说了句不吉利的话就以“吐口水”或说句吉利话来抵消其晦气或不吉利的感觉。又如有人除夕夜不小心打碎碗碟，赶紧按习俗说句“岁岁平安”。

（八）退行

退行（regression）又称倒退，是指当一个人遇到困难或挫折时，放弃已学到的较成熟的应对策略和方式，反而使用早先较幼稚的方式应对困难或满足己欲。人受到伤害而又无力应付时，常退回到自己的内心世界，感觉自己身上有病，需要休息，希望得到照顾，回到幼年生活中去。运用退行的防御机制主要是为了得到别人的同情和关心照顾，以减轻其心理的压力和痛苦。如有些大病初愈的患者，身体已经复原但他们还不愿出院，这是因为在经受重大挫折之后，他们害怕再负起社会角色所承担的责任以及随着而来的恐惧和不安。

（九）升华

升华（sublimation）是指一个人把因社会不能接受而被压抑的本能欲望导向更高级、人们所接受的活动。使用升华机制的例子不胜枚举，例如歌德一生经历过很多失恋，他却因此而创作出《少年维特之烦恼》在内的许多佳作；南通才子范曾婚恋受挫，发奋作画，成为当代名画家；孔子厄而著《春秋》，太史公腐而《史记》出等等。在挫折情境时，由于运用了升华机制，一方面可以使原始冲动得到宣泄，减轻焦虑；同时还能使个人获得成就感和满足感。因此一些心理学家认为升华是人们适应环境最具有积极意义的建设性、创造性的防御机制。

（十）幽默

幽默（humor）是指个体遭受挫折或处于尴尬情境时，用开玩笑、说俏皮话或幽默的小故事等作自我解嘲，减轻心理紧张的程度，使自己摆脱困境，既无伤大雅又可解除难堪的局面。有时一句恰如其分的诙谐语便可化干戈为玉帛，使人走出困境。幽默是一种积极、成熟的心理防御机制，对个体心身健康颇有益处。

（十一）幻想

幻想（fantasy）是指一个人遇到困难时，利用幻想方式使自己脱离现实，从幻想境界中获得内心满足，其实“白日梦”就是一种幻想。儿童的幻想大多是正常现象；正常人偶尔为之也可暂时缓解其紧张状态。但若成人经常采用幻想方式，特别是分不清幻想与现实时，即可能为病态心理。如一名体弱儿童受到年长孩子的欺负时，就幻想自己变成大力士，使所有人都害怕他，这便是正常儿童的常见心理；但若成年人常出现预期类似的幻想，则多为病态表现。

（十二）补偿

补偿（compensation）又称代偿，是指一个真实或幻想的躯体或心理缺陷可通过补偿而得到非常有效的纠正，从而解除由某些缺陷所致的内心痛苦。如某些残疾人可通过惊人努力而成为世界著名的运动员，有的口吃者可经勤学苦练成为说话流利的演说家，双目失明者可成为优秀音乐家等。补偿本身是一种较为成熟的防御机制，它可以帮助个体克服人生遇到的种种挫折，但若过度使用而成为过度补偿则属病态。如有些自卑感很强的个体由于过度补偿，显现自以为是、攻击好斗等特征，即属于心理异常。

第五节　突发灾难事件中的心理应激与心理危机干预

在人类社会发展历程中一直不断面临各种各样的灾难，如地震、水灾、火灾、战争、疫情流行等。这些灾难不仅严重威胁人们的生命安全，给人们带来经济损失，而且由于灾难的不可预测性、不可抗拒性以及其所造成的毁灭性的后果，人们面对这种突然、强烈的刺激，特别是面对那些残酷的悲剧场面，可引起明显的心理反应，恐惧甚至绝望。若能及时对整个受灾群体和高危人群进行心理危机干预，就能减轻灾后不良心理应激反应，避免长期性、复杂性的心理创伤。

一、突发灾难事件与心理应激

突发灾难事件（sudden catastrophic events）又称严重突发事件（critical incident），是指一种使个体产生无法抵御的感觉，并失去控制的情境（Solomon，1998）。突发性灾难事件具有发生突然、难以预料、危害且影响广泛的特点，因此常引起个体出现一系列与应激有关的障碍，即心理危机。

心理应激反应是人的身体对各种紧张刺激产生的适应性反应。心理应激是一种正常的生活经历，并非疾病或病理过程。适度的应激有利于提高机体应对机制，更好地适应环境，但过度或长时间的应激则使人陷入较持久的心身紧张状态，若不及时改善将严重扰乱神经、内分泌和免疫系统功能从而使机体陷入亚健康状态或疾病之中。

灾难造成的心理应激障碍包括短时的急性应激障碍（acute stress disorder，ASD）和长期的创伤后应激障碍（posttraumatic stress disorder，PTSD）。

ASD是一种精神障碍，其症状主要表现为分离、再历、回避和过度警觉。具体地说，分离包括麻木、意识涣散、人格解体、现实感丧失、分裂性遗忘；再历包括与创伤事件相关的想象、思考或悲痛的再次出现；回避指对创伤事件相关的思考、情感或地点等的回避；过度警觉指焦躁不安、失眠、易怒、高度警惕、注意力难以集中。临床诊断为ASD，需满足以下几个条件：暴露于创伤事件并伴随强烈的恐惧感、无助感或厌恶感；至少存在3种分离症状；至少存在1种再历症状；明显的回避；明显的过度警觉；持续时间为2天到1个月。

PTSD所导致的长期心理创伤，常于灾难后数月或数年后发生。根据美国精神障碍诊断与统计手册的诊断标准DSM-Ⅳ，PTSD个体必须经历过严重的、危及生命的创伤性应激原；出现持续性的重现创伤体验，反复痛苦回忆、噩梦、幻想以及相应生理反应；个体有持续性的回避与整体感反应麻木；有持续性的警觉性增高，如情绪烦躁、入睡困难等；且以上症状至少持续1个月，并导致个体明显的主观痛苦及社会功能受损。

※二、突发灾难事件的心理危机干预

危机干预是指对处在心理危机状态下的个人采取明确有效的措施，使之最终战胜危机，重新适应生活。很多研究和实例证明，在发生灾难性突发事件时，心理干预可起到缓解痛苦、调节情绪、塑造社会认知、调整社会关系、整合人际系统、鼓舞士气、引导正确态度、矫正社会行为等作用。

（一）需危机干预的人群

突发灾难后，需要心理危机干预的人群包括六级：一级指直接卷入灾难的幸存者，其在没有任何心理准备的情况下突然经历非常痛苦的时刻，其内心体验最深刻，心理应激最强烈；二级指与一级受灾者有密切的个人和家庭联系的人群，他们同样承受着悲哀和内疚的反应；三级指从事援救搜寻工作者与社区成员，因其长时间面对幸存者甚至罹难者，他们同样承受巨大的心理压力；四级指受影响区域以外、向受灾者提供援助的成员；五级指临近灾难场景时心理失控的个体；六级为不同人群的混合。目前，由于条件所限，我国灾难危机干预主要涉及前三级。

（二）心理危机干预的模式

危机干预的主要目标是降低急性、剧烈的心理危机和创伤的风险，稳定和减少危机或创伤情境的直接严重的后果，促进个体从危机和创伤事件中恢复或康复。目前，国外常用的危机干预模式主要有以下几种类型，这些模式为不同的危机干预策略和方法提供了基础。

1. 平衡模式（equilibrium model） 平衡模式认为危机中的人通常处于心理或情绪失衡状态，自身所具备的应对机制和解决问题的能力不能满足需要。危机干预的目的在于帮助个体重获危机前的心理或情绪的平衡状态。该模式主要适用于危机发生的早期阶段。

2. 认知模式（cognitive model） 认知模式认为心理危机的产生主要源于对灾难和创伤的错误自动思维和信念，通过校正思维方式，改变非理性的认知，使个体获得对危机的控制能力。该模式适用于危机后稳定阶段。

3. 心理转变模式（psychosocial transition model）　心理转变模式认为危机是由心理、社会和环境因素引起的，该模式主要目的是评估与危机相关的内部和外部因素，帮助个体通过适当调整应付方式、有效利用现有资源、适时寻求社会支持等途径，从而获得对危机的控制。该模式适用于危机后稳定阶段。

（三）心理危机干预的一般方法

1. 认知干预　个体对事件的认知评价是决定应激反应的主要中介和直接动因，创伤性事件发生后，受害者是否发展成创伤后应激障碍以及是否会成为慢性创伤后应激障碍与个体的认知模式有关。因此应提高个体对应激反应的认知水平，纠正其不合理思维，有助于其提高应对生理、心理的应激能力。

2. 社会支持　对受害者来说，从家庭亲友的关心与支持、心理工作者的早期介入、社会各界的热心援助到政府全面推动灾后重建措施，这些都能成为有力的社会支持，可极大缓解受害者心理压力，使其产生被理解和被支持感。在社会支持干预系统中，家庭支持的治疗效果最为显著，治疗者应正确评估当事人的家庭支持能力，并帮助强化其能力。

3. 药物干预　是心理干预的辅助方法。目前较合理的药物干预包括两个辅助环节：①减轻棘手的急性症状，以促进心理干预效果和采取新的应付方式。②生物治疗。研究表明，三环类抗抑郁药和单胺氧化酶抑制药临床效果较好。另据报道，选择性 5 -羟色胺再摄取抑制类药物有较好干预效果。目前提倡采取药物干预的同时，需同时采取心理治疗和心理社会康复治疗，强调急性应激干预的多维性。

知识链接

突发公共卫生事件下不同群体的心理反应

1. 患者或幸存者　Robert Maunder 等认为，SARS 患者最突出的情绪表现是害怕、孤独感、厌倦和愤怒。由于灾难事件的不可预知性、不可抗拒性及其所造成的毁灭性后果，对人的心理冲击不仅表现为急性的心理反应，还可能造成长期的心理影响。1993 年西印度地区震灾灾民中 59%有精神科诊断病史，其中创伤后应激障碍（PTSD）约占 23%；1998 年尼加拉瓜的飓风灾难幸存人群，表现出严重且持久的创伤后应激及抑郁症状，极端者甚至会因不堪心理重负而自杀；2004 年 12 月印度洋海啸后幸存者存在着与日俱增的自杀风险，心理学家估计可能有 6%～8%的幸存者会选择自杀；台湾 1999 年地震后受灾人群的自杀率是非受灾人群的 1.46 倍。

2. 隔离人群　是指传染病疫情流行期间因有接触史而被隔离的人员。一些人尽管并无症状，但心态处于严重恐慌状态，有些人因而中途放弃隔离、不合作；而另一些人可能会有侥幸心理，认为自己不可能感染，表现为过度勇敢、无防护等。被隔离的人员显示出较多的心身问题，原因可能与隔离人员对突发事件导致的应激反应，对疾病知识的缺乏，以及被隔离期间的生活秩序、生活习惯的改变有关。

3. 医务人员及救援人员　众多研究资料表明，SARS 事件中医护人员最常见的反应是害怕、焦虑、愤怒、沮丧、挫败感等。SARS 事件对医务人员造成的心理影响并不是短时间内就能消除的：新加坡一家曾收治 SRAS 患者的医院，在 SARS 事件两个月后，还有约 20%医务人员出现 PTSD；甚至在 SARS 事件 6 个月后，新加坡某急救部门 18%的医务人员仍遭受不同程度的心理影响。

4. 一般公众　SARS 流行期间，社会公众出现各式各样的心理反应。研究资料显示，开始阶段公众不太重视疾病的严重性，故而不太注意认真做好个人防护。随着事态的发展，更多人认识到了 SARS 的严重性，开始出现普遍的恐慌心理，不敢出门、盲目消毒、过分关注，以及恐惧，甚至易怒、有攻击行为或有报复想法。总的来说，随着时间的推移，突发事件造成的心理伤害会逐渐减退，但有些症状即使经过相当长时间都不能完全消除。那些在事件中失去亲人和朋友的人群显示出较高水平的抑郁情绪，而且与遇难者社会关系越近的人症状也越严重。公众的恐慌严重时可引起社会混乱，威胁社会稳定。

自学指导

【重点难点】

1. 学习重点：心理健康标准；应激的理论模式；应对的概念及常见的积极应对方式；心理防御机制的概念及常见的心理防御机制；心理防御机制的特征。

2. 学习难点：应激反应的分类；应对的维度；突发灾难事件中的心理危机干预模式与方法。

【考核知识点】

1. 心理健康的标准。
2. 应激的理论模式。
3. 应对的概念、维度及方式。
4. 应激反应的分类。
5. 心理防御机制的概念、特征及分类。
6. 常见的心理防御机制。
7. 心理应激反应的类型。
8. 需心理危机干预的人群、干预模式和方法。

【复习思考题】

1. 简述应激的理论模式。
2. 试问积极应对的方式有哪些?
3. 试述应激反应的分类。
4. 简述常见的心理防御机制，并举例。
5. 简述突发灾难事件中的心理危机干预的一般方法。

〔刘艳丽　李小花〕

第五章

心身疾病

【学习目标】

1. 掌握：

（1）心身疾病的定义。

（2）心身疾病的诊断与防治原则。

（3）冠心病、原发性高血压、消化性溃疡和支气管哮喘的致病因素。

2. 熟悉：

（1）心身疾病的发病机制。

（2）冠心病、原发性高血压、消化性溃疡和支气管哮喘的治疗原则。

3. 了解：

（1）心身疾病的发病状况。

（2）心身疾病的分类。

【自学时数】4 学时。

随着人类社会的飞速发展，疾病谱的主要病因正由感染转变为社会心理因素。因此，心身疾病已成为现代医学研究的焦点。本章重点介绍心身疾病的界定、分类、发病状况、诊断及其防治原则。

第一节　心身疾病概述

一、心身疾病的定义

心身相关的医学思想可追溯至西方的古希腊时期和东方中国的先秦时代，但心身疾病概念的正式提出始于 19 世纪。“心身”一词出现于 1818 年德国精神病学家汉洛斯（Heinroth）一篇关于睡眠障碍的论文。1922 年，德育琪（Deutsch）又提出“心身医学”（psychosomatic medicine，PSM）的概念，之后直到 1943 年，哈雷德（Halliday）提出“心身疾病”的概念，1948 年，美国精神病学家邓巴（F. Dunbar）在《心身诊断与治疗纲要》一书中对心身医学进行了系统阐释。1950 年，在亚力克山大（F. Alexander）的大力倡导下，心身疾病的研究走向全面、系统和深入。

心身疾病（psychosomatic diseases）又称为心理生理疾病，狭义的概念是指心理、社会应激原在发生、发展、转归和防治过程中起主要作用的躯体器质性疾病，例如冠心病、原发性高血压、消化性溃疡、支气管哮喘等。理解这一定义需要与另外几个概念进行区分：尚未形成躯体器质性疾病，且在心理社会应激原消除后躯体功能随之恢复，称为心身反应（psychosomatic reactions）。如果应激过强或作用持久，可不伴有躯体器质性疾病，但出现躯体功能障碍，称为心身障碍（psychosomatic disorders），如神经性呕吐、偏头痛等。

随着医学研究的进展，很多疾病在病因和转归等方面存在重叠和交叉，狭义的绝对化区分和定义既十分困难，也无法适应复杂临床环境的要求，更不符合医学模式由生物医学模式向“生物-心理-社会”医学模式转变所提出的新要求。因此，广义的心身疾病至少可包括狭义的传统心身疾病、心身障碍和心身反应，在疾病谱上，是介于躯体疾病与神经症之间的一类疾病（图 5-1）。更有学者甚至认为还包括部分躯体疾病和神经症，但这一观点尚存争论，认为这可能导致心身疾病学科独立性的丧失。

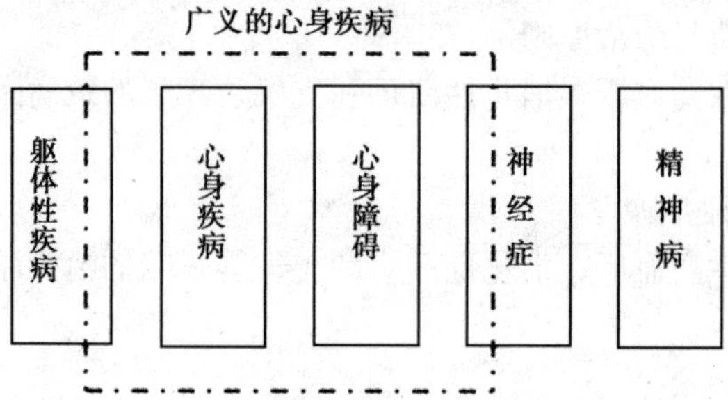

图 5-1　广义心身疾病在疾病谱的定位示意图

总之，在任何情况下，心理活动必然伴随生理反应，如果不良生理反应过于强烈或较为持久，便可能导致躯体功能受损，甚至器质性病变。因此，哈雷德（Halliday）提出心身疾病的共有特征为：①发病因素与情绪障碍有关。②大多与某种特殊的性格类型有关。③发病率有明显的性别差异。④同一患者可同时患有多种疾病或交替发作。⑤常常有相同的或类似的家族史。⑥病程往往有缓解和复发的倾向。

二、心身疾病的发病状况

由于人们对心身疾病范围的理解尚存差异，导致调查结果并不一致。关于心身疾病的发病率，由于界定的范围不同，所以报道数据差异甚大，国外调查人群中为 10%～60%；国内对门诊与住院患者调查，约有 1/3 患心身疾病。

国内外的研究表明，存在心理社会应激的患者预后不良。有心理症状的患者住院时间、再入院率、出院后死亡率均高于其他病患。而且，随着社会的进步与发展，生活节奏日益加快、竞争意识越来越强，心理社会应激所导致的心身疾病势必逐年增多、严重威胁生命健康。

心身疾病患者群的特征有：

（一）性别差异

总体上女性高于男性，二者比例为 3∶2，但冠心病、高血压、消化性溃疡、支气管哮喘等疾病男性患病率稍高于女性。

（二）年龄差异

15 岁以下或 65 岁以上患病率最低，从青年到中年期，可能由于承受更多压力而患病率呈上升趋势，至更年期前后达到顶峰。

（三）社会环境的差异

不同的社会环境，患病率不同。就冠心病而言，患病率最高为美国，其次为芬兰、南斯拉夫、希腊及日本，尼日利亚最低。就我国而言，心身疾病总体上城市高于农村，经济文化越发达、工业化水平越高的地区患病率越高，脑力劳动者多于体力劳动者。

三、心身疾病的分类

美国精神病学分类法（DSM 分类系统）、世界卫生组织国际疾病分类法（ICD 分类系统）和日本精神身体医学会分类法是心身医学较具代表性的 3 种分类方法。DSM、ICD 和中国精神疾病分类（CCMD）各个版本之间不尽相同，仅日本具有全国统一的心身疾病分类系统和诊断标准。正是由于国内外学者学术观点不同、跨学科领域的特殊性等原因，尚未形成国际统一的分类方法。现结合 ICD－10 和近年来相关文献报道，按下述方法进行分类。

（一）循环系统

冠心病、原发性高血压、短暂性脑缺血发作、动脉硬化性脑梗死、原发性脑出血、雷诺病、冠状动脉痉挛、β受体过敏综合征、心因性心律失常、神经性低血压、神经性循环衰弱症、阵发性室性心动过速、脑心综合征等。

（二）消化系统

消化性溃疡、溃疡性肠炎、肠易激综合征、慢性胃炎、慢性胰腺炎、胃肠神经症、心因性吞咽困难、心因性消化不良、心因性呕吐、心因性厌食、心因性进食过多、心因性嗳气（吞气症）、心因性腹泻、心因性腹痛、习惯性便秘、肝炎后综合征等。

（三）呼吸系统

支气管哮喘、过度换气综合征、心因性咳嗽、心因性呼吸困难等。

（四）内分泌系统

糖尿病、甲状腺功能亢进症、艾迪生病、单纯性肥胖、心因性多饮等。

（五）神经系统

偏头痛、心因性头痛、面肌痉挛、书写痉挛、痉挛性斜颈、疲劳综合征等。

（六）泌尿与生殖系统

慢性前列腺炎、心因性阳痿、性欲减退或缺失、遗精、早泄、阴茎异常勃起、性欲亢进、心因性尿频、夜尿症等。

（七）内科其他系统疾病

类风湿关节炎、系统性红斑狼疮、痛风、心因性疼痛、癌症等。

（八）妇产科

心因性不孕症、功能失调性子宫出血、功能失调性月经不调、经前期紧张综合征、心因性痛经、原发性闭经、心因性外阴瘙痒症、乳房小叶增生、妊娠剧吐、妊娠期高血压疾病、心因性流产和早产、围绝经期综合征、绝育术后综合征等。

（九）儿科

支气管哮喘、消化性溃疡、溃疡性结肠炎、肥胖症、胃肠道功能紊乱、心因性消化不良、心因性呕吐、心因性厌食、心因性进食过多、心因性腹泻、心因性腹痛、心因性发热、心因性呼吸困难、口吃、多动症、抽动秽语综合征、遗尿等。

（十）皮肤科

神经性皮炎、银屑病、慢性荨麻疹、斑秃等。

（十一）眼科

原发性青光眼、中心性浆液性脉络膜视网膜病变、眼肌疲劳症、眼睑痉挛等。

（十二）耳鼻咽喉科

梅尼埃综合征、心因性突发耳聋、口吃、神经性失语等。

（十三）口腔科

口腔黏膜溃疡、心因性牙痛、心因性三叉神经痛等。

另外，有的学者将外科术后、全身麻醉术后、假体及器官移植后所致心身障碍也列入其中。

第二节　心身疾病的发病机制

早期人们多从单一因素和途径研究心身疾病的病因、发病机制，例如细菌感染、病毒侵袭、人格易感性等。但随着研究的深入，逐渐发现单一因素作用模型无法解释疾病的发病机制，因此多因素、多变量在作用靶点、途径上的相互影响，推动心身疾病致病机制的探索日益深入。目前，心身疾病是多因素交互作用的结果，已经成为现代医学研究和临床实践的共识。

作为现代心身相关理论的核心，生理因素与心理因素互为因果、相互作用，是不良应激反应的重要中介，而社会因素往往需要经由这两条途径对机体产生影响，最终导致心身疾病。

一、社会因素致病机制

如前所述，生活事件、文化变迁、宗教信仰、职业活动、政治经济制度等社会因素的变动，均可通过人的认知评价等心理活动，并在一定人格倾向性的基础上，影响身心健康。因此，心身疾病的发生、发展不仅与自然环境有关，还受社会环境的制约和影响。

（一）生活事件

人在生活实践中逐渐形成了应对、心理防御、社会支持等一系列抵御与缓冲系统，当重大剧烈生活变动等负性事件的应激量超过这一系统的防御和缓冲能力时，即可导致心身疾病。反之，则个体不产生或产生短暂的应激反应。研究表明，2 型糖尿病与经历紧张性生活事件密切相关。另据赫尔姆斯（Hoimes）等人的研究，任何类型的生活变动，包括住房搬迁、婚姻变化、职务升降、升学就业等，都可以使器质性疾病处于易感状态。有报道，各种负性社会事件造成的应激，是造成咽异感症与食管癌等疾病的重要原因之一。

（二）社会文化因素

流行病学的调查结果显示，美国冠心病发病率高于其他国家，成人死于心血管疾病者占55%，而尼日利亚发病率最低，因心肌梗死导致死亡者仅占死亡总数的0.75%。这可能与种族、生活习惯等差异性有关，而导致这些差异性的主要原因之一是不同的社会文化背景。

这些调查结果的差异引导人们开始研究个体身处社会文化多元、变迁速度加快境况下的适应性压力，及其长期适应不良所导致的心身疾病。据调查显示，溃疡病和原发性高血压男女之比由原来的4∶10左右转变为现在较为接近的水平，其中，溃疡病男女比例约3∶2，原发性高血压两者已无明显差异。这与近年来愈来愈多的妇女参加工作和社会活动，致使原有的适应模式不能有效应对社会心理刺激有关。又如美国在20世纪50年代前因冠心病死亡者甚少，而今天冠心病的死亡率占总死亡率的1/3，而且美国肺癌发病率提高了20倍。虽然，这与当时的检验手段不全、就医条件限制有关，但也反映出社会文化环境变化速度日益加快，适应性压力逐渐增大对疾病谱的影响。中国自改革开放以来，已成为世界上社会变迁最剧烈的地区之一，心身疾病发病率呈逐年升高的趋势。

究其原因，一方面，现代人适应的相对平衡期缩短，动态调整期延长。即刚刚才建立的适应模式，持续很短的时间就变得不适应。另一方面，个体虽有更大的自由度去做各种选择，获得更多的发展机遇，但控制感也意味着对选择后果负责，于是形成压力感、无助感。正如弗洛姆（E. Fromm，1987）所指出的，这是一种令人焦虑、剥夺安全感的自由，一种使人想要逃避的自由。众多的研究表明，选择与焦虑几乎是一对孪生子。

（三）职业因素

职业的特殊要求也可以成为导致心身疾病的社会因素。如高强度的脑力劳动、需要高度集中注意力的职业（如银行职员、警察、医师等）、需要长期使用视觉注意的工作等，原发性高血压、冠心病、消化性溃疡的发病率都较高。

现代社会专业分工越来越细，造成人的心理功能片面使用和发展，长期面对单调、刻板、重复、高强度的工作情境，容易使人产生焦虑、烦躁、愤怒、失望等紧张情绪和人际关系冲突。詹森（Jansen）对1000多名钢铁工人进行研究后发现，处于噪声条件下的工人患高血压者较多。也有研究发现，在噪声大的工业环境下，溃疡病的发病率比安静环境高5倍。拉瑟克（Russek）指出，91%的冠心病患者工作负担较重、长期处于紧张状态。

长期职业应激更严重的情况是职业耗竭。其特指个体因职业应激导致心身极度消耗，难于有效发挥功能的状态。多由重负荷而低挑战的职务所致，如社会服务行业的员工、医护人员、教师等。派因斯（Pines，1993）指出，工作动机很强的个体，由于高期望未能达到预期的效果而出现应激反应。1998年，雷特（Leiter）和玛斯莱斯（Maslash）研究表明，职业耗竭的原因并非1～2件创伤性事件，而是严重工作应激的逐渐积累。Pruessner等（1999）对66名教师做多种心理评定与唾液、氢化可的松和地塞米松抑制实验，结果表明，职业中可察觉的应激对下丘脑-腺垂体-肾上腺皮质轴（PHA）有不同的效应。

（四）不良政治、经济制度

Kiritz等报道美国黑人患高血压至少是白人的2倍，这与他们失业率高、生活缺乏保障、安全感缺失、精神过度紧张有关。而社会经济地位低的妇女患肥胖症是中产阶级妇女的2～3倍，与经济低下反而激发不良的多食行为有关。因此，物质文化的加速发展造成了整个社会文化的结构性失调，即经济、政治制度的保障体系落后于物质文化。

二、心理因素致病机制

（一）心理冲突

心理冲突（mental conflict）是指个体同时存在两种或多种相互对立的情感、欲望，既不能放弃其中之一，又无法在更高水平上协调统一起来的状态。人长期处于矛盾、冲突之中，会产生焦虑不安、情绪低落等痛苦体验，从而影响身心健康，导致心身疾病。

早在20世纪初，弗洛伊德（S. Freud）创建心理动力学理论时就提出，被压抑的情绪和潜意识心理冲突是导致人体功能失调而致病的动因。该理论取向的代表人物亚历克山大（F. Alexander，1944，1950）和邓巴（F. Dunbar，1983）首先系统研究了心身疾病的发病机制。亚历克山大认为，心身疾病的发病有3个要素：

1. 早年被压抑到潜意识中的心理冲突。
2. 遗传性器官易罹患的倾向性。
3. 自主神经系统的过度活动。

根据这一理论，早年特别是童年期遭遇心理创伤，而自我防御机制为了避免过度剧烈的痛苦情绪，不得不将其压抑到潜意识之中。这种权宜之计的暂时处理并不能阻断试图获得疏泄的冲动，于是形成潜意识心理冲突。成年后如再遭受强烈应激刺激，可能激活、重现这些冲突，如果个体缺乏有效应对、处理不当或找不到恰当的宣泄出口，便会借助过度激活自主神经系统而释放压力，并在器官易患性的基础之上，导致神经系统功能障碍及其所支配的脆弱器官出现病损，最终形成心身疾病，此即冲突特异理论。有研究者用动物实验的方法也证实心理冲突具有致病作用。如采用电击使白鼠在饮水、取食时出现矛盾、冲突情境，结果实验组形成胃溃疡，而对照组正常。

现代医护工作者应该辩证地认识心理冲突的致病性，既看到其在疾病防治中的重要意义，又不宜过分片面地夸大潜意识因果决定论的思想。

（二）人格特征与行为因素

人格特征的致病机制表现为两个方面的作用：一是非特异性作用，如前所述，作为应激反应的中介变量，影响个体的认知评价、应对与防御方式、社会支持等，对所有心身疾病的发生都有一定的致病性，称为一般共同因素；二是特异性作用，即某种人格特征易引发相应的心身疾病。

研究表明，不同个性特征的人，在面对同样的社会心理应激时，会导致机体内出现不同的生理生化反应，罹患不同的心身疾病。一方面，不同的人格可诱发不同的疾病，1976年，美国一些学者把182名被试学生按性格特征分为A、B、C 3类，A型表现富有竞争性、争强好胜、急躁而难以克制等特点；B型较被动、顺从、依赖、孤僻、缺乏创造性；C型则自我克制，不善发泄情绪，长期处于孤独、矛盾、抑郁、失望的状态。随访观察16年后发现，具有C型人格特征者患病率较高，而且患癌症者较多；又如托马斯（Thomas）从1984年开始长期追踪观察1337个医学生，18年后，发现患癌症者具有性格内向、抑郁敏感、较为冷漠的人格特点。另一方面，几种心身疾病之间可能存在一些相同的人格特征，如楚更五（2000）将冠心病、消化性溃疡、溃疡性结肠炎与正常人进行长期对比研究后，均在3种心身疾病的人格特征中发现抑郁、情绪不稳定、紧张焦虑的特点。而消化性溃疡、溃疡性结肠炎还具有墨守成规、怀疑、内心矛盾的人格特点，提示心身疾病发生在同一系统（如胃肠），其人格特征的相同点可能也相对较多。据此推测，某些心身疾病易患者可能存在共同的人格特征。

人格除决定着个体的情绪反应、认知特征外，还表现为一定的行为模式。而不良行为方式的致病作用也越来越受到现代医学的重视。1959年，美国心脏病学家弗里德曼（Friedman）和罗斯曼（Rosenman）发现冠心病患者中有一种特殊的行为模式，表现为争强好胜、时间紧迫感强、急躁、易激动、好斗、对人常怀敌意等，此即“A型行为”，又称为“冠心病易患模式”。同时，传统危险因素如吸烟、高血压和高脂饮食等与该种行为类型联合之后便会产生“增益效应”，因为不良行为习惯与神经系统长期高度紧张，血中儿茶酚胺、胆固醇、低密度脂蛋白等增加，代谢紊乱使氧自由基等形成增多，久而久之导致心血管疾病。另据研究指出，性情急躁而又倾向于压抑愤怒和敌意、造成内心冲突的人，血压升高、心跳加速、心肌耗氧增加，同时却引起颅内血管收缩，出现畏光、眼冒金光、眼前发黑、短暂失明等症状，此即偏头痛的先兆。

对癌症的临床心理学研究也发现，对社会紧张刺激常做压抑克制反应、回避现实、委曲求全、缺乏安全感等“C型行为”者长期处于孤独、矛盾、抑郁和失望情境下，可导致大脑皮质兴奋抑制失调、自身免疫能力削弱、器官代谢紊乱、DNA自然修复能力降低，并在器官易患性基础上，导致基因突变而罹患癌症。

其他诸多不良行为习惯既与人格特征有关也与社会因素有关。例如吸烟行为是癌症（特别是肺癌）、支气管炎、肺气肿、脑血管病变、冠心病、消化性溃疡等心身疾病的高危因素。有研究显示，吸烟者比非吸烟者的死亡率高70%。据20世纪70年代，美国国家保健统计中心报道，每日吸烟40支者要比不吸烟者丧失65%的工作日。另据英、美等国报道，吸烟者患消化性溃疡要比不吸烟者高2～3倍。其他如吸毒行为不仅造成免疫系统、神经系统、内分泌系统损害，而且可导致人格变态、精神障碍、交叉感染和性传播疾病等；高盐、高脂饮食和致肥胖行为易导致糖尿病、动脉硬化、高血压；酗酒可引起心、脑、肝等多脏器损伤。

（三）情绪因素

心理因素的致病性主要通过情绪产生作用。中医学通过长期临床实践，总结出情志疾病学说，“情”即情绪、情感，“志”为脏腑功能之变化，慢性的或剧烈的情绪改变可致疾病。现代实验研究通过电击、强迫游泳、束缚等长期不可预知性刺激导致鼠类出现愤怒、焦虑、抑郁等情绪反应，成功复制糖尿病、消化性溃疡等心身疾病动物模型。西方医学自19世纪末期提出詹姆士-兰格情绪理论以来，多从认知评价、唤醒模式、表情动作、边缘系统、大脑皮质及下丘脑等各个方面研究情绪因素的致病机制。

根据情绪对机体的影响可分为积极与消极两类。愉悦、平和的积极情绪有利于机体发挥潜能、适应环境、提高免疫能力，从而促进心身健康；而愤怒、恐惧、焦虑、忧愁、悲伤等痛苦、消极的情绪，是个体适应环境所必然和必须做出的反应，但持续时间较长或过于强烈则导致机体神经系统调节失衡、内分泌紊乱、免疫能力降低、器官代谢水平障碍，可致心身疾病。如研究表明，人在威胁性情境下产生焦虑或愤怒反应，可使肾上腺素、肾上腺皮质激素及抗利尿激素增加，进而导致心率加快、血压升高、呼吸变快、胃肠活动减慢。临床观察也表明，紧张情绪可致疾病或使疾病恶化。雷赫（Rahe，1974）等对279名心肌梗死存活的患者做心理测定，发现大部分患者在心肌梗死发生前一年均有持续紧张的工作、精神创伤的生活体验和情绪矛盾。另有人对准备参加期终考试的医学生作的临床观察也显示，恐惧情绪能提高胃酸的分泌而引起溃疡病。

根据情绪状态又可将情绪分为心境、激情与应激 3 种。心境作为一种持久的情绪色彩，可渗透至人的一切体验和活动之中，对人的心身健康产生较大影响。如消极情绪成为主导心境则形成情绪障碍，是心身疾病的启动因素。例如，当人在忧愁、沮丧的心境状态下，十二指肠-结肠反射受到抑制，使集团菌蠕动减少，导致长期反复便秘。

另一种强烈的、暴风雨般激动而短促的激情状态常常由生活中对个体具有重要意义的事件所引发。如前述的内心冲突、过度抑郁、重大生活事件等都易引起暴怒、惊恐、狂喜、过悲、绝望等激情。而激情常常伴有突发的、剧烈的生理反应，可能导致疾病或使慢性疾病急性发作。例如观看世界杯足球赛期间，心脑血管疾病突发人数比平时多 2 倍。恩格尔（Engel）的研究表明，严重社会生活事件所致丧失感、悲观绝望，易导致个体患病或猝死。

三、生理因素致病机制

近年来生理因素对心身疾病的致病机制研究，主要集中在生理始基和生理中介两个方面，并且突出地表现以神经-内分泌-免疫调节（NIM）网络及其相关的氧化应激、细胞凋亡为核心。具体内容已在第四章中有详述，兹不赘述。

第三节 心身疾病的诊断与防治原则

一、心身疾病的诊断

正确诊断是有效治疗、护理与康复的前提和基础。心身疾病由一系列躯体疾病组成，但心理社会因素必须在疾病的发生发展过程中起到重要作用，才能被纳入这一范畴。因此，针对个体患者具体分析，以生物医学的方法确定疾病的生物学基础，以心身医学的方法确定心理行为特征，排除精神病、神经症以及无明显心理社会因素影响的躯体疾病至关重要。

（一）诊断程序

1. 采集病史　对心身疾病采集病史，除与临床各科采集病史相同外，应特别注意收集与患者心理社会因素有关的病史。例如心理发展史、人格特点、行为方式、生活事件、人际关系、社会支持和情绪状态等，从中寻找心身疾病发生、发展的有关心理社会因素。

2. 体格检查　与其他疾病各种临床检查相同，如对心血管系统的患者需要做心电图、心功能、心肌酶学等检查，为明确诊断提供客观依据。

3. 心理检查　临床上常采用晤谈、行为观察、心理测验、心理生理检查、生活事件调查等，从而确定心理社会因素的性质、内容和与疾病的关系。

（二）诊断

心身疾病是心理社会因素起主导作用的躯体性疾病。所以，其诊断应具备以下几项基本条件：

1. 必须具有确定的躯体症状，这种症状有明确的病理过程或器质性病变基础，该症状必须相对固定而局限。

2. 必须具有明确而不良的心理社会因素，而且心理社会因素与该躯体症状之间在时间上有密切关系。

3. 有特定的人格特征或心理缺陷等易患素质。

（三）鉴别诊断

目前传统的做法认为，心身疾病应与躯体性疾病和神经症相鉴别。

1. 心身疾病与神经症相鉴别

（1）症状：心身疾病以躯体症状为主，且其症状相对固定而局限；神经症以心理症状为主，若伴有躯体症状，往往表现为多系统、多器官性质且反复易变。

（2）病理：心身疾病有明确的病理变化或器质性病变；神经症则缺乏或无此变化。

（3）病因：二者比较，神经症的心理社会因素成分更大，可能有社会适应不良的情况存在。

2. 心身疾病与躯体性疾病相鉴别　当躯体性疾病明显伴有心理变化、情绪障碍时，二者需要鉴别。主要从心理障碍、情绪障碍与躯体症状的前后时间关系上鉴别。心身疾病在发病前就存在明确心理社会因素，而且有人格或心理缺陷；躯体疾病则心理社会因素出现在发病之后或之中。中医将此区分为因郁而病和因病而郁。

值得注意的是，目前心身疾病的界定和范围并不十分确定，在实际工作中鉴别上述疾病较为困难，因此，有学者建议将神经症或躯体病症的一部分也纳入心身疾病范围。

（四）诊断的命名形式

心身疾病的诊断命名涉及心理诊断和疾病的临床诊断两部分。主要命名形式有：

1. 明确的诊断命名形式　这种命名形式具备：

（1）心理诊断时，患者的病理心理活动可以做出属于某一类的诊断，如焦虑、抑郁等。

（2）所患疾病有确定的临床诊断时，这时的诊断命名通常采用两种诊断并行的命名形式。例如原发性高血压伴焦虑状态；糖尿病合并抑郁等。

2. 倾向性诊断命名形式　这种命名形式具备：

（1）在心理诊断时患者的病理性心理状态很难做出属于某一类别的心理诊断。

（2）所患疾病又是倾向性临床病症时，也很难做出确定的诊断。此时通常是将临床病症前冠以“心因性”或“神经性”的诊断命名形式，如心因性呼吸困难、神经性呕吐等。

二、心身疾病的防治原则

由于心身疾病在致病原因、发病机制、临床表现和诊断等方面涉及心和身两大系统，且彼此影响、交叉作用，因此，无论是预防还是治疗都应该坚持“心身综合防治模式”，以符合现代医学的思想，取得良好效果。

（一）心身疾病的预防原则

心理学中有许多理论和方法都适用于预防医学，是心身疾病预防的重要内容和措施。

1. 做好个体预防与社会预防　个体预防是首要的环节。针对正常人群和罹患风险较高者，进行自我防护与心理卫生知识宣传，应用应激接种训练、行为自我监测控制、放松训练、示范法和认知疗法等进行心理咨询，指导人们学会回避某些应激性事件，如不良广告、书刊、影视等文化污染，以及空气、水、噪声、不良生活方式等对机体的危害，或者积极调整认知评价、建立有效的应对方式，培养健全的人格，正确对待生活、工作和学习中的各种挫折、应激性事件等。社会预防主要涉及家庭、学校和医院。医护工作者除了承担院内病患的诊疗活动外，还担负着预防医学所赋予的使命，要与社会工作者、患者及其家人、朋友、同事保持合作，降低各种社会应激对心身的损害。如陈嵘等（2003，2011）长期使用支持性疗法、人际交往训练、家庭疗法对应激状态下医学生进行咨询性干预，提高心身健康水平，证实能有效预防心身疾病的发生。

2. 针对个体易患某种心身疾病的高危因素进行心理咨询　目前许多综合性医院都建立了健康咨询门诊，对某些易患个体提供指导。以冠心病的预防为例，其危险因素包括生物学和心理社会两大类。生物学因素主要有遗传倾向、高血压、糖尿病、血脂异常、肥胖、年龄和性别等；心理社会因素包括生活变故、人格特征、行为类型、生活方式与习惯等。传统的预防方法仅仅注重生物学因素和从生物学的角度告诫人们戒烟、注意饮食、合理运动，而较少从心理社会的角度去开展预防工作。如个体曾经历严重创伤，长期内心冲突，同时对自己和社会评价有过高的期望，加之个性因素导致表现“A 型行为”，如果不从专业心理干预的角度改善心理结构、促进人格完善，仅仅采用告诫的方式，很难取得良好的预防效果。

（二）心身疾病的治疗原则

虽然现代医学重视预防，但如果已经形成心身疾病，必须以“躯体治疗为基础，心理治疗为主导，综合护理为平台”进行综合治疗。

1. 综合治疗在心理社会水平上要达到的基本目标

（1）努力帮助患者从客观上消除致病的心理社会因素：许多应激性事件个体都可以通过回避的方式尽可能地消除，如环境污染、文化冲突、人际关系冲突等。

（2）调整认知评价：对于无法消除的应激性刺激或已经发生的应激性事件，是否引起机体强烈的心身反应，在很大程度上取决于个体对该刺激的认知。同样是晋职称、涨工资，不同的认知结构往往产生不同的应激反应。医护工作者应该善于准确把握病患的应激性事件，改变其不合理的信念、态度，做到合理评价，应用更积极的认知方式予以应对。

（3）建立积极的应对策略：个体之所以产生心理症状、导致躯体功能受损，很大程度上是因为原有的应对、心理防御方式失效或者不恰当的结果。医护人员应该敏锐地掌握患者不合理的心理防御方式，给予适时指导，重建升华、幽默、韬晦等成熟策略。

（4）调动一切可利用的社会支持系统：研究表明良好而较多的社会支持是缓冲应激、维护身心平衡的重要举措。医护人员不仅要在言语、肢体语言等方面体现共情、责任心，使患者把深埋心中的郁闷倾吐出来，以缓解应激性压力，还要训练自己的表达能力，根据患者的智力水平、认知结构、期望、人格特征和疾病特点，个体化地提供准确、明白的解释、让人信服的合理保证和鼓励，营造温暖、支持的医患和医护氛围，而不是虚言安慰、冷漠处理或给予无法达到的保证。同时，调动患者的亲人、好友、同事、同学等，给予精神和物质上的支持，也具有十分重要的意义。

（5）努力矫正由应激引起的生理反应，以减轻其对易患器官的冲击：采用心理学的方法、必要的药物、恰当的护理，保护脆弱的脏器，预防并发症的发生。

（6）鼓励患者适应环境、回归社会：治疗康复的最重要目的是帮助患者能重返社会生活。有报道消化性溃疡患者认知模式未改变，出院重回原来的社会环境，则该病容易复发。因此，医护工作者在重建患者的心理结构、完善人格的同时，应鼓励其在现实生活中解决和克服存在的问题，摆脱对原环境的敏感性，增强社会适应能力，不断实践新方法，验证治疗效果。

2. 在医护工作中可具体采用的方法

(1) 药物治疗：除针对躯体疾病采用特异性药物治疗外，还可使用改善精神症状的药物。因为患者负性情绪水平很高或已维持很长时间，认知能力较差时，单纯心理咨询和治疗可能很难立刻缓解情绪，而此时改善情绪以控制过度生理心理反应已是刻不容缓，可以短期、适时而审慎地选用药物降低患者的负性情绪水平、改善睡眠、缓解疼痛等。一旦患者的心理生理反应通过药物作用变得较为平稳后，其思维、领悟力、主动性等都有可能提高。但应该强调的是，在使用药物的同时应该配合心理咨询与治疗，并适时停止精神类药物的使用，因为这类药物均有一定的副作用或容易引起药物依赖，特别是当药物对某一脏器具有特殊的不良反应，而该内脏恰又患有疾病时，要禁用该药。

(2) 心理治疗：心理治疗有规范的要求、原则和程序，涉及不同的理论取向和具体技术，目的在于促进自我探索、自我领悟、自我改变，进而缓解负性情绪、改变不合理认知、矫正不良行为，最终完善人格，重建心身状况的平衡、协调。同时，学会放松，并通过自我意识调整内脏器官的功能活动，例如生物反馈技术等。

第四节　常见的几种心身疾病

常见心身疾病种类很多，下面简要介绍冠心病、原发性高血压、消化性溃疡和支气管哮喘 4 种研究较多的心身疾病。

一、冠心病

冠心病即冠状动脉粥样硬化性心脏病的简称，是最常见的心身疾病，其死亡率已经上升为第一位。其发生、发展除与高血压、高血脂、高血糖、遗传等传统因素有关外，还与应激及其中介调节机制密切相关。

※ (一) 冠心病的致病因素

1. 人格特征、A 型行为与冠心病　如前述，人格特征影响应对方式，从而表现出一定的行为模式。具有 A 型行为特征者往往自我要求较高而富有进取心和紧迫感，导致持续的进攻性、紧张焦虑、过分担忧，并在反复受挫之后形成抑郁。这种典型的 A 型行为模式与冠心病的发生关系最为密切。反之，B 型行为者性情温和、言语与动作节奏较慢，缺少竞争性，冠心病的发生率较低。1960 年 5 月成立的西方 A 型行为协作组曾对有职业的、身体健康的 3524 名中年受试者追踪研究了 8 年半，发现 A 型行为者冠心病发病率为 B 型行为的两倍，且复发率高出 5 倍，说明 A 型行为不是冠心病发病后出现的行为改变而是主要病因之一。1977 年，在国际心肺和血液病学会上确认 A 型行为是引起冠心病的主要危险因素之一。国内自 1985 年以来的大量研究也获得了一致性结论。

2. 生活事件、社会因素、其他行为与冠心病　研究资料（1988）表明，A 型行为与冠心病危险之间的关系还受患者年龄、性别和职业的影响；A 型行为主要导致冠心病患病率增高；A 型行为与日后冠心病的发病无明显关系。提示将人的行为简单划分为 A 型或 B 型进行探索，只是单一因素的研究模型，还要考虑更为复杂的心理、社会因素。

研究表明，许多突然的生活事件可以产生焦虑、恐惧、愤怒、内疚和沮丧等负性情绪，也是发病的重要因素。1969年，帕克斯（Parkes）等随访了178名患冠心病的中年寡妇后发现，死亡率增高40%的主要原因是冠心病和动脉硬化，而在服丧后的最初6个月内，死亡率可增加至60%。还有文献报道，事业上有4次以上或更大挫折者，冠心病的发病率比未受挫折者高4倍。

职业活动、社会生活中所遭遇的各种应激所引发的心理反应可使粥样硬化的冠状动脉收缩。这种异常的血管运动反应可能与内皮功能失调有关，这也许就是情绪引起缺血的重要决定因素。有动物实验证实，慢性心理应激可促使冠状动脉粥样斑块的形成。临床上约1/3的冠心病患者伴有焦虑、抑郁、冲动、敌意、失眠等心身症状。且心理与躯体功能是相互影响的，如针对心肌梗死患者的调查显示，病前6个月心理应激原明显增加，大部分心肌梗死患者体能活动明显受限，致使患者情绪低落。另外，吸烟、高脂、高糖饮食、缺乏运动等行为也促使人更容易罹患冠心病。

※（二）冠心病的治疗

如前述，应该坚持综合治疗的原则，下面简介几种针对心身反应的治疗措施。

1. 矫正A型行为　主要在于矫正不利于健康的A型行为特征，保留其高效率、快节奏以及富含竞争性等现代必需的性格特征。罗斯曼（Rosenman）为此制定了A型行为的自我训练措施。包括建立一个新习惯，每日记录自己匆忙事例，并检查出现匆忙的原因，每周小结1次，以便找出克服匆忙的办法；听他人讲话时应该学会保持安静倾听，不要随意打断；放弃同时思考多个问题或完成几件事的习惯，要记住即使是爱因斯坦，当他系鞋带时也只是想着怎样“打结”而已；为避免匆忙做出反应的习惯，可以让舌头在嘴里转30圈后再发言，这样会冷静得多等。

2. 针对“好胜心过强”的自我训练　包括不断增加对他人需求的理解，并努力减少对人人“冒犯”自己的敏感性；要学会对帮助过自己的人说感激的话，说话时应该注视其脸庞，表示诚心诚意；学会向所有认识的人微笑，开始可能很不习惯，但必须锻炼得很自然，一旦能做到微笑自然，表明已远离“好胜心过强”；当发生某种分歧，并且不能肯定自己是否做对时，就应该慎重地对他人说“可能是我错了”等。

3. 其他疗法　个体化地选择针对性较强的心理治疗理论与方法，例如生物反馈法、音乐疗法、气功瑜伽疗法等。

二、原发性高血压

原发性高血压是一种原因不十分明确而以高血压为主要临床表现的疾病，不仅占全部高血压患者的90%以上，而且是世界上发病率很高的心血管疾病。不同地区、不同生活方式、不同文化背景发病率有所不同。据世界卫生组织报道，欧美国家成人（35～64岁）高血压患病率在20%以上。亚洲其他国家患病率与中国相近，但日本人血压平均值及高血压患病率稍高，非洲患病率约10%。到目前为止，我国共开展了4次全国性的高血压流行病学抽样调查，1959年15岁以上人群高血压患病率为5.11%，1979年为7.73%，1991年为11.88%，2002年18岁以上人群高血压患病率达到18.8%，呈明显上升趋势。且呈现农村高于城市，北方城市高于南方城市，由东北向西南递减的趋势。全国范围内，西藏患病率最高，为15.77%，海南最低，为5.86%。

※（一）原发性高血压的致病因素

原发性高血压的发病除与遗传性等生物因素有关外，还与社会心理因素关系密切。

1. 心理冲突 1952 年，亚力克山大（F. Alexander）便根据心理动力学理论，提出高血压患者都有典型的压抑和敌意、愤怒情绪，却不能表达攻击性而获得宣泄。汉克逊（Hokanson，1971）通过实验研究个体在怎样的愤怒状态下发生高血压。在实验中都给予被试同等强度的激怒，一组允许他们发泄自己的愤怒，另一组不允许发泄愤怒。结果显示，那些具有敌意但却被强力压抑的人易发生高血压。另外大量的动物实验和临床观察也得到了类似结果。

2. 社会环境因素所造成的心理紧张 有一个基本的客观事实：世界上并非所有人群高血压的发病率都相同，也不是所有人的血压都随着年龄增大而升高。这种状况提示，比例上的差别归因于文化的不同和所受到的压力不同。研究表明，高血压患者多生活在“心理紧张”之中。移民、生活环境变化等所带来的文化冲突、重大社会变动、工作繁重和环境不良形成长期的心理紧张，在高血压的发生中具有一定的意义。1973 年，科贝（Cobb）和罗斯（Rose）对比 4000 名空中交通管理员和 8000 名二级空勤人员后发现，前者原发性高血压的发病率为后者的 4～6 倍。Johnson 和 Hall（1988）从瑞典不同阶层和工作环境中随机选出有代表性的 13779 人进行研究后发现，工作紧张度高、工作控制力低、缺乏协作支持者更易罹患心血管疾病。

3. 人格特征 原发性高血压是否对应某种典型的人格特征尚存争议。日本的石川中认为高血压患者具有被压抑的敌意、攻击性和依赖性之间的矛盾、焦虑乃至抑郁，是多种心身疾病患者所共有的人格特点，具有非特异性。

※（二）原发性高血压的治疗

抗高血压的药物已经生产出几十种，但是单纯用药物治疗常常只有一时性效果。目前主张配合恰当的心理调护。

1. 宣泄不良情绪 针对被压抑的愤怒、焦虑情绪，采用情绪宣泄的心理疗法，可释放压力，缓解心理冲突。

2. 缓解心身紧张状态 各种放松疗法已被证实对治疗原发性高血压有效。特别是配合生物反馈法的松弛性随意控制日益受到重视。通过训练使患者学会控制骨骼肌或在静默、入静中调控神经系统与内脏活动之间的回馈环节，在放松体验中形成对心血管反应性和血压的随意控制，有利于血压的下降和保持平稳。这种治疗方法的疗效已经获得大量临床研究的证实。

3. 改变认知、矫正不良行为 任何医护措施只有在患者主动配合、坚持和有改变意愿的基础上才能发挥效果，而患者方面的阻力主要在于内心所固化的不合理信念、期望、态度、评价和看法，因此有必要采用认知疗法和行为疗法改变其心理结构，矫治过度烟酒、熬夜、有害性饮食习惯等不良行为。特别需要针对 A 型行为进行干预。

三、消化性溃疡

发生于胃和十二指肠的溃疡称为消化性溃疡。

※（一）消化性溃疡的致病因素

消化性溃疡的病因除了与生物学因素（如幽门螺杆菌、胃酸、胃蛋白酶等）有关外，心理社会因素在本病发生中具有重要作用。

1. 生活事件　突发重大的或反复经历负性生活事件与消化性溃疡的发病与复发有密切关联。一项调查研究把1980名患者与正常人配对研究，发现消化性溃疡患者的各种负性生活事件明显高于正常人群，特别是十二指肠溃疡。2002年，郑丰平等通过研究发现，十二指肠溃疡患者较健康组有明显的生活事件、社会支持缺乏；而且对生活事件刺激的敏感性更大。

2. 心理过度紧张　在高度紧张的环境中工作、生活过于忙碌、社会环境变化等应激性刺激可导致个体长期经历紧张状态。一方面，胃黏膜上皮细胞所分泌的盐酸和胃蛋白酶是溃疡病的生理致病因素，而心理紧张所导致的不良情绪可促进其分泌。20世纪50年代以后，沃尔夫（Wolff）对胃造瘘伴有胃黏膜病变的患者进行观察后发现，怨恨、敌意等攻击性情绪状态下，患者的胃液量大为增加。另有研究表明，被试者在进行紧张的谈话或在焦虑、痛苦、愤怒、羞辱、罪恶感时，都可增强迷走神经的兴奋性，使胃液分泌量增加，酸度增高。有人在催眠状态下，通过诱导被试气愤、激动、焦虑等紧张情绪，从而使胃酸分泌增多。另一方面，近来研究显示血中高胃蛋白酶原是发生本病的生理始基。心理过度紧张起到"扳机"效应，而诱发消化性溃疡。有人对2000名新兵进行相关性研究，经过4～8周的紧张军训后，63名胃蛋白酶原高者中有5人罹患十二指肠溃疡，而57名胃蛋白酶原低者中无人患病。

另有动物实验也获得类似的结论。布雷迪（Brady，1958）用两只猴各自被约束于座位上，每20秒电击一次。其中只有一只猴的杠杆被按压时可使两只猴都避免被电击，而另一只即便按压也不能避免。最终，那只可以通过按压杠杆控制电击的猴正常，而另一只按压无效、只能疲于奔命的猴却因为心理负担加重、心理高度紧张而罹患胃溃疡。

3. 人格特征　受限于人格量表本身的局限性，报道结果不尽一致。但采用各种不同的人格量表进行研究之后，仍然找出一些与本病有关的人格特点：竞争性过强、过度自我控制、过于紧张焦虑，同时情绪不稳定、易怒和烦恼，对各种刺激反应强烈、情绪久久难以平静、社会适应性差等。

※（二）消化性溃疡的护理和治疗

1. 护理

（1）生活调理：在症状较重的溃疡活动期，需卧床休息几日乃至1～2周，尤其对胃溃疡患者，可缓解疼痛。避免使用水杨酸类、肾上腺皮质激素等致溃疡药物。

（2）饮食调理：溃疡病急性发作期应严格限制对胃黏膜有机械性刺激的食物和化学性食物、药物，并给予适量蛋白质和糖类，脂肪量可稍高，尽可能补充各种维生素，且每日进餐6～7次。每隔2小时进餐一次，使食物常与胃酸结合，以缓解症状，促进溃疡愈合；溃疡好转愈合期可逐渐过渡到锻炼性饮食，每日进餐5～6次。主食可用馒头片、面包干、大米粥、细面条等，蛋白质、糖、脂肪量和盐可适当增加；恢复期则可每日进餐4～5次。仍以清淡饮食和易消化饮食为主。

（3）心理调护：采用劝慰、开导、放松等技术及平和、鼓励的语言使患者保持乐观情绪、避免过度紧张焦虑，同时，争取家属、亲友的积极配合，对部分经心理开导收效甚微的过度焦虑、失眠患者，可短期使用镇静、安神类药物。

2. 治疗　对本病的治疗除采用针对性药物进行生物性治疗外，尚需注意：

（1）回避或缓冲应激，提高患者对应激的耐受力。

（2）采用合理情绪疗法，以合理的思维方式和理念代替不合理的思维方式和理念，提高个体对外界刺激的适应力，保持平静、乐观的情绪状态。

（3）矫正不良行为，特别是不良饮食行为，对防止复发具有重要意义。

四、支气管哮喘

支气管哮喘的发病特点是阵发性的肺气体交换阻塞。中国的发病率为1%，新西兰为13%，全世界至少有1亿以上的患者。

※（一）支气管哮喘的致病因素

支气管哮喘的病因通常是混合性的。主要为外源性过敏原、内源性感染等，其次为社会心理因素。有人对487名各种年龄哮喘患者进行研究发现，外源性过敏原因素优势者占29%，呼吸道感染占40%，而心理因素占30%。目前认为，单独心理因素不足引起本病，但由于心理因素所导致的强烈情绪可改变呼吸系统的生理功能，影响机体的免疫机制，当接触到过敏原和呼吸道感染相互作用时，则可引起支气管哮喘。下面简要介绍社会心理因素对本病的致病性作用。

1. 生活事件　本病患者用生活事件量表（LES）检测出负性事件分值＞30，且负性生活事件主要存在于家庭、工作和生活3个方面。研究证实，单亲、家庭成员患病或长期处于冲突状态的高危家庭，发病率显著提高；丧偶、失业也是引起哮喘者死亡的重要原因。

2. 情绪因素　目前认为，在临床上区分支气管哮喘患者的发作是因为接触特殊过敏原还是情绪因素是相当困难的，多数患者是在具有明显的过敏或感染基础上，当发生强烈的情绪或受到精神刺激时引起发作。Luparello（1971）通过对比实验，认为哮喘患者极易受暗示，这是心理刺激诱发疾病的重要原因。1998年，国内学者王琳等总结出哮喘的情绪性诱发因素，按频度高低依次排列为：焦虑、愤怒、抑郁、恐惧、兴奋。另有研究指出，成年人哮喘患者在90项症状自评量表（SCL-90）的躯体化、强迫症状、人际关系敏感、恐惧、焦虑、抑郁、敌对、偏执和精神病因子分均明显增高。

3. 人格特征　格瑞尔（Creer，1978）指出，哮喘患者过度依赖、敏感和过于被动，有些人有神经质倾向。人格中的易受暗示性也是重要的诱发因素。但Neuhaus（1958）将这些特点与其他慢性病进行比较时，差异不显著。因此，迄今为止尚无科学研究证明，支气管哮喘与特殊人格之间有明确的对应关系。

4. 家庭因素　家庭因素对儿童哮喘患者的影响日益受到重视。Rurcall等（1969）让情绪因素较高且对变应原过敏的儿童留在家里，父母亲离开家，结果即使变应原依然存在但这些儿童并不发生哮喘。又有人在临床观察中发现，患有本病的儿童一旦离开父母，在医院内有医护工作者照顾，则支气管哮喘很少发作。据此可以推测，家人的过度关注、过高要求和保护，可能诱发本病。国内的研究也表明，家庭中父母关系不和、对孩子过度保护与溺爱可能加重患儿病情，而和睦的、民主的态度是儿童哮喘的保护性因素。

※（二）支气管哮喘的治疗

治疗中除共同的心理调护原则外，尚需注意：

1. 降低暗示性、顺从性，增强主动性、自主性　采用支持、鼓励等技术促进患者更加独立、自主。同时针对患者高暗示性的特点，可采用暗示、催眠治疗。

2. 改变认知　卡尔（Carr，1995）等发现对哮喘症状不利后果的认知，导致惊恐发作和哮喘加重。所以，通过认知技术改变糟糕至极等预期，调节情绪体验，进而防止哮喘的反复发作。

3. 改善家庭关系，创造和谐的家庭气氛　在本病的应激事件中以家庭应激事件为主，在人际关系中，也是以家庭关系，特别是母子关系为主。同时哮喘发生又与父母行为及家庭习惯有关。因此，进行家庭治疗，改善家庭关系，调整父母行为和家庭习惯是控制哮喘病发生或加重的重要条件。有研究显示，接受家庭治疗的患儿组峰呼气流速（PEF）、每日气喘症状、总的临床评价及功能受损天数均有改进。

知识链接

案例 1：某男，47 岁，自主创业。因市场经济不景气，资金短缺，而公司业务急需扩展，多方筹资不顺，突发心肌梗死住院，经治疗后病情缓解。2 周后欲继续筹资但感到力不从心，出现悲观失望、焦虑烦躁、失眠、少语，感到前途暗淡，服苯二氮䓬类药物治疗，不见好转。经精神科会诊后发现，患者少语、少动、唉声叹气、情绪低落、自卑、自责，认为自己能力不足，在有生之年连筹资、扩展业务这点事情都办不了，真是终生遗憾，死不瞑目！一直以来自我要求较高、好胜心强、有强烈的竞争意识，病前工作忙碌、做事风风火火。体格检查：血压正常，心电图示冠状动脉轻度缺血。医师建议服用抗抑郁药“百忧解”及配合心理治疗。

案例 2：某男，43 岁，高校教师。患原发性高血压 5 年多，无并发症。自幼父母离异，随母亲改嫁，继父并不喜欢他，常在酗酒后对他动辄打骂，后来母亲再次离婚。因为成长经历中多遭变故，母亲对患者要求严苛，而患者也常觉得被人看不起，与人相处时敏感多疑，但却较为懂事，即使有不满、冲动、烦恼也选择自我压抑，一门心思扑在学习、教学和科研工作中。自患原发性高血压后能坚持服药，但病情不稳定。

案例 3：某女，15 岁，学生，家中独女。女孩的父母工作忙碌，而且经常到外地出差。女孩从小由爷爷、奶奶和保姆带大。性格胆小、依赖性强，上幼儿园后就显得不太合群。只要母亲回家，就经常要求带其外出游玩，但母亲工作后很劳累，很少能满足女孩的要求。女孩自小身体抵抗力弱，常常感冒、咳嗽。8 岁时，有一次重感冒后与母亲爆发剧烈冲突，大声哭闹后呼吸困难、面色青紫，其母急忙将其送到医院。经抗感染治疗和短暂吸氧后很快缓解。其后，母亲颇为愧疚，事事均满足女孩的要求，甚至为了照顾她而辞职在家。此后，患者经常在受刺激后憋气，随后出现呼吸困难、面色青紫等症状，且多于母亲在场时发作，持续时间短暂。

自学指导

【重点难点】

1. 学习重点：心身疾病的定义、发病机制、诊断与防治原则；冠心病、原发性高血压、消化性溃疡和支气管哮喘的致病因素；冠心病、原发性高血压、消化性溃疡和支气管哮喘的治疗原则。

2. 学习难点：心身疾病的发病机制；心身疾病的防治原则；冠心病、原发性高血压、消化性溃疡和支气管哮喘的致病因素。

【考核知识点】

1. 心身疾病的定义。
2. 我国心身疾病的患病率。
3. 心身疾病的发病机制。
4. 心身疾病的诊断原则。
5. 心身疾病的防治原则。
6. 冠心病、原发性高血压、消化性溃疡和支气管哮喘的致病因素。
7. 冠心病、原发性高血压、消化性溃疡和支气管哮喘的治疗原则。

【复习思考题】

1. 论述社会因素在心身疾病中的致病机制。
2. 论述心理因素在心身疾病中的致病机制。
3. 叙述心身疾病的治疗原则。
4. 如何对心身疾病进行鉴别诊断?
5. 以冠心病为例，说明其心理、社会、生理的致病机制，并简述其治疗原则。
6. 以原发性高血压为例，说明其心理、社会、生理的致病机制，并简述其治疗原则。
7. 以消化性溃疡为例，说明其心理、社会、生理的致病机制，并简述其治疗原则。
8. 以支气管哮喘为例，说明其心理、社会、生理的致病机制，并简述其治疗原则。

〔陈　嵘〕

第六章 患者心理

【学习目标】

1. 掌握：

（1）患者角色模式类型及患者需要的主要内容。

（2）患者心理活动的概念及形式。

（3）不同类型患者的心理反应特征。

2. 熟悉：

（1）患者角色的概念、基本特征及患者需要的基本特点。

（2）患者心理活动与疾病严重程度的关系。

（3）患者心理活动与年龄的关系。

（4）患者心理活动与疾病治疗方式的关系。

3. 了解：患者的疾病行为、求医行为的主要类型。

【自学时数】 4学时。

随着生物-心理-社会医学模式的广泛应用，护理工作也更加注重满足人的生老病死整个生命过程的心理需要，要求护理工作者必须了解患者的心理状态及其心理活动的主要变化规律，从而保证护理质量。

第一节　疾病行为与患者角色

自从社会医学专家提出“疾病行为与患者角色”的概念后，极大促进了医学实践领域对患者行为的研究，尤其对了解患者行为的心理社会影响因素具有重要价值。大量临床实践证明，复杂社会心理因素所致患者个体的疾病行为，可对其自身疾病的发展、转归及健康修复产生重要影响。

一、患者的疾病行为

（一）疾病行为的概念

疾病行为（illness behavior）通常是指“患者显示其病感的行为”。“病感”是指个体感到有病的主观体验，可由躯体疾病引起，也可由社会心理因素所致。“病感”虽是促使个体求医的直接原因，但“病感”并非患有疾病的标志。“病感”与“疾病”是两个不同的概念。

（二）疾病行为的类型

从上述定义可知，疾病行为并不等同于“疾病所致行为”，但却可归为“病感所致行为”。

根据个体的主观体验等差异，可将疾病行为相应地分为以下3类：

1. 主动疾病行为　指个体无论是否患有疾病，稍有不适即表现出明显“病感”的行为。此类个体一旦出现“病感”，随之对工作、家庭事务、甚至日常生活的适应能力均有所下降，或主动寻求医疗专业人员的帮助，或放弃责任和义务请求家人照料等。此类疾病行为，多见于对自身健康特别关注的个体、疑病性神经症个体或对药物依赖的个体。

2. 被动疾病行为　指个体尚无对所患疾病产生“病感”，或对所患严重疾病的程度认识不足，或出于其他目的不愿显现出“病感”的行为。此类个体大多对某些疾病的潜在威胁不在意；另有个体因扮演家庭、社会等重要角色，常常全身心地投入对家庭、社会所承担的责任和义务，或对某些不适无暇顾及，或不愿亲友担忧而掩饰“病感”。

3. 医源性疾病行为　指较多地发生在受暗示性较强的个体显现其“病感”的行为。此类疾病行为，多见于疑病性神经症个体及受暗示性较强的个体。随着医学知识的普及，某些疑病性神经症者经翻阅医学书籍也可发生“病感”。如受暗示性较强的患者仅因炎性咽喉肿痛，就查阅医学书籍关于食管肿瘤的症状描述，常无端猜测，机体受到暗示并出现吞咽困难、食水不进等相应“病感”，此即典型的“医源性”疾病行为。

※二、患者角色

（一）患者角色的概念

患者角色（sick role）又称患者身份，指被医师或社会确诊的身患疾病者应具有的心理活动和行为模式。

（二）患者角色的基本特征

1. 社会角色退位　当一个人被宣布患有疾病之后，就获得了患者角色，意味着个体对此前承担的社会及家庭的责任和义务将减轻或免除，从而得患者应享有的权利，其原有的社会角色就会部分或全部地被患者角色所代替。此时，患者角色在个体的全部社会角色中获得优势或主导地位，原有社会角色则退至次要、服从的地位。有的患病个体，甚至以患者角色取代了其他一切社会角色。

2. 求助愿望增强　任何个体处于疾病状态时，都需要寻求他人帮助，以缓解和驱除病痛。尽管有些个体患病前自身能力很强或社会地位显赫，却很少有患者能不求助他人而独自排遣病痛。患者大多具有积极求医的愿望，或本人主动上门寻医，或请求他人帮助就医。

3. 康复动机强烈　面对疾病带给人们的各种痛苦和损伤，患者强烈的康复动机不言而喻。患者会自主依据各自了解的疾病知识，选择自认为最佳的康复途径或方式。在此期间，医护人员的正确引导尤为重要，以免造成因患者缺乏疾病知识而事与愿违。

4. 自制能力减弱　因为疾病的发生、发展给患者带来躯体上的病痛和心理上的压力，当个体获得患者角色后，人们总是尽可能多地给予他们关注、同情和帮助。而从患者角度来看，大多数患者认同“疾病乃超出个人意志所控制范畴”的观点，加之其在疾病状态下常具有身心失衡、情绪多变等特点，易产生对医护人员及亲友的依赖，适应能力及自我控制能力均有不同程度下降。

（三）患者角色模式的主要类型

个体要进入患者角色，都会有适应与否的问题，有人适应较快，有人适应较慢；有人适应良好，有人适应不良等。患者角色行为适应不良，对其康复进程不利，综合起来主要有以下几种模式。

1. 患者角色强化　指患者对所患疾病出现心理反应过度等角色行为特征，如过度依赖医疗机构或医护帮助，过度要求亲友照顾等。他们夸大疾病的严重后果，对重返社会角色缺乏信心，担心失去患者角色再致健康受损等。患者角色强化的结果，通常是个体基本丧失与疾病抗衡的主观能动性，还可能对医护救治的正常秩序造成干扰。如有患者显得过于紧张，处处小心翼翼，或者在"病感"的陈述中小题大做，或者在康复训练中消极被动，有患者甚至再三纠缠或完全依赖医护人员的支持。

2. 患者角色减退　又称为患者角色淡化，指已经进入患者角色的个体，由于环境、家庭、工作以及社会角色、责任、义务等因素的影响而使患者行为减少或退出患者角色。与患者角色强化相反，患者角色减退主要表现为患者忽略自身疾病的严重程度或后果，仅凭主观感觉行事，即使医护人员提醒也不以为然。如有患者自认平素身体健康，遇有不适就撑一下，结果很可能贻误宝贵的就医时机，加重病情；有患者大病未愈便急于脱离患者角色，甚至参与不符健康状态的超负荷活动，致疾病转归过程受挫等。

3. 患者角色缺如　指患者未能正常进入患者角色。此类患者因不能接受现实而采用否认的心理防卫机制，虽然被医师诊断为有病，但患者本人否认自己有病，根本没有或不愿意认识到自己是患者，未能进入患者角色。比如有些疾病会影响就业、入学或婚姻等，使患者处于某种现实矛盾中而不愿承认患者角色。

4. 患者角色冲突　指个体在适应患者角色过程中与其患病前的各种角色发生心理冲突，使患者感到焦虑、不安、烦恼，甚至恐惧。同一个体常常承担着多种社会角色，患病意味着要从正常的社会角色向患者角色转化，但这并不意味着正常社会角色一定会完全消失。当某种社会角色强度超过求医动机时，患者就容易发生心理冲突。

※三、患者求医行为的基本类型

求医行为，指当人们感到身体不适，有"病感"或出现某种症状，主动请求医疗机构或医护人员给予帮助的行为。求医行为与前述疾病行为的区别在于，个体有疾病行为不一定伴随求医行为；但有求医行为者必然伴有疾病行为。求医行为大致可分为以下3种基本类型。

（一）主动求医行为

主动求医行为是指人们察觉"病感"或经他人提示而认同自己有病时，主动前往或要求家人陪伴就医的行为，在求医者中占绝大多数。

（二）被动求医行为

被动求医行为是指个体在产生"病感"后，未发生求医动机，在他人催促或强迫下不得已而形成的就医行为。被动求医者，在主动察觉"病感"者中也不少见，随着医学条件日益改善，一般家庭都备有常用药，略有不适，人们常以自行服药等办法应付。

（三）强制求医行为

强制求医行为是指某些对社会人群健康有严重危害的特殊患者，虽本人不愿就医，社会须对其给予强制医治或隔离的就医行为。如对某些烈性传染病、性传播疾病、某类具有伤害他人行为的精神障碍等患者采取强制就医行为。强制的目的是为了保证社会其他人群的利益，同时也是对患者个人负责。

※四、患者求医行为的影响因素

系统地分析患者求医行为的影响因素，对引导患者的适当求医行为具有积极意义。患者求医行为的主要影响因素如下。

（一）疾病认知

疾病认知适当与否，是影响患者求医行为的最主要原因。患者对其疾病的严重程度、预后及康复进程等信息的掌握，是其疾病认知的主要内涵。“病情严重但预后良好”的疾病认知，通常可促使患者主动积极就医；而“病情较轻但预后不好或康复进程过长”等疾病认知，则可能导致患者及亲属的消极求医行为。

（二）求医经历

求医经历，主要与患者对所求助医疗机构、医护人员的满意度有关。患者的求医经历，对其后续的求医行为多产生继发性影响。尤以首次或急危重情形下的求医经历对患者日后的求医行为影响重大。既往求医经历中有较强挫折感或留下深刻痛苦体验者，日后的求医行为就可能比较消极。

（三）医疗经费

医疗经费对患者求医行为的影响，主要取决于医疗费用高低、求医个体所承担的支付经费比例、人们对医疗经费的价值认同等。一般有医疗保险、无需承担高额医疗经费者的求医行为较主动；而无医疗保险、需自行承担高额费用、不能对所支付费用产生价值认同的个体，其求医行为多比较消极。

（四）就医条件

患者的就医条件，主要包括其就医场所的医疗设施、医疗水平、交通状况等。一般地说，医疗设施越先进、医疗水平越高、交通条件越便捷越易促成患者的就医行为。

（五）社会支持

对患者求医行为具重要影响的社会支持包括：亲友对患者求医行为的态度、个体的工作精力及职业目标等。一般情况下，亲友的关注和支持，有利于促成患者的主动求医行为。

（六）个体人格

患者的求医行为，还与其性格倾向、疾病体验、生存动机等个体人格因素密切相关。一个人乐观与否、对病痛的体验是否敏感、生存动机是否强烈等，均可影响其求医行为。生存动机强烈者、病痛体验较敏感者、对疾病预后乐观自信者等，其求医行为通常比较积极。

上述各种患者求医行为的影响因素，并非孤立或单一作用，常由多种因素交织作用，且对千差万别个体的求医行为所产生影响的性质和程度也不尽相同。

第二节　患者需要

患者除了具有和常人一样的各种生理和精神需要外，还有其特殊角色条件下的特定需要。

一、患者需要的基本特点

（一）患者需要的错综复杂性

在疾病的特殊状态下，疾病行为、患者角色引发的多种心理活动，促使患者的需要变得更加错综复杂。病痛困扰、与亲人分离、置身于陌生群体、面对特殊氛围、担忧疾病预后等，可使患者在短时期内同时产生多种较高强度的需要。身心失衡的患者，同时面对错综复杂的需要，极易导致其内在动机的多重趋避式冲突，继而致其身心健康遭遇较大挫折。

（二）患者需要的不稳定性

患者需要的错综复杂、始料不及等特征，还可引发患者需要的不稳定性。患者需要随其健康动态而不断变化，患者需要的主导地位也随之时常变更等。如某患者因病情明显好转，产生了归属和爱的强烈主导需求；一旦病情再次出现反复，其健康需求又成为其他需要的主宰。

（三）患者需要的不可预料性

进入患者角色后，个体日常需要的内涵可发生较大改变，一些平时未意识到的需要，突然上升至患者需要的重心，患者会因始料不及的需要而产生较强挫折感。健康个体通常很少关注衣、食、住、行等循环往复的日常需要，只有患病后部分或全部丧失日常自理能力的患者，才会深刻体验“平日习以为常、易如反掌的生活小事，突然间竟成了无法独自解决的难题”等滋味。如平素体魄强健的成年患者，突然因严重病残整日卧于病榻后，一时很难适应凡事须求助他人照顾的窘境，如需要有人协助进食、需要他人帮助排泄并处置排泄物，一切活动都被局限在两平方的病床上，想自理却力不从心，强烈的自尊心会令其无比难堪，进而导致其内心的激烈冲突，行为的不知所措等。

二、患者需要的主要内容

患者需要既有因人而异的独特性，也有众人相似的共同性。无论男女老幼、病情轻重，患者需要的共性内容主要涉及以下几点：

（一）健康需要

当疾病使人卧床不起、伤残个体丧失部分组织器官或某种躯体功能时，人们会愈发感到健康之宝贵。此时健康几乎成为患者的第一需要，康复的动机也极为迫切。有些患者由于迫切想要恢复健康，十分关注其病程中的每一个细微变化，稍有不适或病情反复，就情绪低沉、寝食难安，心理压力很大，甚至急功近利，不顾身体的承受能力要求缩短康复进程。因此，护士更应处理好患者对健康的迫切需求与康复进程之间的关系，科学地引导患者走向康复，重获健康。

（二）安全需要

安全是患者至关重要的需要，也是患者求医的主要目的。然而患者在疾病治疗期间，各医疗处置环节中常潜伏着威胁患者安全的因素，如院内交叉感染、药品的毒副作用、手术或特殊检查过程的某些意外，个别医护人员的工作失误广泛传播于患者等，都可显著增强患者的安全需求。如患者对医疗知识的一知半解或道听途说，常会在其接受治疗时顾及“肌内注射是否伤及坐骨神经”、“空气是否因静脉输液进入血管”、“手术是否有生命危险”等问题的发生，若不能从医护人员处获得及时、合理的解释，患者可长时间、持续处于焦躁难安的警觉状态，对其身心康复极为不利。医护人员的医德和技术也是患者获得安全感的基础，为了帮助患者缓解心理冲突，减轻精神痛苦，医护人员还应针对每个患者的具体情况做好心理疏导工作，使患者能够身心放松，感到安全。

（三）尊重需要

此类需要是人类特有的高层次需要，并不随患者原有社会角色的丧失而减弱，有些患者出于某种动机甚至强化其尊重需求。患者在患病后更希望得到他人的尊重、关心、重视其病情。愿听安慰与疏导的话语，自认为应受到特殊照顾、特别尊重，特别注意医护人员的态度，稍有不妥即视为对其不尊重而生气，对治疗不合作。有的患者进入新的人际群体后仍希望保持原有社会角色的优越地位，希望得到医护人员的特别关注，疾病过程中享有周全的医护照顾。有的患者则不愿把原有社会角色带入新群体，唯恐自己处于劣势而被医护人员忽略。

（四）归属需要

在取得患者身份前，个体的社会角色大多具有多重性，其归属和爱的需要，可从多方面获得满足。但患者角色的特殊性，却可能使个体的原有社会角色一时丧失，离开了朝夕相处的至爱亲朋，告别了彼此默契的合作伙伴等，都可使疾病状态下的患者，比任何时候更需要他人的情感支持。此间，患者往往产生更强烈的归属动机，需要新的人际群体的接纳、认可并争取在情感上被接纳为病室的正式成员，需要从同伴处寻求精神寄托，需要在温馨、和谐的人际氛围中排遣孤独，满足个人的归属感。

（五）安抚需要

疾病常可使人更多表现出情感脆弱的一面，即使平素看似意志坚强的个体，也会在疾病的特定状态下，难以自控地显露其脆弱，此即“患者等同于弱者”的特别渴望他人同情、安慰的心理需要。如许多病痛缠身的患者，突出地表现为情绪易激惹、任性、爱哭、行为幼稚等。病残所致不适及对疾病预后的担忧，令患者的情绪状态很不稳定，心理承受能力显著下降，且很在乎别人的态度，希望所有医护人员和亲友，都能和颜悦色、体贴入微，及时为之分忧解难；此时，医护人员的不经意言行都可能引起患者的较大挫折感。

（六）适应需要

一个人面临新的环境，往往茫然不知所措，甚至会产生焦虑感。患者住进医院，不只面对陌生环境，还要跟素昧平生、同样处于身心失衡状态的另一些患者朝夕相处。在患者这个临时的松散群体中，来自五湖四海、饮食、睡眠习惯迥然不同的个体集居一室，加之医院的作息制度与众多个体的日常习惯完全不符等等，都需要患者逐一适应。护士应及时予以干预和指导，使其尽快了解医院的各项规章制度，了解饮食起居规律，了解查房、处置、治疗时间，进而了解自身疾病的治疗原则及预后等。

（七）信息需要

患者的信息需要，较集中于其相关疾病的信息范围。如患者需了解医院各项制度，需掌握自己所患疾病的相关知识，需了解所患疾病的治疗方案和各种处置程序，需了解所在医疗机构的医护人员的专业水平、工作能力等。有患者甚至愿了解医护人员的个人兴趣、爱好等信息，试图以此为密切其与医护人员关系的渠道，为确保其切身利益作铺垫。针对患者的此类需要，医护人员可根据不同患者对所需信息的掌握程度，酌情给患者以疾病知识等专题宣教，帮助其较全面掌握准确、可靠的信息。

（八）刺激需要

病房是个狭小的天地，是个半封闭的特殊社会。患者刚入院感到处处陌生，事事新奇，但医院的生活环境，相对医院之外精彩纷呈的社会环境，寂静而单调得多。患者在医院的活动空间受限、范围狭窄、内容枯燥、色彩单一，患者的日常生活，始终围绕饮食、睡眠、治疗的“三部曲”循环往复，不久，患者刚入院时茫然不知所措的心情就会被厌烦情绪所替代，再继续下去就会感到无聊、度日如年。患者一旦从病痛折磨中解脱，其需要的主导地位，即从“健康、安全”等，转到寻求新鲜刺激等方面。

因此，医护人员了解了患者的此类需要，可适当为患者提供报刊，组织患者参与趣味性或公益性活动，引导至有利其身心健康的方向，也为其重返社会角色做好相应心理准备。

第三节　患者心理活动的一般规律

人的生理与心理是相互联系、相互影响的，当人患病后，可导致一系列生理功能、心理活动发生改变，其心理活动改变主要表现在认知、情绪情感、意志、人格等方面的变化，产生心理活动改变的原因主要缘于疾病和医护活动。护士应掌握患者心理活动的一般规律，帮助患者面对现实，正确认识疾病，以利于患者的康复。

一、患者心理活动概述

（一）患者心理活动的概念

患者心理活动一般是指在疾病状态下，由于疾病和医护活动的影响，患者出现一系列与健康人有所不同的心理现象，又称患者的心理反应。

患者患病后引起心理活动的原因，不仅限于疾病本身，而且与社会、心理、文化等有关。一个平素身体健康、心境平和的人，一旦进入疾病状态，会突然间变了个人似的，表现为精神不振、心烦意乱、忧心忡忡等。

（二）患者心理活动的反应形式

患者一旦知道自己患了病，在心理活动上必然会有反应，概括起来，患者易产生以下几种心理活动。

1. 患者的认知活动　疾病可引起个体的生理和心理应激，两者直接或间接地影响患者的认知活动，严重时可能发生认知功能障碍，出现感知觉、思维、记忆等方面的特异性和非特异性表现。

（1）感知觉异常：患病后患者的注意力由外界过多地集中在躯体和患病部位，感知觉的理解性、选择性、指向性及范围都会发生变化。患者感知觉异常的类型有：

1）躯体感受性提高：患者对外界正常的声、光、温度等变化特别敏感，如稍有声响就紧张不安；躯体不适时，主观体验强，察觉自己的心跳、胃肠蠕动或出现一些奇特的不适感觉；一些患者对自己的身体位置与姿势也异常敏感，如埋怨床单不平整、枕头低等。

2）躯体感受性降低：患者由于长期卧床，感受降低而发生压疮；也有的患者对饮食的香味感觉迟钝，吃饭味同嚼蜡，对食物过分挑剔。

3）时空知觉异常：有的患者有时间感觉错乱，分不清昼夜；有的患者感觉时间过得慢，常有度日如年之感；还有患者感知空间方位出现错乱。

4）幻觉：有些患者可出现幻觉症状，如截肢的患者可能出现幻肢痛。

（2）记忆异常：由于受到疾病应激的影响，许多患者有程度不等的记忆力减退，而且某些疾病本身也会影响患者的记忆力，如某些脑器质性病变、慢性肾衰竭等。患者表现为不能准确地回忆病史或记住医嘱，甚至有些患者对刚刚说过的话、做过的事都记不住。

（3）思维异常：主要表现为思维能力下降，决策时瞻前顾后、犹豫不决，有的患者干脆不愿思考，请医护人员或家属代为决策。另有些患者不能正确判断周围的客观事物，对周围事物特别敏感、胡思乱想、不信任周围人，例如，有时人们在正常的说笑也会导致患者的错误理解，引起患者的疑惑、厌烦或愤怒。

2. 患者的情绪活动　在各种心理活动中，情绪活动是患者最常见、最重要的心理活动。患者常产生的典型情绪活动有焦虑、恐惧、抑郁、愤怒等负性情绪。

（1）焦虑（anxiety）：是人们感受到预期要发生不良后果或威胁时产生的情绪变化，是临床患者最常见的情绪反应。焦虑是人们的日常生活中普遍存在的一种保护性反应，且适度的焦虑有益于个体更好地适应变化，有利于个体通过自我调节保持身心平衡等。但若个体产生过度焦虑或焦虑不当，则会对自己的身心健康造成不良影响。特别是那些因病痛而身心健康欠佳的患者，当他们出现烦躁不安、失眠、颤抖、呼吸急促等急性焦虑反应的症状时，常会认为自己患有严重疾患，随之而来的过度焦虑可能会使上述症状加剧，犹如“雪上加霜”，形成恶性循环。引起患者产生焦虑的原因很多，如患者面对陌生的住院环境，牵挂家中亲人，担心经济负担，担心失去事业、失去生活能力、失去家庭等。有些过度焦虑的患者甚至担忧疾病的诊治和护理的各个环节：如想住院治疗又怕发生交叉感染，想做详细检查又怕面对不良结果，想早些手术又怕出现意外，想用药物治疗又担心副作用等。根据患者焦虑的原因及表现可将其分为3种类型：

1）期待性焦虑：面临即将发生但又未能确定的重大事件的焦虑。常见于疾病初期未明确诊断、初次住院、等待手术、疗效不显著的患者等。

2）分离性焦虑：患者住院，与所熟悉环境或心爱的人分离，产生分离感而伴随的情绪反应。常见于依赖性较强的儿童和老人。

3）阉割性焦虑：自我完整性受到威胁或破坏时产生的情绪反应，常见于外伤或手术切除某脏器或肢体的患者。

（2）恐惧（fear）：是个体由于某种明确、具有危险的刺激而产生的一种负性情绪活动。恐惧对正常人群来说是一种保护性的防御反应，但持续时间长，过度的恐惧会对患者的康复带来不利影响。引起患者恐惧的原因有：医院特殊的氛围，有一定危险性的特殊检查、手术，预后不良或威胁生命的疾病等。临床上以手术和儿童患者出现恐惧最为常见。恐惧可导致患者出现坐立不安、烦躁、易激动、呼吸急促、心率加快、血压升高、肢体颤抖、尿频尿急等，并有恐怖、惧怕的感受，伴发逃避行为。

（3）抑郁（depression）：是以情绪低落为特点的消极情绪状态，常与现实或预期的丧失有关，如丧失健康、工作、家庭、经济收入等。个体由于疾病带来不愉快，多少都伴随着丧失，所以多数患者都会产生轻重不同的抑郁情绪。轻者表现为消极压抑、心情不佳、少言寡语、悲观失望、自我评价低、自暴自弃、放弃治疗，对周围事物反应迟钝等，严重者悲观绝望，有轻生意向和自杀行为。临床上以危重患者、预后不良或治疗不顺利、不理想的患者为多见。抑郁会增加确诊、治疗的难度，而且长期抑郁会降低患者的免疫力，导致病情加重。抑郁状态还会影响患者与医护人员的合作、患者与亲人朋友的关系，导致患者的社会支持减少。

（4）愤怒（anger）：是指个体因追求目标愿望受阻，感受到挫折时出现的一种情绪活动。美国生理学家爱尔玛开展的一项“心理状态对健康的影响”的研究表明，愤怒是对人的健康最有危害的负性情绪状态。多见于患者患病初期、疾病迁延不愈、治疗和康复受阻时。患者往往认为自己得病不公平，加上病痛折磨，生活不能自理，易急躁烦恼，自制力下降，容易激惹，行为失控。尤其一些争强好胜的患者，感到由于患病，事业和前途受到影响，更是容易出现不满情绪。医患关系和护患关系的冲突也容易引起患者的愤怒。

愤怒与其他负性情绪状态的一个显著区别在于，它既有溢于言表、易被察觉等特点，又有作用迅速、危害直接、恶性循环等特性。特别是有高血压、脑动脉硬化的患者，他们盛怒之下发生猝死的概率最高，特别需要得到医护人员的高度关注和及时疏导。

3. 患者的意志活动　对于患者来说，治疗过程是一个为达到康复目的而进行的意志活动。在这个过程中，患者会产生意志行为的变化。临床患者意志活动最常见的变化有以下几个方面。

（1）顺从依赖、主动性降低：依赖是患者进入患者角色后产生的一种退化或称幼稚化的心理和行为模式。患者住院后会担心亲人及朋友远离自己，怕受冷落、鄙视，希望亲人多陪伴，医护人员多关心自己。患者患病后变得幼稚、被动依赖，能胜任的事情也不愿去做，要求别人更多的关心、照顾。患者也通过自我暗示变得生活自理能力丧失或降低，故意呻吟不止，哭泣，以引起周围人的注意和关爱。

（2）敏感多疑、缺乏主见：患者患病后有时变得异常敏感，尤其是慢性病患者和诊断不明时表现更突出。患者对医护人员的建议半信半疑，想了解病情，但又对医生的解释有怀疑，疑心医生对自己的诊断有错，治疗护理不当。有的患者则表现为没有主见，自信心不足，暗示性增强，盲从甚至接受迷信说教。

（3）情感脆弱、易受激惹：患者在诊断、治疗和护理中，有不适或副作用，给患者带来心理压力和痛苦，需要患者用意志努力去忍受和接纳。但临床上有的患者表现软弱，情绪易冲动，不能忍受委屈和挫折，遇事容易气馁、妥协。

4. 人格改变　人格具有稳定性的特征，一般很难发生改变。但由于某些特殊情况下，例如，有些慢性迁延性疾病、致命性疾病、截肢、毁容等，会导致个体人生观、价值观和世界观的改变，故而引起人格的改变。

知识链接

患者的人格类型

前苏联一位学者，曾按患者的人格表现把其对疾病的认识和态度归纳如下：

1. 精神衰弱型　指对疾病充满不安和恐惧、坚信自己的处境极坏，并等待一切严重后果。他们到处打听，访问一个又一个病友，找一个又一个医生，无论怎么劝解，都觉得大量不悦持续袭向自己。患者失眠，多梦，意志减弱。

2. 疑病型　患者有一定的医学知识，常读医书，常把医学书中叙述的病状想象成为自己的，敏感多疑，主诉症状往往十分逼真；患者到处求医，尽管经多次检查都找不到疾病的证据；患者却自认为“半个大夫”，不相信检查结果，不放弃患者角色，甚至成为“职业患者”。

3. 歇斯底里型　患者的最大特点是极度夸大地描述自己的病情，逢人便说自己的病多么不一般。他们认为，自己的痛苦任何人都没有遇到过，始终说自己身体不适，企图引起周围人的关注。

4. 漠不关心型　患者通常否认自己有病，甚至拒绝体检和医疗措施，有时面对严重疾病，患者情绪仍然很高，表现得像正常人一样。特别应该指出的是，一些有医学知识的人，包括医务人员，常常可能对某些疾病的早期症状，用合理化方式来解释，以表明自己不会得重病，因而延误了治疗时机。

二、患者心理活动与疾病严重程度的关系

（一）患者的心理活动强度与其“疾病认知”严重程度的关系

疾病本身的轻重缓急与痛苦程度，对患者的心理活动都有直接影响。但是患者的“病痛程度”感受，通常有较强的主观色彩，即患者所认识的疾病严重程度，与疾病的实际严重程度不一定呈正比。患者的病痛感受深浅，更主要是源于患者对疾病的认知程度。

患者对疾病的认知程度，具体表现在对疾病信息的耐受性和敏感性。一般情况下，对疾病信息的敏感性强且耐受性差的患者，总是过高估计其疾病的严重程度。例如，某些高度敏感的疾病早期患者，虽然医师诊断为“器官功能良好”，并被告知：“目前完全具有正常人的生活和工作能力，只要定期检查，注意休息、合理安排工作等。”但有的患者因担心病情进展而整天卧床不起，对其身体因“失用性减退”而发生的乏力等现象感到极度恐惧。又如某些疑病倾向而无实际病痛的患者，易轻信江湖巫医对疾病严重程度的恐吓，对“莫须有”的疾病诊断极度恐慌。相反，对疾病信息的敏感性差且耐受性高的患者，总是过低估计其疾病严重程度。例如，某些患者虽然有威胁生命的严重疾病，但因未发生“病感”而固执地认为身体一向很好，也不会产生由于疾病所致的心理活动。

（二）患者心理活动强度与其疾病实际严重程度的关系

个体受其个性心理特质的影响，对疾病的认知程度有显著差异，从而影响患者的心理活动。患者心理活动与其疾病实际严重程度的关系呈正比，一些平日乐观、开朗及自制力较强的个体自知患重病后，会因为疾病的严重后果而产生复杂心理活动或激烈内心冲突。这类患者虽然他们通常能够冷静面对现实，一般不会有过激情绪状态或极端冲动行为，但他们同样会对疾病所致严重后果产生恐惧感。因为任何正常心理活动的个体，都不会对其可能面对的“死亡威胁”无动于衷。所患疾病越严重，恐惧感越强烈。

三、患者心理活动与年龄的关系

患者心理活动也遵循个体心理发展的基本规律，因不同年龄阶段而产生的患者心理活动也不同，主要有以下特征：

（一）患者心理活动的复杂性与其年龄增长的关系

1. 婴幼儿患者　婴幼儿除疾病所致不适而哭闹不止，基本不具备其他心理活动的能力。婴幼儿所表现的是依赖母亲、“皮肤饥饿”等心理活动。

2. 儿童患者　儿童患者的突出特点是年龄小，对疾病缺乏深刻认识，心理活动多随活动情境而迅速变化。随着个体自我意识的增长，儿童有了主体与客体的概念后，便逐渐产生自我保护意识和对死亡的恐惧，但此时疾病对其产生的健康危机感，一般比较抽象、含糊，所以他们因疾病而导致的心理活动也比较单纯。如患儿看到同龄人患重病死亡时，可能还以为小伙伴睡着了；稍微年长些的患儿，可能会有偶然、短暂的恐惧或伤感，可出现行为反应，但他们仍无法理解“死”的概念，儿童天性中的无忧无虑也很快得到恢复。多数患儿还因文化水平较低，不懂得其疾病的严重性，没有成人般的担忧或牵挂。

3. 青少年患者　在青少年向成年过渡的年龄阶段，患者因疾病而产生的心理活动逐渐变得复杂，对于自己患病这一事实会感到很大的震惊，同时他们也开始懂得关注自己的疾病预后，重视自身的健康问题，主观感觉异常敏锐，而且富有好奇心，事事询问：为什么打这个针、吃这个药？病程需多长？会根据已知疾病知识做出各种推测及担忧未来等。但大多数年轻患者因疾病而产生的心理活动，基本围绕自己与疾病的这个中心，一般也不会太复杂。

4. 青壮年患者　青壮年患者，其心理活动是疾病过程中最复杂的阶段，在这个时期，青壮年的社会角色比较突出，既是家庭的支柱，又是社会的中坚力量。当他们受到疾病折磨时，心理活动尤为沉重和复杂，他们担心家庭经济生活，牵挂着老人的赡养和子女的教育，又惦念着自身事业的进展和个人成就等。尤其是事业上“如日冲天”或距离成功仅“一步之遥”的患者，更是难以自拔地陷入“要事业还是要健康”等强烈心理冲突中。

5. 老年患者　老年人尽管理解衰老是生物体不可抗拒的规律，但一般都希望自己尽量健康长寿。他们自己不服老，也不希望别人说自己衰老，表现出强烈的惧死心理。有的老年患者在疾病过程中的心理活动，比青壮年患者似乎单纯许多，当其自以为基本完成了对家庭和社会应尽的人生义务时，通常能比较平静地对待病痛，可以没有太多的牵挂和遗憾。还有的老年患者对疾病治疗过程可能存在的风险，比中年患者更有思想准备。随着现代医学发展，人们健康水平的普遍提高，老年患者已不再满足于多活几年，而是追求生活质量的提高。

（二）患者心理活动的外显性与其年龄增长的关系

患者心理活动的外显性，即患者对疾病的情绪表达。患者心理活动的外显性与其年龄增长成反比的规律。患者年龄越小，其心理活动的外在表现与其内心体验越相符。一般患儿总是用最直接的情绪表达形式，例如，哭闹等易被他人识别的外显行为，表达对疾病的主观体验。在“患者心理活动的外显性与其年龄增长成反比”的规律中，老年患者可有例外，尤其一些高龄老年患者因其自身已发生“退行性”心理活动特点，会出现类似“稚童”的心理活动特点。

随着个体社会化的发展和自我意识的不断成熟，人们开始学习如何适应社会，按照社会化标准来规范自己的行为，逐渐形成维护自身形象等自我保护的心理现象，学会根据他人评价调节自身行为等。个体发展到一定阶段，能掩饰内心的真实情感。个性的情绪外显程度与患者的动机、个性特征、患者个体疾病的承受能力等因素有关。

四、患者心理活动与疾病治疗方式的关系

患者心理活动在其治疗方式上的反应特征，与其在疾病严重程度上的反应特征基本相同，主要是与疾病治疗方式是否对患者造成损害或创伤以及患者对疾病转归的利弊影响程度

有关，同时与其对疾病治疗方式的认知程度有关。

（一）患者的心理活动强度与其对疾病治疗方式危险程度认知的关系

患者对疾病治疗方式危险程度的认知，与患者的医疗知识背景有一定的关联。据有关实践的报道证明，对其疾病的治疗方式的危险程度估计过高的患者，其中自己是或曾经是医务工作者的占相当一部分。特别在其接受风险较大的治疗时，总会过多的联想曾经直接或间接经历过的最严重的不良预后，因而由疾病治疗方式所致的心理活动强度也特别高。例如，有的医务工作者患病需手术时，因始终对手术过程中可能发生的各种意外极度担忧，处于高度亢奋的紧张状态，引起痛阈降低，迫使麻醉师不断增加麻醉药用量，从而可能出现因术中麻醉用药达到较高浓度，造成严重后果的现象。

（二）患者的心理活动强度与其疾病治疗方式的实际危险程度的关系

患者的心理活动强度与其疾病治疗方式的实际危险程度成正比。患者对手术治疗方式的心理活动，按医院管理制度及卫生法规，对手术治疗患者，无论大、小、复杂或简单，术前都必须将麻醉、手术中可能出现的各种意外情况和术后并发症等向患者及亲属交代清楚，并要求患者或亲属签字以示认同。医师在进行术前谈话时，一般都采用同一模式。于是，无论接受疝气手术的患者或是接受右侧全肺切除手术的患者，同样都要面对"手术中可能出现麻醉意外而心搏骤停，可能出现术中大出血，可能出现术后感染"等一系列令其难以认同的术前交代。尽管这两类手术风险截然不同的患者，对疾病治疗的认知危险程度受到相似的"术前交代"影响，但他们因手术而产生的心理活动强度还是不可能等同。手术前晚，将接受疝气手术的患者可能若无其事，晚间安静入睡；而将接受右侧全肺切除手术的患者，则可能因对手术切除肺会不会影响肺功能而彻夜难眠。

第四节　不同类型患者的心理反应特征

临床上不同类型患者有不同的心理反应特征。门诊患者关注得什么病；急诊患者担心自己是否会立即死亡；慢性病患者的人格改变及社会适应问题；传染病患者精神需要的缺失；手术患者术前、术中、术后的各种应激；癌症患者死亡的威胁；瘫痪患者的心理危机；临终患者对生的依恋等。

一、门诊患者

门诊患者最关心的问题是自己患了什么病，希望明确诊断，能否很快治愈，有什么特效药，最好不要住院治疗。根据这些特点，门诊患者的心理反应特征主要有以下几个方面。

（一）茫然、期待

患者到医院后，在陌生而复杂的环境中感到不知所措，去哪里挂号、就诊、检查、取药，迫切希望有医护人员引导，以便及时就诊和治疗。

（二）争先就医

患者挂号后在人满为患的候诊大厅等待就诊，大多希望少耽搁时间、快速就医。此时还由于疾病状态下，患者的情绪易激惹，出现争先就医的心理及行为，往往容易引起患者之间的冲突。例如，诊察室门前的拥挤，分诊台前的反复询问、诊疗医师身边的围观等，都是引起患者争执的导火线。遇到病情较重或过去诊断不清时，患者表现出焦虑不安、烦躁，更是迫切希望早就诊，以明确诊断。

（三）慕名择医

初诊的患者出于对自己的疾病知之甚少，因而希望有经验、技术好的医师诊治。有的患者不惜舍近求远、慕名而来，选择技术高明或熟悉的医师诊治，为了争取有限的专家门诊名额，情愿花费几小时排队挂号或想方设法托熟人、找关系等。

（四）诉说杂乱

患者就诊时，心情常较紧张。由于就诊时间短，患者为了使医师详细了解病情而急于诉说，但又不知怎么说，所以诉说病情时杂乱无章，有时连医师介绍的治疗方案、检查方法也没听清楚，继续停留在医师身边问这问那，不停地诉说其请求。

（五）求全、求新

此类心理特征较多发生于享有医疗保险的患者或一些疑病患者。患者期望以此就能解决所有问题，不管是否病情需要，要求医师检查内容全面，诊断方法先进，用药高级。在这种求全、求新的心态支配下，有的患者认为医师的处理意见与其期望不符，与医师纠缠不休。

二、急诊患者

临床观察表明，急诊患者心理活动十分复杂，多种多样，但病情处于急诊阶段的患者，其心理特征又有共性可循，主要表现以下几个方面。

（一）情绪急躁、冲动

由于患者对突然患病缺乏足够的心理准备，还没有来得及安排好自己的工作、学习和家庭生活，顾虑重重，对复杂的病情缺乏治愈的信心，对反复检查失去耐心，从而导致患者焦虑、急躁。同时患者还由于病情凶险，大多伴有情绪冲动，理智不足，高度关注其自身健康问题，对任何认为有可能影响康复的细节都非常敏感、计较。例如，有的患者及家属甚至无视必要的秩序，一味强调自己优先就诊的理由，与其他患者或医护人员发生冲突；有的患者一见医护人员，就求助般地大呼小叫，并伴有纠缠医护人员的行为。

（二）紧张、恐惧

患者因起病突然或遭受意外使生命危在旦夕，抢救过程、抢救时的各种声音、医护人员抢救时的严肃面孔和抢救时用的各种仪器及设备等都会引起患者的紧张和恐惧。此外，疼痛、出血等症状也会引起患者巨大的心理压力。例如，心肌梗死患者可因持续性剧痛而产生濒死的极度恐惧、惊慌失措，担心自己是否会立即死亡。

（三）焦虑

急诊患者病情危重，只要神志清楚，均可有不同程度的焦虑。但不同的患者引起焦虑的原因有所不同。例如，急性疾病住院治疗，突然与熟悉的人和环境分离，一时难以适应医院陌生的环境，出现分离性焦虑；伤残、毁容的患者，由于自我完整性受损，担心将来影响工作和家庭生活，产生阉割性焦虑。

（四）孤独、抑郁

急诊患者因病情需要住进重症监护病房，与外界隔离，面对的是天花板、监护仪、呼吸机、除颤仪、输液导管、氧气导管等；听到的是单调的仪器工作声、医护人员严肃的谈话声。同病室的病友因病情严重彼此不相互交谈，家属探视受到病情及时间限制，医护人员与患者的谈心也不多。在这环境中，患者感到孤独无助、抑郁、无聊，烦躁不安，整夜难眠。

（五）愤怒

急诊患者出现愤怒情绪，常见于自杀未遂者、意外伤害者，常因蒙受挫折和委屈而引起愤怒，失去自制力；自感救治无望者也因自认不该患某类疾病，抱怨命运不好，也易产生愤怒情绪；此外，持续疼痛也容易转为愤怒。患者的表现为：烦躁、怒目、咬牙、哭泣、尖叫或呐喊不停、寝食难安，同时伴有呼吸、心率加快，血压、血糖升高等。

三、慢性病患者

随着医学科学的进步与发展，使得许多严重急性病症患者经抢救得以生存，同时也使残留不同后遗症的慢性病患者显著增加。此外，人口平均寿命延长，年迈体衰的慢性病患者日趋增多。慢性病已成为危害人们身心健康和生活质量的主要问题。慢性病患者心理受病因复杂、病程长、易反复、病情时好时坏、疗效欠佳、甚至终身带病等因素影响，患者易出现人格改变及社会适应等问题，其心理特征有以下几个方面。

（一）抑郁心境

长期的慢性疾病使患者失去劳动力，事业和家庭等蒙受损失，认为自己的疾病成为他人的累赘，自我实现的需要无法满足，从而出现愁闷心境，意志被消磨；加之疗效欠佳，丧失治疗信心和生活热情，甚至产生消极意念，还会担心被亲友嫌弃、邻里鄙视。患者表现为忧心忡忡、愁眉苦脸、吃不好、睡不着、自责、孤独、沉默不语、漠视和悲观失望，甚至有“生不如死”的心理或轻生念头。

（二）怀疑与不遵医行为

疾病久治不愈或反复发作，可使患者逐渐产生诸多疑虑，他们常年在猜测中度日，情绪起伏不定，怀疑治疗方案是否正确，甚至无端怀疑患有不治之症。有的患者要求其他医师会诊，有的擅自到院外治疗，甚至有的患者经常翻阅与其所患疾病相关的书刊，对其疾病的发生、发展及预后有所了解，但大多是一知半解，便自行更换自认为有效的药物。

（三）归因转移

有的慢性病患者当自己不能达到理想的治疗效果时，将原因归于他人，怨天尤人，以减轻痛苦。他们表现为向医护人员及家属提出过高的要求，责怪家人未精心照料、医护人员未用心治疗和护理，挑刺、任性、易动感情，常将焦躁情绪迁怒于他人，从而导致与家人之间和医护之间的关系紧张。

（四）依赖他人

慢性病患者一旦进入患者角色，便习惯别人的照顾和关心，由此“继发获益”更强化了患者的信赖心理。此时患者角色强化容易成为患者身心康复的巨大障碍，甚至妨碍其疾病的转归。其中尤以女性患者较明显，她们自身情感较脆弱、依赖性强、加之病程长、体质弱，更渴望他人给予更多的关照，担忧离开医护人员的密切关注后病情会加重等。

四、传染病患者

传染病患者一旦被确诊，不仅蒙受疾病的痛苦折磨，更难以承受因传染病的特性而导致精神需要的缺失。例如，传染病隔离制度会限制部分患者爱与归属、社会交往等需要，引起患者心理的剧烈变化。传染病患者其心理特征如下。

（一）恐惧

传染病患者恐惧心理较典型的是2003年春季肆虐全球及我国的严重急性呼吸综合征（SARS，又称传染性非典型肺炎），该病具有致病原因不明、传染性强、预后差等特征，在人群中引起了极大的恐慌，更使SARS患者的身心雪上加霜，许多患者病愈解除隔离后却患上“SARS后抑郁症”。

人群对其他各类传染病，同样也存在恐惧心理。例如，有些乙型病毒性肝炎（简称乙肝）患者不理解隔离的目的和意义，有些患者觉得医护人员害怕他们、嫌弃他们，亲朋好友也疏远他们，患者感到自己处于一种独立无援的境地，加重了恐惧心理。

（二）孤独

传染病患者一旦进入患者角色，其心理、行为即与周围的人群划了一条鸿沟，自我价值感受到失落，感觉与他人望而生畏、遭人嫌弃、自认倒霉，产生孤独。另由于住院治疗，医院对传染病室的患者实施严格隔离，患者的行动常被限制在一定范围之内，加之严格的探视制度，患者不能经常与家人和朋友见面，患者之间因病种的不同也不能相互来往。所以，患者往往感到生活单调乏味、精神空虚无聊，也使患者产生孤独感。

（三）急躁、担忧

这种心理常见于慢性传染病患者。由于住院时间长、病情易反复、难根治等特点，患者情绪易急躁，担忧疾病的预后。病情反复时情绪难以控制，日夜盼望得一灵丹妙药，或者消沉哭闹，甚至不配合治疗，直接影响患者的康复。

（四）不安全感、多疑

有些传染病患者在住院期间害怕再染上其他传染病，因而在病室内过分小心谨慎，过分疑虑，不敢活动，不敢接触病室内的各种物品。有的患者治病心切，搜集各种相关的治病信息，对周围事物敏感多疑。例如，经常揣度他人尤其医护人员谈话的意义。

（五）悲观、绝望

这种心理多见于病程长、病情重、经济条件较差的患者。18～30岁的青年患者也有悲观绝望的情绪。未婚青年担心由于乙肝的传染，影响个人问题的解决；已婚青年担心婚后的幸福及家庭的破裂。由于病痛长期折磨，经济难以承受，造成思想负担沉重，终日烦躁不安，情绪不稳定从而产生悲观、绝望的心理。

（六）自卑

这种心理常见于出院患者。传染患者出院时担心仍有传染性，出院后会传染给亲人和朋友，更担心因患过传染病而影响工作、学习和社会交往，此时患者心理复杂，表现为忧虑不安，过多询问。

五、手术患者

在临床上，许多疾病应用手术治疗，但手术是创伤性治疗，手术过程的组织损伤、疼痛、出血、术后功能丧失或发生并发症，手术导致患者的社会角色功能及生存质量发生改变，都是严重的心理应激，可导致患者在术前、术中、术后各个时期出现不同的心理活动，严重者影响手术效果及术后康复。

（一）术前

1. 恐惧不安　术前患者心理活动特征主要为恐惧、焦虑和睡眠障碍。患者在术前由于缺乏对手术的了解，对手术成功和效果信心不足，害怕术中疼痛，甚至死亡等，可引起明显的心理应激活动，感到焦虑、担忧和恐惧，让患者在术前食之无味，夜不能眠。

2. 矛盾心理　手术必须经患者或家属同意签字后才能进行，此过程可使患者陷入“趋避冲突”的矛盾心理，患者既想手术治疗，又怕手术治疗，同意手术后又想挑选技术过硬的手术医师，有的借口拖延手术日期或拒绝手术，有的患者由于害怕手术，刚进手术室便大汗淋漓、心跳呼吸加快、血压升高，不得不暂缓手术。

3. 紧张、焦虑　术前的紧张、焦虑，是多数手术患者常见的心理活动，其焦虑的轻重程度影响手术治疗的效果。轻度焦虑是患者正常的心理适应性活动，有利于机体生理功能的调节，治疗效果好；严重焦虑者预后差；无焦虑者预后不佳，他们对手术及医生存有过度的心理依赖，对手术危险性及术后并发症等缺乏足够的心理准备，一旦遇到现实困难，将措手不及，一筹莫展。

（二）术中

术中患者的心理活动主要是对手术过程的恐惧和对生命的担忧。局部麻醉和椎管内麻醉的患者，手术过程中都处于清醒状态，虽然患者看不到手术的情况，但是患者的注意力高度集中在手术过程的各种信息上，尽力去听、去猜测，会根据医护人员的谈话，来推测自己病情严重程度以及手术进展情况。总之，手术中的微小变化都可能影响患者的心理活动。

（三）术后

术后的患者，多会出现疾病痛苦解除后的轻松感，在术后出现一段积极的心理活动期。许多患者度过了手术关，脱离生命危险期后，便可进入失望、无助、沮丧、忧虑和悲观等心理活动。尤其当手术使部分脏器切除功能丧失或体貌改变时，就会引起一些不良的心理活动。进而表现出易激惹、睡眠障碍、食欲减退、焦虑、恐惧等。例如，部分脏器切除后的患者担心术后影响功能而忧虑；甲状腺手术患者因担心手术损伤喉上神经、喉返神经所致的声音嘶哑而恐惧；女青年患者面部手术时，担心手术影响容颜而紧张焦虑；乳腺癌根治术患者担忧自我形象改变而悲观。

六、癌症患者

癌症一直以来因高死亡率而使患者产生强烈的心理活动。尽管当前临床诊治技术的不断进步，癌症患者的治愈率和存活率都得到显著提高，但大多癌症患者仍因“死亡的威胁”而承受着巨大的心理压力。然而癌症患者的消极心理活动，又恰恰是其身心健康和生命质量的“宿敌”。癌症患者的消极心理活动都可归因于人之本能地畏惧死亡。患者确诊癌症后的心理特征如下。

（一）癌症早期

患者被确诊癌症，早期一般能持较乐观的态度，因为随着“癌症早期诊治可以治愈或获得显著疗效”的宣传日益深入人心。患者大多数经过一个短暂的较强心理活动后，便会产生积极配合治疗的主导心理需求。但有些癌症早期患者，由于治病心切，动机冲突强烈，又有可能陷入“病急乱投医”的误区。例如，有些癌症早期患者一方面首选具有权威性的大医院就医；一方面又容易道听途说，四处搜集各种秘方、偏方。有的患者甚至在多种治疗方案面前犹豫不决、心神不安，他们担心自己身体体质差，经不起化学药物治疗的副作用，他们盲目地去尝试疗效奇特的祖传秘方等，结果反而延误宝贵的治疗时机。

临床上还有部分癌症早期患者，虽然他们并不否认自己面对的“残酷现实”，但又经常幻想着奇迹出现。他们对手术等“根治疗法”抱有很高期望；或心存侥幸地企图通过各项重复检查，推翻先前已被确诊的癌症临床诊断。例如，患者已确定为肺癌经手术后，化学药物治疗时，分明对其所患疾病已十分清楚，当别人问及他“患什么病”“用什么药治疗”时，患者的回答却是：“患肺炎，静脉输入的药是消炎的。”这类患者的心理还最不愿意听到医护人员说：“你患的是癌症。”似乎只要一天未听到“权威宣判”，自己就会有更多的希望和生机。

（二）癌症晚期

癌症晚期患者的心理活动，大多数对身心状态都具有负面影响，主要包括癌症患者病情反复时的心理活动和癌症患者临终前的心理活动。

1. 病情反复时　癌症患者经治疗缓解后又复发，他们的心理活动也随之更加复杂。一方面，他们希望自己的病症再次得到缓解；另一方面，又很难排遣“病情恶化”的阴影，寝食难安。患者产生很强的孤独感，内心介于期盼希望和陷入绝望的激烈内心冲突之间。同时，由于癌症治疗所带来的各种副作用，也增加了患者的心理压力。由于癌症治疗多有破坏性，例如，化疗药物引起脱发的副作用，损害患者外形，导致患者的不悦和恐慌；又如，各种根治手术给患者的组织器官造成毁损性后果，特别是性器官恶性肿瘤的根治手术，对未婚的年轻患者或已婚的中青年患者的打击尤其沉重。

2. 病情恶化　当患者得知所患癌症治疗无望或病情恶化时，他们通常有短暂的否认、抗议或愤怒等偏激的情绪反应；紧接着便进入忧郁、紧张、恐惧等消极心境状态，并伴有严重的睡眠障碍等。病情进一步恶化，死亡逐渐逼近时，有些患者更易感到万念俱灰、厌世轻生，有的患者拒绝治疗，特别是一些性格内向的患者，更是沉默寡言、痛不欲生。

由于长期的折磨，他们感到疲倦不堪，基本已认可癌症的不良预后，也放弃了与癌症的抗争，表面平静，态度消极或敌视。有的患者因承受不了疾病的癌性疼痛，希望早些结束生命获得解脱。

知识链接

案　例

患者季某，女性，27 岁。因体检发现右侧乳房有直径约 1.9 cm 的肿块。她去了多家医院做检查后，选择某医院住院治疗，入院后因肿块性质未定，季某虽然担心肿块是恶性的，但表现得还是较乐观，自认为应该良性的可能性较大，手术切除后就好了。医师首先对季某在局部麻醉下进行肿块切除，术后病理检查确诊为乳腺癌；需要进一步进行乳腺癌根治术。患者得知消息后，顿感大祸临头，极度恐惧，表情痛苦，泪流满面。虽然术前医师已告知过肿块性质可能良性，也有可能是恶性，但患者还是不能接受事实，感到自己年轻，手术后会影响自我形象、今后恋爱、结婚及家庭等一系列问题。患者再次手术后，整天忧心忡忡，焦虑不安，精神委靡。患者在化疗期间由于脱发引起自我形象紊乱，更是少言寡语，情绪十分低落，不思饮食，失眠等。

七、瘫痪患者

（一）恐惧、焦虑

患者突然由健康变为瘫痪，在这突然致残的重大打击下，造成了瘫痪者心理危机，表现为惊慌失措、恐惧、焦虑、愤怒及睡眠障碍等。

（二）自卑、抑郁

患者由于身体残疾，易产生自卑、悲观、失望情绪。也有的患者会出现猜疑、易激惹等心理活动，更严重者会产生自杀企图。

（三）依赖、退化

患者身体瘫痪，剥夺了患者的生活技能，使其处于依赖状态。患者过多地要求周围人的关注和关心，要求别人替自己做本可胜任的事情，且当此需求得不到满足时，又感到孤单、自怜。

（四）人格改变

瘫痪对患者影响极大，有时可致其人格发生变化。例如，有的患者变得敏感、多疑，可视他人的好意为动机不良；原来平和、乐观、积极向上的人因瘫痪而变得悲观，情绪低沉，脾气暴躁。

八、临终患者

临终患者由于疾病的折磨，对生的依恋，对亲人的挂念及对死亡的恐惧等，其心理活动和行为反应极为复杂，而且每个人接受死亡的心理状态又因个人的道德观、教育、经济状态及家庭等不同而各异，心理活动十分复杂。临终关怀学的先驱 E. Kubler Ross 通过对四百多名临终患者的访谈、观察和研究，将大多数面临死亡的临终患者心理活动变化分为 5 个阶段。

（一）否认与震惊期

患者得知自己患有绝症时，多数人对这个突然的“噩耗”极力否认和怀疑，第一个反应就是“不。这不会是我，可能搞错了，那不是真的”。感到震惊和恐惧，甚至出现木僵状态。认为医师诊断错误，或结果与别人混淆了。于是怀着侥幸心理，四处求医，希望先前的诊断是误诊。听不进对病情的解释，同时也无法处理有关问题或做决定。

（二）愤怒期

患者病情趋于恶化或疾病的诊断被证实，否认难以维持，加上极大的病痛，经过各种治疗无效，强烈的求生愿望无法满足，知道自己生命岌岌可危了，开始埋怨自己的命运，产生“为什么是我？这不公平”的愤怒和嫉妒等心理活动。通常患者把愤怒和怨天尤人的情绪迁怒于家属、挚友或医护人员，对周围一切厌烦，充满敌意，甚至有攻击行为，不配合或抗拒医护工作，如有患者拔出导管或注射针头，以发泄愤懑。

（三）妥协期

患者经过否认、愤怒后，逐渐意识到对身体不利，开始由愤怒转入妥协，适应和接受痛苦的现实，虽不能恢复到原来的情绪状态，但求生的欲望增强，心理状态显得平静、安详友善、沉默不语，设法阻止死亡的到来，延长生存时间和减轻痛苦，积极配合医护工作。渴望得到灵丹妙药，或医学出现奇迹，使病情得到好转，对未来充满希望，同时也希望得到生理上舒适、周到的护理，得到医护人员和家属精心的照顾，获得短时间身心舒适。

（四）抑郁反应期

患者虽然积极配合治疗，但疗效不能令其满意，发现身体状况日益恶化，知道自己生命垂危，死亡将至，存有的希望破灭，生的欲望不再强烈。同时，疾病带来的折磨，频繁而痛苦的检查和治疗，经济负担的加重等，使患者极度悲伤、沮丧、绝望，导致抑郁。有的患者表现为沉默，对周围事物漠不关心，讲话少；有的患者深深悲哀，哭泣；有的患者急于安排后事，留遗嘱。此时，患者不愿孤独，希望得到亲人及更多人的同情和安抚。

（五）接受死亡期

这是垂危患者最后阶段。有些患者表现平静、淡漠，产生“好吧，既然是我，那就去面对吧”的心理，接受即将面临的死亡事实，等待与亲人的最终分别。患者对一切漠视超脱，冷静地等待生命的终结。

自学指导

【重点难点】

1. 学习重点：患者求医行为的影响因素；患者需要的主要内容；患者心理活动的一般规律；不同类型患者的心理反应特征。

2. 学习难点：患者角色模式的类型；患者需要的基本特点；门诊、急诊、慢性病、传染病、手术、癌症、瘫痪、临终患者的心理反应特征。

【考核知识点】

1. 患者的疾病行为、求医行为的主要类型。
2. 患者角色的概念、基本特征。
3. 患者角色模式类型及求医行为的影响因素。
4. 患者需要的基本特点。
5. 患者需要的主要内容。
6. 心理活动概念、反应形式。
7. 心理活动与疾病严重程度、年龄、疾病治疗的关系。
8. 不同类型患者的心理反应特征。

【复习思考题】

1. 患者求医行为的影响因素有哪些？
2. 患者需要的主要内容有哪些？
3. 何谓心理活动？其反应形式有哪些？
4. 简述心理活动与疾病严重程度的关系。
5. 简述心理活动与疾病治疗的关系。
6. 简述门、急诊患者的心理反应特征。
7. 简述慢性病、传染病患者的心理反应特征。
8. 简述术前、术中、术后患者的心理反应特征。
9. 简述临终患者的心理反应特征。

10. 简述瘫痪患者的心理反应特征。

11. 简述癌症患者早期、中期、晚期的心理反应特征。

〔付　蓓　裘兴梅〕

第七章 护士角色人格及其优化

【学习目标】

1. 掌握：

(1) 角色人格、护士角色人格的概念及内涵。

(2) 护士角色人格要素特质的特征及主要内容。

(3) 护士个体人格与职业角色人格的匹配模式。

(4) 职业倦怠、职业紧张的概念及护士角色人格的优化途径。

2. 熟悉：

(1) 护士角色人格的形象及历史演变。

(2) 霍兰德职业兴趣理论及护士个体人格与职业角色人格的匹配原则。

(3) 职业态度与价值观教育形式及可操作性职业角色行为模拟训练内容。

3. 了解：

(1) 帕森斯职业指导三要素。

(2) 护士职业心态的影响因素。

【自学时数】 3学时。

马克思曾说过，人的本质是其所有社会关系的总和。从事某一职业的社会群体会自觉或不自觉地表现出相似的角色行为特点，例如警察的干练、教师的严谨、秘书的缜密等。护士角色人格，又称为护士职业心理素质，是个性心理学中“人格”、社会心理学中“角色人格”等概念的外延。随着生物-心理-社会医学模式的转变，护士的作用日益凸显，护士角色人格及其优化是护理心理学学科理论的重要组成部分，不仅关系到护士自身的身心健康，而且直接影响到护理人才的培养质量，从而影响着人类的健康事业。

第一节 护士角色人格概述

一、护士角色人格的概念

角色是社会行为的中心概念，各种社会角色彼此交织互动显示出整个社会的组织与功能。每个人在多层面、多方位的人际关系中均有不同的身份和地位，而社会角色就是与这种特定社会地位相联系的行为规范和行为模式。虽然每个人同时承担多种角色，但具有相似行为模式的某一社会角色的共性化人格特征一经形成，就被用以衡量“扮演”该角色的个体行为，所以人们常根据某人的言谈举止，判断其职业角色。角色人格（role personality）是具有某种社会特定地位的人们，共同具备并能形成相似角色行为的心理特征总和。

护士角色人格（role personality of nurse）特指从事护士职业的群体，共同具备并能形成相似的角色适应性行为的心理特征总和，这种“适应性”要求从事护士职业者必须具有其“角色适应性行为”，这些心理特征均因护理职业需要而促成，也是社会对护士的角色期待。护士角色人格一方面有职业化、具体化特点，另一方面因个体的性格、气质和能力的不同，更具有限定性和特指性。需从以下几方面理解护士角色人格的内涵。

（一）区别于职业心理品质

护士角色人格即“护士职业心理素质”，不同于“护士职业心理品质”。前者作为“护士职业的心理特征总和”完全是一心理学概念；后者较多涉及“无私奉献、崇高、坦诚、人道”等道德判断术语，属于道德概念。虽然任何职业角色的形成都受职业道德规范的影响，具有职业道德内化的成分，但却不宜将二者完全等同看待，如“师德”（爱岗敬业、乐于奉献等）属于职业道德，而“教师特质”（擅长表达、富感染力等）则属于职业角色人格。诚然，因为任何职业群体的成员在社会层次、受教育程度、家庭背景等方面存在差异，道德水平亦不同。

（二）具有职业限定和特指性

每种职业由于其工作性质、环境、条件、方式的不同，对工作者的能力、知识、技能、性格、气质、心理素质等有不同的要求，一个人在与其人格类型相一致的环境中工作，容易得到乐趣和内在满足，最有可能充分发挥自己的才能。个人的特征与职业环境协调一致，工作效率和职业成功的可能性就大为提高；反之则工作效率和职业成功的可能性就很低。能否胜任职业角色主要取决于个体人格与职业角色的匹配，如自律、仔细的人格特点有助于护理工作中严格执行“三查七对”，为病患提供优质护理服务。

（三）职场阅历中得以强化

随着职场阅历的增加，个体在社会角色扮演过程中，职业角色人格得以体验并得到不断巩固、强化、发展和完善，体现出个体对该角色健全的社会适应性。如一名实习护生面对急诊病例，一开始因高度紧张而技术操作走样，进入职场后经过临床见习、生产实习、岗前培训、专科培训等各环节，职场经历日益丰富，该护士的角色人格亦随之逐渐走向成熟，从而能够及时应对突发事件，反应迅捷、有条不紊。需要说明的是，护士的社会适应性并不只是对环境的适应，还包括对各种从未体验的角色适应，如护士就业前大多有娇生惯养的体验，一旦进入职场，必须体验不同角色的病痛，学会做一个患儿的好阿姨、一个痛不欲生者的劝慰人。

（四）与个体人格相辅相成

护士角色人格的构建基于个体人格的基本框架，如女性的温柔、富于爱心等人格特征，都是护士角色人格的良好特质。丰富的职场阅历一方面潜移默化地影响着个体的人格，另一方面使护士角色人格得到优化。如充满稚气的护士，经历人多芜杂的职业环境后，其人际能力可比其他职业的同龄人显著增强，有助于其处理各种复杂的社会人际冲突且终身受益。总之，个体人格与职业角色人格相辅相成，个体人格是职业角色人格的基础，职业角色人格是个体人格的完善。

二、护士角色人格的形象及历史演变

人格是一个抽象的概念，通过个体外在行为得以彰显，护士角色人格的特定职业形象，随着人类的发展及社会的进步而不断演变，过去人们单纯注重生命的数量即寿命的长短，现在对生命质和量的追求并重，即长的寿命和高的生活质量。护士作为健康工作者队伍中的一员，为满足各历史阶段人们的健康需求，其角色形象必然打上了各个时代的烙印。

（一）护士角色人格的古代形象

护理的起源与妇女的历史相联系。在上古时代，妇女因社会传统囿于家庭，护理因而仅限于家庭主妇的技艺和女人的职责。人们认为，传统的护理工作是简单地照顾患者，护士不需要专门的训练即可胜任。古代西方人们认为服务人类就等于服务上帝和神，早期的护理工作只是一种个人行为，即传教士、教徒的活动，而不是独立专业。因此，直到中世纪，护士的传统形象始终是一个未受过教育，照顾老弱病残者的女性，她可能是一位母亲，一位修女，一位侍者等角色。这些观点至今还影响着部分人对护士的认识和理解。

1. 母亲形象　在西方社会中，护士最初的形象是“母亲代理人”（mother-surrogate），英文单词 nurse 从希腊文 nutricius 转化而来，意即给小孩喂奶，包含体贴、保护和照顾之意，又译作“乳母”。护士无需专业知识，只像母亲哺育儿女一样照顾老弱病幼的日常生活，加之战争、瘟疫等致大批受伤、病痛折磨的人迫切需要关怀、照顾，护士当时帮助、照顾患者的温柔、慈祥的社会印象，塑造了“慈母”的职业角色形象。

2. 宗教形象　中世纪的欧洲，在宗教观的影响下，基督教徒视护理患者为己任，认为照顾患者与拯救人的灵魂一样重要。因此，教会开办医院，众多修女、基督徒从事医护工作，强调爱心、仁慈，护理是为了爱而不需要正规的学习和训练。教会倡导护士应“奉行独身、长居修道院、超尘脱俗、严守纪律”等观念，为了把更多的时间和精力放在患者身上，表达自己虔诚的爱心，一些护士独身或成为修女。当时护士常以“宗教化身”面向公众，其职业角色形象具有浓重宗教色彩。

3. 仆人形象　在16～19世纪，当时宗教势力视“病魔”是“上帝对罪人的惩罚”，对患者的照护是“非仁慈的、卑贱的”，所以无人愿意照顾这些“罪人”，一些人出身贫寒、家境潦倒、缺乏专业知识，为生存所计不得不从事护理工作，甚至有的诊所低薪聘用妓女、酒鬼而无法顾及名声。因这些人社会、经济地位低下，当时护士角色形象被视为“奴仆”，这一时期是护理历史上最黑暗的时期。

上述护士形象的历史痕迹至今仍或多或少地影响着护理专业的发展，影响着护士作为一个经受特殊训练和教育、有专门科学知识的独立实践者的发展。

（二）护士角色人格的近代形象

从19世纪末至20世纪40年代，经历了两次世界大战，数亿人伤、残或死亡，这一现实向护理工作提出了严峻挑战，经验丰富的护士应运而生。在此期间，随着医学科技的飞速发展，大量护理新技术，如消毒灭菌、无菌操作、生命体征测量等层出不穷，促进了护理学科系统理论及专门技术的形成和发展。继南丁格尔创立首家护士学校之后，世界各地如雨后春笋般开办护士学校，护士职业有了明确的培养目标，护士队伍迅速扩大。在如此巨大的时代变革中，护士角色形象也经历着空前的变化。

1. 天使形象　南丁格尔率先向“凡具有女性天赋和才能者，便足以出任护士职业”的世俗观念挑战，积极倡导“从事护理工作，要有高尚的品格、相当的专业化知识、专门的操作技能”等。护士日夜守护患者，减轻和消除患者的痛苦，促进了人群的健康，其工作逐步赢得了人们的理解和尊重，被人们喻为“白衣天使”，这一形象有以下 5 个特征：

（1）品格高尚：南丁格尔针对护士角色指出：“职业女性必须正直、诚实、庄重，没有这 3 条，就没有基础，就将一事无成。”

（2）满足患者需求：南丁格尔要求护士保持病房的绝对安静，甚至提出要消除护士工作时的衣着声响，强调护士“千万不要有意或无意地惊醒患者，这是护理质量好坏的先决条件”。

（3）具备心理学知识：南丁格尔认为护士必须十分重视患者的心理因素，应区分护理患者与护理疾病之间的差别，着眼于患者，着眼于整体的人。“护理应为患者创造良好环境，若只是让患者躺在床上、两眼直盯天花板，对康复不利；而变化、颜色、鲜花、小动物等，都是很好的治疗形式，因为这些能转移患者对病情的注意力。”

（4）属于专科人才：南丁格尔指出“护理学是内科、外科和公共卫生学的有技术的奴仆，但绝不是内科、外科医师和卫生官员的有技术的奴仆”。她认为两个概念有严格界限，绝不能混淆。

（5）人类健康使者：南丁格尔指出“护士的服务对象，不局限于医院里的患者，要更多地面向整个人类社会，通过社区组织预防医学工作，展开公共卫生护理”。

2. 技艺形象和助手形象　随着大量护理新技术的不断涌现，各种护理理论和专门学科的发展，面对两次世界大战中数以万计的伤、残或死亡，处于救死扶伤第一线的护理工作，其工作内容从“照料患者生活为主”，转向“科学技术手段服务为主”，加之护士学校对人才的科学系统培养，进一步拓展了护理学特色的研究和活动领域。护士更多地以“擅长配合医疗工作”、“具有熟练操作技巧”等职业角色形象出现，并获得了社会的进一步承认和赞扬。在《现代汉语词典》中护士被解释为“在医疗机构中担任护理工作的人员”。传统的护理处于医疗的从属地位，有言道“医生的嘴，护士的腿”。护士只是简单的执行医嘱，提供生活照顾，是医师的助手。因此，近代护士角色在继承天使形象的基础上，又扩展了专业的“技艺形象”和医师的“助手形象”。

（三）护士角色人格的现代形象

随着护理理论体系的形成和护理实践的发展，高等护理教育在发达国家普及、在世界各国相继迅速推广，护理学由简单的、医学的辅助学科发展为现代的、独立的一门学科，护士的知识结构和社会职能得到显著拓展。护理程序的工作方法已越来越多地为护士所应用。全面地收集资料，正确地评估病情，及时做出护理计划、决策，实施整体、有效的护理措施，并及时寻求反馈，改进护理计划和护理措施，达到对患者全面、整体的护理，已成为现代护理工作的重要组成部分。护士角色也由单一的照顾者角色，向复合角色变化。护士是受过专门教育、受人尊敬及独立思考与工作的人员。具体的现代护士角色包括以下几点：

1. 护理者（care giver）　患者因为疾病的缘故或多或少会产生一些基本需求的缺陷。护士处于临床工作的第一线，她们最主要的任务就是尽力提供全方位的护理照顾，即应用自己的专业知识及技能，帮助患者满足在患病过程中的生理、心理、社会文化、感情、精神等方面的需要，如正常呼吸、饮食、排泄、活动、休息、个人卫生、安全、娱乐及信仰等，直到他们不需别人的协助为止，并帮助患者最大限度地保持及恢复健康，预防疾病、减轻病痛、控制感染、减少患者对疾病的各种压力反应等。

2. 决策者（decision maker） 指护士应用护理专业的知识及技能，收集患者的有关资料，判断患者的健康问题及原因或诱因，做出护理诊断，并根据患者的具体情况做出护理计划，执行计划并做出判断。在整个护理活动中，护士是患者健康问题的判断者及护理的决策者。

3. 计划者（planner） 护理程序本身就是一连串经过计划的步骤与措施，以有效地满足患者的需要，解决患者的健康问题。在这一系列的计划过程中，护士必须应用自己扎实的专业知识及敏锐的观察与判断能力，为患者做出符合需要及特征的系统、全面、整体的护理计划。

4. 沟通者（communicator） 包括收集资料及传递信息。为了提供适合患者情况的个体化的整体护理，护士必须与患者、家属、医师、同事及其他健康工作者沟通，以更好地了解患者的情况，使各种健康服务人员更加明确患者的需要及疾病的发展过程，最大限度地满足患者的需要。

5. 促进康复者（rehabilitator） 患者由于疾病或意外伤害出现伤残或失去身体的某种功能时，护士应想方设法提供康复护理的专业技术及知识，以帮助患者最大限度地恢复身体健康，并能做到最大限度的独立。

6. 管理者及协调者（manager and coordinator） 专业护士有责任管理及组织患者护理的过程，并注意协调护理过程中与各种人员之间的关系，以保证良好的护理质量。

7. 教育者及咨询者（teacher and counselor） 护士必须应用自己的知识及能力，根据患者的具体情况对患者及家属实施健康教育或提供咨询，包括向患者及家属讲授或解答他们有关如何预防疾病、维持健康、减轻病痛及恢复健康的问题，以最大限度地达到自理的知识与技能。

8. 代言人及保护者（advocator and protector） 护士应为患者提供一个安全的环境，采取各种预防措施以保护患者免受伤害及威胁。在患者自己没有能力分辨或不能表达自己的意图时，护士应为患者辩护。当护士发现一些损害患者利益或安全的人或事时，或者当护士发现有任何不道德、不合法或不符合患者意愿的事情时，应挺身而出，坚决捍卫患者的安全及利益。

因为职业角色是护士在特定的职位上受雇佣所扮演的，在大多护理实践中，护士扮演了上述角色。目前随着护理学自身理论研究的深入和护理工作内容与范畴的不断扩展，护理专业化的发展和护士职业的被关注，专业护士的角色范围在实践中不断地扩展。现代护士扩展的职业角色有以下几点：

1. 护士教师（nurse educator） 护理事业的延续必须有大批的教育工作者。护士教师主要工作在护理学院（校）、护士继续教育培训部、患者健康教育服务部等场所。这里所指的护理教师是由广大的临床第一线的护士成长起来的，她们具备教师的素质和承担教师的职责，不仅拥有理论知识，而且有丰富的临床实践经验和专科护理知识，这使她们在教学中得心应手。

2. 临床护理专家（clinical nurse specialist） 在护理的某一领域，如成人护理、老年护理、精神心理护理、妇幼护理、急救护理等方面具有丰富的专业知识和技能的临床专家。

3. 护理助产士（certified nurse-midwife） 是指同时受过护理和助产知识学习的护士，能够在社区独立为家庭提供产前、产中和产后的护理，还包括对新生儿的护理。她们的工作范围也包括一些妇女保健工作（如常规的阴道细菌检查）、计划生育、处理一些轻微的阴道感染等。

4. 开业护士（nurse practitioner） 开业护士必须经过专门的训练或具有护理硕士学位，其职责是帮助各年龄组的个人及其家庭，为他们提供有关信息，协助做出重要的健康决定和选择有益的生活方式。开业护士能独立诊断和治疗常见的疾病，并与其他健康促进者合作，促进患者的康复。

5. 护士麻醉师（nurse anesthetist） 是指受过专门知识训练的注册护士。在具有丰富经验的外科麻醉医师的指导和监督下从事外科麻醉工作。

6. 护士行政管理者（nurse administrator） 通常指专门从事护理管理的人员。她们多具有护理学与管理学双学位，在学校、各种与健康有关的机构、场所行使行政管理的职责。她们的职责包括财务预算、人员招聘和安排、制订机构的工作计划、护士培训、参与卫生保健方针政策的制定、促进医疗保健制度的改革等。

7. 护理研究者及著作者（nursing researcher and author） 实施护理科研，以检验护理实践的成果，促进护理专业的发展，提高护理质量，并可进一步丰富护理理论及专业基础知识，同时将自己的科研结果写成论文或专著，在会议上宣读或在专业杂志上发表，以利于专业知识的交流。

8. 权威者（authority） 在护理领域中，护士有丰富的专业知识及技能，能自主地实施各种护理功能。因此，对有关护理的事务，护士是最具权威性的发言人，因为她知道何时、何地、如何应用其专业知识及能力去满足服务对象的需要。

9. 企业家（enterpriser） 经营与健康有关的业务如整形美容，心理咨询，提供护理服务等。

（四）护士角色人格的未来形象

随着经济发展的全球化、一体化，人们对生命质量的期望和需求发生了质的飞跃。21世纪世界卫生组织的全球性策略目标是“人人享有卫生保健”，要求护士不仅要帮助患者恢复健康，而且要使健康人保持健康。全世界护理教育层次的提高和培养目标的发展，为这一目标的实现奠定了基础，也对护士角色人格的未来形象进行了定位，主要有以下8个表现形式：

1. 专家、学者型人才 即具有深厚专业理论实践知识和人文学科知识的护士，应掌握本专业学科发展的动态，站在学科发展的前沿，能在专业的理论实验研究上独当一面，独立解决学科发展的一些重要课题。

2. 科普教育工作者 即护士拓展其职业角色活动范畴，最大限度地发挥其专业知识的社会服务功能。护士能向公众开展健康教育，广泛普及有关个体和群体的身心健康知识，以全面提高民众健康水平。

3. 应用型心理学家 即护士运用心理学理论知识指导临床护理实践，能对不同文化背景、年龄阶段及处于不同疾病发展阶段的人，开展心理健康咨询、心理问题的研究，并且随着全球人口老龄化以及社区慢性病者的增加，注重老年人、慢性病者的心理卫生保健。

4. 健康环境设计师 即具有一定心理学、美学、生物学、建筑学等综合知识的护士，能系统应用上述知识，设计和营造有利于人们身心健康的环境和氛围。

5. 人际关系艺术家 指具有较高人际沟通技巧的护士，能够协调本人、患者与他人的人际氛围，灵活处理纷繁复杂的人际关系，并能主导护患关系，使患者最大限度受益。

6. 高层次技术能手　指具有基础护理和专科护理技术的护士，不单纯局限于操作步骤和流程的熟练有序，而且能知晓运用于人体的操作技术的原理，并能遵循技术操作的原则，随着护理实践的发展对其规范及用具进行持续性改进，能对患者的质疑给予合理、科学的解释。

7. 默契合作的医疗伙伴　指护士是医师的合作者，犹如飞机的两个机翼，护士与医师互为助手，缺一不可。当面对共同的服务对象时，护士与医师能默契合作，共同完成治疗和护理工作，促进服务对象的康复。

8. 崇尚奉献的优秀人才　在职业道德研究领域，奉献和索取是两个相对的概念，即对个体而言，奉献越多，索取就越少，其创造的社会价值就大。护士角色形象出现伊始，就强调爱心，崇尚奉献。南丁格尔曾从1～2千名应聘者中严格挑选15～30名学生，坚持“优选人才”的原则，毋庸置疑，未来的护士职业仍将遵循这一原则，具有良好文化素质和人格特质的个体，能够从患者的内心去体验生命的价值和自身的伟大，一切以服务对象为中心，不求回报，保持高度的责任感和爱心。

第二节　护士角色人格要素特质

特质是指一种可表现于许多环境的、相对持久的、一致而稳定的思想、情感和动作的特点，表现一个人人格特点的行为倾向。特质的来源可为先天遗传的也可为后天获得的。人格特质是人格构成的基本单位。护士角色人格的要素特质，是从事护士职业必备的人格特质。

一、护士角色人格要素特质的概念及特征

（一）护士角色人格要素特质的概念

奥尔波特把特质区分为个体特质和共同特质，前者为某个人具有，后者为同一文化形态下某一群体中许多个体共有，这表明护士角色的人格特质是在从事护士职业的生涯中形成，并普遍存在于每个护士身上的一般人格特质。他还认为个体特质对个人的人格影响和作用不同，据此把个体特质区分为三个交叉重叠的层次，即首要特质、重要特质和次要特质。护士角色人格的要素特质指在护士角色人格的形成和发展过程中不可缺少、起决定作用、随时可能影响职业角色行为模式的人格特质。

（二）护士角色人格要素特质的特征

1. 个体人格特质的特征　特质理论家认为，个体的首要特质往往只有一个，在人格结构中处于支配地位，影响个人行为的所有方面；次要特质对个体影响小，不是决定人格的主要特质；而每个人所具有的重要特质一般在5～10种之间，这几种特质彼此联系，构成该个体独特的人格。重要特质虽不如首要特质对行为起明显支配作用，但本身相当概括，对人格有一般意义倾向。

2. 护士角色人格要素特质的特征

（1）具有护士职业特异性：因护理专业具有独特的职业规范、行为标准及职业内容，而每名护士又有其个性化的人生阅历和个性特点，这就决定了护士角色人格的要素特质必须符

合护士职业的要求。护士角色人格的要素特质源于每名护士的个体特质，从属于同一文化形态下护士群体的共同特质，它是满足护士职业角色形象要求的共同特质。

（2）构成护士角色人格的基础：人格的基本单位是人格特质，任何职业都有其职业人格的基本结构，即职业角色人格要素特质。护士角色人格包含护士角色人格的核心成分和非核心成分，前者具有鲜明的职业特点，为个体胜任护士所必备；后者体现其独特个性，允许存在个体的显著差异。护士角色人格的要素特质，对个体能否胜任护士职业起主导作用，是护士角色人格整体结构的基础，决定着护士个体的职业行为。

（3）与一般特质相辅相成：一个人能否胜任职业角色主要取决于其个体人格与职业角色的匹配程度，个体人格是职业角色人格的基础，反之，职业角色人格又能促进个体人格的完善。护士角色人格的要素特质与护士职业角色相匹配，是护士角色的必备的共同特质，它以护士个体的一般特质为基础，又能动地反作用于一般特质，正是从这一点上我们认为护士角色人格可以在职场阅历中得以强化，一旦这种要素特质形成护士个体稳定的特质，在不同情境变化中其支配的角色行为发生的频率就高，护士职业角色行为发生的强度就大。

二、护士角色人格要素特质的主要内容

特质理论的代表人物奥尔波特、卡特尔、艾森克、吉尔福特等人，虽从不同层面阐述人格特质理论的内涵，但大多以代表个人人格的几种特质，如体格与生理特质、气质、能力、性格、兴趣、动机、价值观、自我意识等为研究对象。人格中的诸种特质由自我意识调节而成为一个有机组织的稳定整体。研究护士角色人格的要素特质，当然离不开这几种特质在护士职业生涯中的特点，它们贯穿在护士个体职业生涯的心理过程中。护士角色人格的要素特质的主要内容包括以下几方面。

（一）认知过程方面

1. 观察敏锐　护理评估的重要内容就是动态观察患者的身心状况，要求护士应有良好的感知能力，能洞悉患者的各种细微变化，为诊疗、施护及评价疗效提供第一手资料，以提高疗效。

2. 记忆精确　护士服务对象是人，按护理程序施护，对分管的各位患者的病情、各种基础护理和专科护理操作项目等，必须牢记，虽有“三查七对”制度在一定程度可减少差错事故发生的风险，但精确的记忆力可提供保障。

3. 注意宽广　护理工作千头万绪，琐碎细小，抢救时又是争分夺秒，要求护士恰当地应用有意注意和无意注意，既能排除准确干扰信息，又能分清轻重缓急，及时完成工作内容。

4. 思维缜密　护士时刻工作在服务对象身边，能第一时间发现病情变化，往往需要护士做出准确判断，有效施护，这就要求护士缜密思考，即有良好的评判性思维能力。

5. 正确认识自我　自我意识系统中认知层面包括自我观察、自我概念、自我认定、自我评价等，统称为自我认识。它主要涉及“我是一个什么样的人?”“我为什么是这样的一个人?”等问题。护士只有正确认识自身所处社会地位和社会对自己的期望，不断地听取他人评价，反省自己，调整自我评价，才能正确认识自我。护士职业认同是护理实践和角色形成的基础，护士首先应有积极地自我形象，在其自尊基础上，才可赢得公众的尊重。在护理工作中，经常看到自己内在价值的护士，当确信自己对患者做出贡献时，从中也经历了自我肯

定；反之，当护士发现其理想角色与现实之间有距离时，会将自我概念与工作角色分开，此时一旦经历挫折和失望，职业角色随之摇摆不定，可致其离开工作岗位或产生消极职业认同状态。

（二）情绪和情感过程方面

1. 情绪平稳安静　平静是人们正常学习、工作、生活时的基本情绪状态。情绪激动往往引起不必要的纠纷。保持情绪稳定，遇事沉着冷静、纠缠而不怒，不把个人生活和工作中的不愉快发泄到周围人身上，才符合护士职业角色的要求。情绪稳定并不是对身患病痛折磨的人无动于衷，它意味着遇事审慎分析，保持理智情感，以便更有效地解决患者的问题。

2. 心境积极乐观　护理工作特殊的性质和氛围等易使护士产生情绪问题，而面对特定的服务对象，又要求护士始终以良好情绪状态，为患者营造积极的情绪氛围，增强信心，对未来充满希望。心境作为微弱而持久的情绪状态，对人的生活、工作、健康均有很大影响。具有积极向上乐观心境的护士，才能在琐碎紧张的护理工作中保持情绪饱满、注意广泛、观察敏锐，进而使工作有序，提高效率、减少失误，相反情绪低落则易致护理差错或事故。

3. 恪尽职守，博爱同情　道德感是根据一定的道德标准评价人的行为、举止、思想、意图时所产生的情感体验。忠诚护理事业是护士首要的道德素质，护理工作肩负促进人类健康的崇高职责，护士对职业使命感和自豪感才能使他们无论何时何地坚持“慎独”精神，自觉遵守职业守则，忠实执行“三查七对”“无菌操作”等规章制度，恪尽职守。爱护患者和乐于奉献是护士应具备的另一重要道德素质，这种博爱与同情可内化为护士稳定的职业角色人格。为维护患者利益，护士须有博爱的胸怀，待患者如亲人，与患者换位思考，同情患者，这些情感活动不再囿于狭隘的个人情感，而具有深刻的社会意义。护士的博爱与同情守护着每一个服务对象，这正如冰心所说：爱在左，同情在右，走在生命两旁，使那些穿杖拂叶的行人，踏着荆棘，有泪可落，却不悲凉。

4. 积极悦纳自我　自我意识系统中情绪和情感层面包括自我感受、自爱、自尊、责任感、义务感、优越感等，统称为自我体验。它主要涉及“我是否满意自己”“我能否悦纳自己”等问题。护士应该对自身持肯定、认可的态度，喜欢自己，全面看待自身的优缺点。护士良好的职业态度可使其主观上对护理学科这一客观事物产生积极的评价和比较持久肯定的心理反应倾向，只有护士在情感上接受并喜爱护士职业，才会在工作中积极表现。护士工作的神圣职责是治病救人，具有高度的责任感与义务感的护士能对患者的各种刺激始终保持“高敏状态”，并能迅速做出准确反应。

（三）意志和行为过程方面

1. 人际沟通能力出色　护士在从事护理工作的过程中，由于其工作性质、职能范围等方面特点，需要与各种服务对象，包括健康人及患有各种身心疾患的患者、患者家属、医疗保健机构的其他医务人员建立各种人际关系，以便为患者提供良好的身心休养与康复环境，促进患者的康复。人际沟通能力是护士胜任职业角色的最主要因素。信任感是建立良好人际关系的前提，护患关系的优劣很大程度上取决于护士的人际能力及其主导性。

2. 社会适应性健全　个体在社会角色扮演过程中，体验职业角色，其人格得到不断发展和完善，体现出个体对该角色健全的社会适应性。职业属性要求护士无论置身于纷繁还是孤寂的环境，都能良好适应。此外，因护士面对的服务对象是处于生、老、病、死不同阶段及不同年龄段的人，在与其进行人际交往时必然需要变化不同的自身角色，以表现出适宜的职业角色行为。

3. 有效控制，超越自我 自我意识系统中意志层面包括自主、自制、自律等，统称为自我控制。它涉及“我怎样节制自己”“我如何改变自己的现状，使我成为理想中那样的人”等问题。良好自控能力是护士角色人格的要素特质之一。护士平时应注意培养自己的顽强意志力，有效地进行自我行为的调节，健全自我意识，使角色行为符合护士群体规范和道德要求，并且不断超越自我，在行为上全力以赴，最大限度地发挥自己的能力和品行。

4. 良好的行为举止 就护士的职业特点而言，除遵循特定历史条件下人们公认的规范和行为准则外，护士端庄稳重的仪容、和蔼可亲的态度，高雅大方、训练有素的举止，不仅构成护士的外表美，而且在一定程度上反映其内心世界与情趣。

（四）人格特征方面

大量研究证实，多血质、黏液质及各种混合型、一般型气质，稳定外向或内向的性格类型等，具有谨慎、深思、平静、节制、可信赖、活泼、随和、健谈、开朗、善交际、易共鸣等特征，与护士角色人格特质较吻合。个体适宜的气质、性格类型以及兴趣、动机等，影响护士职业角色化过程，有助于日后形成较理想的护士角色人格。

※第三节 护士个体人格与角色人格的匹配理论、原则及模式

学习人-职匹配理论，进而剖析每个人的个性特征与护士职业角色之间的匹配情况，有助于深入了解影响护士角色人格形成和发展的因素，指导个体顺利适应护士职业。

一、人-职匹配理论

人-职匹配理论，即关于人的个性特征与职业性质一致的理论。其基本思想是：每一个体有其独特的个性特征，个体之间的差异普遍存在，而每一种职业因其工作性质、环境、方式等不同，对工作者的能力、知识、技能、性格、气质、心理素质等有不同要求，根据个人个性特征来选择相应职业，即进行人-职匹配，若二者匹配度高，则个人特征与职业环境协调一致，工作效率大为提高，可促进职业成功；反之，则工作效率和职业成功率就很低。以下介绍几种人-职匹配理论。

（一）特性-因素理论

美国波士顿大学教授帕森斯在1909年提出职业指导三要素思想，美国职业心理学家威廉斯在此基础上进一步发展和形成了特性-因素理论。帕森斯认为，每个人都具有自己独特的能力模式和人格特质，每种人格模式都有其相适应的职业类型。“特性”就是人的人格特征，包括能力、兴趣、价值观和人格等，可通过心理测量工具客观测量；“因素”则是在某种职业成功必备的条件或资格，可通过工作分析而了解。该理论强调个人所具有的特性与职业所需要的素质与技能之间的协调和匹配，进行职业指导是以对人的特性的测评为基本前提。

知识链接

帕森斯的职业指导三要素思想

第一步是评价求职者的生理和心理特点　一方面通过心理测量工具获得求职者的身体状况、能力倾向、兴趣爱好、气质与性格等方面的信息；另一方面通过会谈、调查等方法获得有关求职者的家庭背景、学业成绩、工作经历等情况，并综合分析评价上述资料。

第二步是分析职业对人的要求，向求职者提供相关职业信息　包括：①职业的性质、待遇、条件以及晋升的可能性。②求职的最低条件，如身体、年龄、学历、能力及心理特点的要求、所需专业训练等。③为准备就业而设置的教育课程计划，以及提供这种训练的教育机构、学习年限、入学资格和费用等。④就业机会。

第三步是人-职匹配　指导人员在了解求职者的特性和职业的各项指标的基础上，帮助求职者进行比较分析，以便选择一种适合其个性特点、可获得及并能取得业绩的职业。

（二）霍兰德职业兴趣理论

美国霍普金斯大学心理学教授霍兰德，于1959年提出了具有广泛社会影响的职业兴趣理论，又称为霍兰德人格-职业匹配理论。他明确提出了职业兴趣的人格观，认为职业代表一种生活方式和环境，而不仅仅是一些工作职能和技巧，人格是兴趣、价值、需求、技巧、信仰、态度和学习个性的综合体。职业选择是人格的延伸和表现，反映了人的动机、知识、人格和能力，个人的行为是人格与环境交互作用的结果。人的人格类型、兴趣与职业密切相关。兴趣是人们活动的巨大动力，当个人的人格特征兴趣与职业相符时，可以调动员工的工作热情和激发其潜力，并能提高员工的工作满意度。该理论主要从兴趣的角度探索职业指导的问题，使人们对职业兴趣的认识有了质的变化，开始研制和采用职业兴趣量表，推动了目前兴趣测试和能力测试相结合在职业指导和咨询中的实际运用。

该理论将人格类型分为6大类别，分别是现实型、研究型、艺术型、社会型、管理型或企业型、常规型或传统型，并用一六边形简明描述各型之间关系（图7－1）。他指出，图中处于相邻关系的两种类型个体之间共同点较多；处于相隔关系的则共同点较相邻关系少；处于六边形上对角位置的相对关系的两种类型之间共同点极少见。他在大量研究实践中证实，尽管大多数人的人格类型可以主要地划分为某一类型，但个人又有着广泛的适应能力，其人格类型在某种程度上相近于另外两种人格类型，能适应另两种职业，同时每一类型又有极为相斥的职业环境类型。

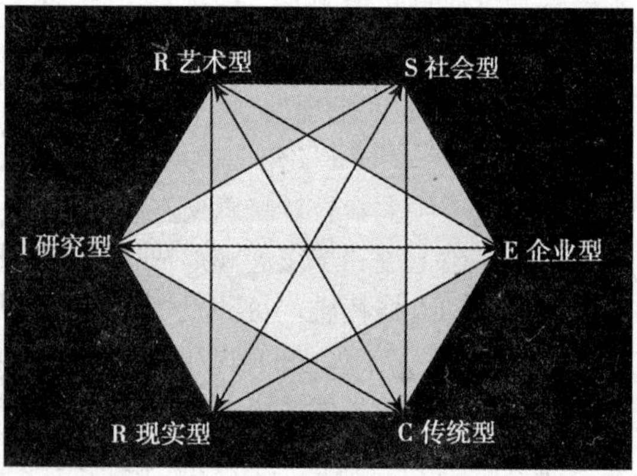

图7－1　霍兰德人格-职业匹配六角图

知识链接

霍兰德6种人格类型与适应职业内容

1. 社会型——S型　共同特征：喜欢与人交往、善言谈、愿意教导别人；关心社会问题，渴望发挥作用；寻求广泛人际关系；看重社会义务和社会道德。典型职业：喜欢与人沟通的工作，能够不断结交新朋友，从事提供信息、启迪、帮助、培训、开发或治疗等事务，并具备相应能力。如：教育工作者（教师、教育行政人员），社会工作者（咨询人员、公关人员）。

2. 企业型——E型　共同特征：追求权力、权威和物质财富，具有领导才能；喜欢竞争、喜欢冒险、有野心、有抱负；为人务实，习惯以利益得失衡量做事的价值，做事目的性强。典型职业：喜欢要求具备经营、管理、监督和领导才能，以实现机构、政治、社会及经济目标的工作，并具备相应能力。如：项目经理、销售人员、营销管理、政府官员、企业领导、法官、律师。

3. 常规型——C型　共同特征：尊重权威、规章制度，喜欢按计划办事，细心、有条理，习惯接受他人的指挥和领导，不谋求领导职务，喜欢关注实际和细节情况，较谨慎和保守，缺乏创造性，不喜欢冒险和竞争，富有自我牺牲精神。典型职业：喜欢要求注意细节、精确度、有系统、有条理，具有记录、归档、据特定要求或程序组织数据和文字信息的职业，并具备相应能力。如：秘书、办公室人员、会计、行政助理、图书馆管理员、出纳员、打字员。

4. 现实型——R型　共同特征：愿意使用工具从事操作，动手能力强，做事手脚灵活，动作协调；偏好具体任务，不善言辞；做事保守，较为谦虚；缺乏社交能力，喜欢独立做事。典型职业：喜欢使用工具、机器，需要基本操作技能的工作。对要求具备机械方面才能、体力或从事与物件、机器、工具、运动器材、植物、动物相关的职业有兴趣，并具备相应能力。如：技术性职业（计算机硬件人员、摄影师、制图员、机械装配工），技能性职业（木匠、厨师、技工、修理工、农民、一般劳动）。

5. 研究型——I型　共同特征：抽象思维能力强，求知欲强，肯动脑，善思考，不愿动手；喜欢独立的和富有创造性的工作；知识渊博，有学识，不善于领导他人；考虑问题理性，做事喜欢精确，喜欢逻辑分析和推理，不断探讨未知的领域。典型职业：喜欢智力的、抽象的、分析的、独立的定向任务，要求具备智力或分析才能，并将其用于观察、衡量、形成理论、最终解决问题的工作，并具备相应的能力。如：科研人员、教师、工程师、电脑编程人员、医师、系统分析员。

6. 艺术型——A型　共同特征：有创造力，乐于创新、表现自己的与众不同，渴望实现自身的价值；做事理想化，追求完美，不重实；具有一定的艺术才能和个性；善于表达、怀旧、心态较为复杂。典型职业：喜欢的工作要求具备艺术修养、创造力、表达能力和直觉，并将其用于语言、行为、声音、颜色和形式的审美、思索和感受，具备相应的能力。不善于事务性工作。如艺术方面（演员、导演、艺术设计师、雕刻家、建筑师、摄影家、广告制作人），音乐方面（歌唱家、作曲家、乐队指挥），文学方面（小说家、诗人、剧作家）。

此外，目前很多机构通过九型人格理论进行职业生涯评估。该理论认为，人格分为九型，即完美型、助人型、成就型、感觉型、思考型、忠诚型、活跃型、领袖型、和平型。每个人都有一个基本人格型态，该型态虽在现实生活中因某些因素而有部分隐藏或调整，却不会真正改变。个人为了顺应成长环境、社会文化，其基本性格型态可出现一些差异，故现实中的个体不全符合对某一型的典型描述，虽同类型人之间可有许多共同点，但却各自拥有独特的特质。人格是决定一个人选择何种职业的决定性因素。人们在需要、欲望、兴趣爱好、特长、价值观和性格类型上都存在着差异，不同人格类型的人适合的职业类型也有很大差异，甚至同一工作的不同方面，都对应着不同类型的人。而且职业能力、职业兴趣、职业价值观都可能随着时间、阅历、知识、技能、环境的变化而变化，因此，个体应深刻认识自己进而做出影响深远的职业决策。只有真正做到人-职匹配，人的内心深处才能获得最大满足，并从中获得持续的兴奋、活力以及和外在世界联系的感觉，才会找到最有意义的职业发展方向，并在工作中发现自身潜能、实现自我价值。

二、护士个体人格与角色人格的匹配原则

基于前述人-职匹配理论，以下主要阐述个体特质与护士职业角色人格匹配应遵循的原则。

（一）个体人格与护士角色人格相匹配

该原则要求个体具有持久稳定性的人格特质，应与护士角色人格的要素特质相匹配，二者匹配程度越高，越有利于个体的职业角色化人格的发展和完善；若二者匹配程度太低，则个体的职业角色化人格的发展进程布满荆棘甚至中断。

因为个体人格结构中的某些稳定性特质受个体遗传等生理基础制约，后天难以改变，而它作为职业角色人格的基础，对个体实现角色人格转换具有决定性影响。例如护士角色人格的要素特质之一，即情绪稳定性，可保证护士面对各种职业性应激时，充分运用评判性思维，并做出正确反应；若某护士的情绪稳定性差，则难以适应多变的职业环境，不但导致自身职业紧张，产生职业倦怠，甚至对患者造成医源性损害。

（二）教育层次与培养目标相匹配

该原则要求护士职业角色人格的培养目标必须紧密结合受教育者的层次，其标准不但要明确、具体，而且应体现护士个体的差异性。这对护士个体职业角色人格的培养具有积极引导效用，避免随机性、盲目性。

因为护士角色人格的形成是个体的人格发展完善的过程，它受不同文化形态、历史条件等外部环境的制约，重在个体接受护士职业教育的过程，并在职业生涯中得到强化，并非一蹴而就。在护理教育中，针对不同教育层次的护理人才，根据培养目标的不同，其护士角色人格培养标准应予不同定位，这对其角色人格发展具决定性影响。若以同一标准要求不同层次的培养对象，其职业角色人格发展可会因目标不明确或缺乏动力而各行其是；教育层次低而培养目标高者则因难以认同过高职业发展目标望而却步；教育层次高而培养目标低者则因缺乏发展职业角色人格的内在动力而停滞不前。

（三）成就动机与择业动机相匹配

该原则要求只有个体的择业动机与其成就动机相吻合或趋近，成就动机才能产生最佳功效，个体才能以出色业绩服务社会，其职业角色人格亦达理想境界。

因为成就动机是个体对自己所认为重要或有价值的事情去从事、完成、追求成功并要求达到完善状态的动力源泉，虽有年龄、程度等个体差异，但一经形成就不会有大的改变；它激励人们努力向上，对个人发展和社会进步具有巨大的积极作用；其与个体的知识结构、工作能力、文化水平等成正比。成就动机强的个体对学习、工作都非常积极，有效控制和约束自己，不易受社会环境影响。择业动机作为个体成就动机中最重要的组成部分，是满足个体成就需要的直接途径，它的强弱不一定与个体成就动机成正比，却为其所左右。

结合我国目前护理教育层次，遵循成就动机与择业动机相匹配的原则，培养护士角色人格时需注意几下几点：

1. 对大多护士成就动机要求不宜过高，以免自我评价过低，不利于护士队伍稳定。

2. 对少数高成就动机的护士，须积极引导、鼓励其趋近本领域高层次人才目标，使之追求自我发展的同时成为护理学科骨干。

3. 量化评估不同层次护生的成就动机，并制定相应的角色人格培养标准，使个体最大限度发展和完善自我。

（四）社会智能与职业智能相匹配

该原则要求个体的社会智能应与职业智能的内涵相联系，才能产生适应职业角色的行为。护士职业对社会智能要求较高，要求个体的社会智能至少高于社会人群的平均水平，对其职业角色人格发展有重要影响。

因为社会智能指个体的社交或处世能力，如人际关系能力、语言感染能力等，职业智能则特指个体对某职业环境具备的社会适应能力。社会智能具有可塑性，其发展水平与个体的生活经历、社会实践等成正比，可通过职业教育、技能培训等途径使之不断强化。不同职业，对个体的社会智能要求不同。护士处于各种复杂人际交往中心，除要求护士擅长人际交往，还需起主导作用，以避免不良人际关系对自身及患者身心的消极影响。依据个体的社会智能差异，科学实施“人岗匹配”，既有利于个体扬长避短，又可减少职业智能较弱者的角色不适应行为。遵循此原则，可避免社会智能低下者入围护士职业。

三、护士个体人格与角色人格的匹配模式

根据前述护士个体人格与角色人格的匹配理论与原则，按二者的匹配程度，提出以下 4 种匹配模式，每一种模式反映个体适应护士职业角色的程度差异。

（一）重合匹配模式

重合匹配模式指个体人格特质与角色人格要素特质彼此完全重合，是最协调的匹配模式，此类个体约占护士群体的 5%。符合该模式的个体，其个体人格特质与所从事职业的角色人格特质达到了高度统一，在职业角色行为的扮演过程中能够充分发挥特长，同时获得该职业角色带来的内心满足体验。

符合此模式个体的角色适应范围较窄，仅取得工作中的一定业绩，故该模式并非最理想匹配模式。例如某专科护士常常出色完成本职工作而被评为“优秀护士”，因此被提拔为护士长，担任护士长后却不适应角色转变，并产生身心不适，最终自己提出卸任。因此，培养该模式的护士要“对号入座”，避免削弱其个体工作积极性。

（二）基本匹配模式

基本匹配模式指个体人格特质与角色人格特质彼此接近，是较协调的匹配模式，此类个体约占护士群体的 80%。符合该模式的个体，其个体人格特质与所从事职业的角色人格特质之间的匹配程度接近，且个体人格在职业角色化培养过程中具有较强的可塑性、灵活性，经努力可与护士角色人格完美匹配，是较理想的匹配模式。

符合此模式个体的角色适应范围较大，无论转换什么岗位，均能较快适应且业绩斐然，护士骨干人才主要出自其中。这类个体一旦较好地认同护理职业价值，便孜孜不倦地追求并乐此不疲，构成了护士队伍的主力军，调动及发挥他们的潜能将提高护士整体职业素质的

水平。

（三）少许匹配模式

少许匹配模式指个体人格特质与角色人格特质略有相似，是难协调的匹配模式，此类个体占护士群体的5%～10%。符合该模式的个体，其个体人格特质与所从事职业的角色人格特质之间的匹配程度较低，其中可塑性强、灵活性好的个体可通过职业化培养和训练最终胜任护士角色。

符合该模式的个体，往往主观上积极适应职业角色并付诸努力，但实践中常出现不适应职业角色的行为，甚者不胜任护士角色。例如某护士在临床工作多年，工作态度端正且无明显职业价值偏差，但专业素质始终滞留在较低水平，工作中经常出现纰漏，并因此而懊恼不已，对日后避免失误却倍感力不从心。

（四）完全不匹配模式

完全不匹配模式指个体人格特质与角色人格特质彼此相斥，是不协调的匹配模式，此类个体约占护士总数的5%。符合该模式的个体，其个体人格特质与所从事职业的角色人格特质之间完全不匹配甚至相互排斥，部分个体经过培养暂时胜任护士角色，部分个体却始终难以胜任，其中有的个体潜质很好，可成为其他领域的出色人才。

符合该模式的个体，往往主观上不愿承担护士职业角色，却受周围环境如就业压力、父母意愿、自身条件等客观因素影响，不得不从事该职业，工作中常出现职业价值偏差，虽经培养适应护士角色，一旦遇到挫折，极易出现离职倾向，这是属于护士人才培养的误区，对本人或人才培养机构都是极大的浪费。例如某本科护生的写作、演讲等才能出类拔萃，被同学誉为校园“诗人”“作家”；可其有典型“假小子”等人格倾向，在从事临床工作后遭遇极大困扰，昔日的“佼佼者”成为“无能之辈”，内心常感失落，一次发药时某患者出去检查因而迟服，患者不满并告知护士长，与患者沟通未果，她受到批评，内心极度不平衡，并因此愤而辞职，这说明，该护士根本不适合护士职业角色。

表7－1总结了上述护士个体人格与角色人格匹配模式的基本特点。

表7－1　护士个体人格——职业角色人格匹配模式的基本特点

模式类型	个体人格与角色人格的匹配特点			待选人群符合率
	相似程度	协调性	角色适应性	
重合匹配模式	很相似	很协调	很适应	5%
基本匹配模式	较相似	较协调	较适应	80%
少许匹配模式	少相似	难协调	难适应	10%
完全不匹配模式	不相似	不协调	不适应	5%

第四节　护士角色人格的优化

护士职业素质是一种工作状态的标准化、规范化、制度化。若视职业素质体系为一冰山模型，冰山上部代表知识、技能，外显可见，易于培训和改进；冰山下部则代表价值观、品质、动机、自我认知等，护士角色人格蕴含其中，内隐深藏，却在职业活动中对角色行为表现起关键作用，它仅可通过个体的改变而慢慢改善，以实现自我价值，进而提高护士群体素质。因此，改善护士角色人格的前提有必要了解目前护士职业心态的现状，分析其影响因素，进而采取适当的护士角色人格的优化途径。

一、护士职业心态的现状

随着社会的进步、护理学科的发展及优质服务的实施，人们对护士提出了更高的要求。护士职业的特殊性，如经常密切接触患者、事务繁杂、工作负荷大、抢救多、风险大、操作严格、工作环境不良、生活不规律、人际关系复杂等，往往导致个体承受很大的职业压力，长期的压力转变为严重的职业性危害，既不利于护士身心健康，又构成工作的潜在危机。目前，国内外研究护士职业的心态主要从3个角度，即职业倦怠、症状自评、职业紧张进行。诸多研究结论表明目前护士心理健康水平普遍偏低，不容乐观。

（一）护士职业倦怠状况

倦怠（burnout）意为耗竭，“职业倦怠”一词最早源于20世纪70年代的西方国家，用于描述以人为服务对象的职业领域中的个体（如教师、护士、医师、社会工作者、警察等）出现的一系列负面的心理症状，如长期的情感消耗、身体疲劳、对服务对象的不人道态度和工作成就感降低等。美国学者Maslach在此基础上提出“心身耗竭综合征”（ burn out syndrome ，BS）的概念，认为它是“一种因心理能量在长期奉献给别人的过程中被索取过多，而产生以极度心身疲惫和感情枯竭为主的综合征”。目前认为职业倦怠包括情绪耗竭、个人无效能感、人格解体3个方面。情绪耗竭指个人认为自己所有的情绪资源都已耗尽，对工作缺乏主动性、有失败感、紧张感，甚至害怕工作；个人无效能感指对自己持负面评价，认为自己不能胜任工作，缺乏工作成就感，工作效率低；人格解体指刻意与工作及其他工作人员保持一定距离，对工作不投入，对工作意义表示怀疑。

Maslach、Pines、Shirom-Melamed等人研制了各种枯竭模型及量表，用于测量不同职业群体的职业耗竭状况。大量研究证实，职业倦怠在护士人群高发，严重影响护士身心健康，使护士在躯体上出现疲劳、头痛、失眠、肌痛及慢性病等；心理上出现抑郁、焦虑、失望、无助、自尊心下降等；行为上对工作厌恶、缺乏热情、无法关爱他人、迟到早退、缺勤旷工、工作满意度下降、回避朋友、减少社交、人际关系差等。

（二）护士症状自评状况

症状自评量表（SCL－90）常被用于调查研究对象的心理健康状况。国内很多研究运用此量表在不同数量、不同年龄、不同工作环境中的护士进行调查分析，得分结果虽不完全一致，但护士SCL－90量表总分及阳性项目得分高于社会常模，表明护士的心理健康状况低于一般人群，其主要表现如下：

1. 躯体化症状如主诉呼吸、循环、消化系统的各种不适，以及头、背、肌肉痛等。
2. 强迫症状即明知没有必要，但又无法摆脱无意义的思想、冲动和行为。
3. 抑郁症状如情感低落、心境悲观、兴趣减退，运动缺乏等。
4. 焦虑症状如烦躁不安、神经过敏、紧张及由此产生震颤等躯体症状。
5. 人际关系敏感如与人交往中有自卑感、不自在、心神不安以及消极期待等。
6. 恐怖症状如对出门旅行、空旷场地、人群、公共场所和交通工具恐惧。

7. 敌对即厌烦感、喜争论、摔物及不可控制的冲动等。

（三）护士职业紧张状况

职业紧张由工作或工作有关因素引起，当工作要求超过个体应变能力时，个体特征与环境相互作用而发生紧张，若过重紧张持续存在则损害个体身心健康并显著降低工作效率。许多学者研制并采用各种量表测量职业紧张状况，如工作环境量表（WES）、工作内容问卷（JCQ）、工作压力调查表（OSInv）、工作压力指示表（OSInd）、工作压力表（JSS）、工作压力量表（WSIw）、一般工作压力问卷（GJSQ）等。

美国在130种压力较大职业调查中，护士处于第一位，高强度的职业紧张是导致护士严重短缺的主要因素，危害如下：①生理上主要影响自主神经、内分泌、免疫、肌肉骨骼系统，出现各种生理应激反应，如手足发冷、紧张性头痛、月经不调、皮肤过敏、腰酸背痛等。②心理上影响认知能力和情绪状态，前者表现为感知减退、思维判断下降等；后者表现为易激惹、自我价值感降低等负性情绪，一旦面临失业或未获晋升则重者可致精神病。③行为上出现异常，一则生活上可有吸烟、酗酒、贪食、厌食、人际交往困难等改变；二则工作上可有失误增多、效率下降、旷工、离职等情况。由此可见，护士的职业紧张对护士个体的身心状况、工作及所在组织均产生消极影响且后果严重。

二、护士职业心态的影响因素

影响护士职业心态的因素很多，这些因素或源于护士自身、或源于工作环境、或源于管理者，它们彼此交织、相互作用。针对前述护士职业心态现状，主要从以下几方面阐述。

（一）护士工作环境

随着整体护理的推广和高、精、尖治疗技术的广泛应用，护理服务的内涵和外延均扩大，不但要求护士为护理对象提供生理、心理、社会和文化全方位的优质护理服务，而且迫使护士必须不断进行知识更新。护士工作重复性强缺乏新意，但负荷大、风险高、技术规范严格、突发事件多，而且护理服务连续性、动态性的特点要求日夜轮班制度。同时，护理工作中人际关系复杂，涉及医护、护护、护技、护患等关系，随着目前患者维权意识增强、医疗纠纷增多、缺乏社会支持等，工作中护士角色冲突日益明显，大大增加了护士潜在的应激因素和应激强度。这些因素均不同程度地导致护士的职业紧张，长期持续存在则出现职业倦怠。

（二）护士自身因素

不同的文化修养、世界观和价值观，决定了护士对工作的认知态度、工作能力及再学习的能力等情况各异。部分护士缺乏敬业精神，工作缺乏主动性和创造性；部分护士人格过于外向，不善于从事刻板、重复的常规护理工作；部分年轻护士业务不精；部分护士缺乏沟通技巧；部分护士基础知识薄弱、学习、深造减少，升迁机会更少等致个人发展受挫。这些因素均会影响社会对护士的理解和尊重，也导致护士自身不良的职业态度。

（三）人际交往受限

少部分护士工作环境相对独立、处于半封闭状态，大部分护士科室工作强度及无规律轮班影响，与外界社会交往少，有限的交往活动是人际交往困难的根源。当护士对社会支持需求增加时，若不能满足，则应激水平增高。

（四）家庭环境

护士日夜班轮转，生活缺乏规律，而护士肩负工作和家庭的双重压力，尤其是育龄期女性又担当着多种角色，易出现角色适应不良的问题。对家庭的责任和家务琐事会消耗护士的精力，增加工作压力，若缺少家人理解支持或存在婚姻冲突等，则会遭受多重应激的打击，出现烦躁、抑郁情绪、易激惹甚至性格变异，这种家庭与工作需要的冲突也导致很多年轻护士产生职业价值偏差，继而转行。

（五）护理人力资源管理

随着医学科学的快速发展、护理模式的转变，护理工作范围和护理学科向高新医学领域的延伸，护理人力资源管理机制需要适应这一发展态势，受到各级管理部门及管理人员充分重视，形成一套完善科学的护士激励机制和制定护理人力资源长期规划。然而，部分地区受传统观念影响，从编制上并未严格执行医护比 1∶2 与床位比 1∶0.4 的要求，甚至受医院改革或科室成本核算等因素影响，不但降低护士数量，变向增加护士的劳动负荷，而且减少工资待遇，尤其是聘任制护士缺乏安全感，职称晋升困难，这些均在一定程度上动摇和削弱了护士群体为护理事业奋斗的信心和决心，挫伤了积极性。

三、护士角色人格的优化途径

护理工作与人类健康密切相关，这一神圣使命要求护士应有健全的职业角色人格，而健全角色人格的培养是一个人的个体人格与职业角色人格有机结合的过程。护理学作为一门实践性很强的学科，随着科学的发展和历史的进步而不断地更新完善，培养合格的护理人才不仅需要护士的职业教育，更有赖于终身教育。因此，护理角色人格的培养遍及护理教育的全过程。进行护士角色人格优化涉及教育机构的教育者、用人单位的管理者、护生或护士本人，以及上述人员所在的组织机构。护士角色人格的优化途径主要有以下几方面：

（一）夯实护理专业“三基”、拓展职业发展空间

夯实护理专业“三基”，即注重基本理论、基本知识和基本技能的学习，因为坚实的“三基”功底既是解决实际护理问题的前提，又使护士在工作中充满自信，是其具有较好职业角色人格的保证，也为个体职业发展奠定了基础。为强化“三基”，拓展个体职业发展空间，向专科护士角色如急症执业护士（emergency nurse practioner，ENP），开业儿科护士（pediatric nurse practitioner ，PNP）等培养方向迈进，护士就要充分利用各种专业期刊、杂志及网上平台如循证护理实践（evidence-based practice，EBP），继续护理教育（continuous nursing science education，CNE）等学习资源，不断充实自己，及时了解专业发展动向，满足未来护士职业角色日趋全面化、国际化、专科化的要求。

（二）注重人文素质教育

1. 树立综合性素质教育理念　现代护士角色形象要求从业个体的智商与情商并重，不但要有专业知识和技能，而且要有健全的人格。护理办学的目的是为社会培养符合需要的人才，因此，教育机构在人才培养目标定位上要转变观念，从单纯专业素质教育向综合性素质教育转变。

2. 增加人文课程知识　课程设置是培养护士健全人格的核心环节，人文课程在培养个体正确的世界观、人生观、价值观、逻辑思维及辩证科学方法方面起着主导作用。教育机构应调整课程设置，增加护理社会学、护理伦理学、护理心理学、护士人文修养等课程，并将

护理学专业课程与人文课程有机结合。例如以美国为首的发达国家在护理课程设置上体现生物-心理-社会医学模式的转变，以人的生命发展阶段来组织设计，突出专业特点，普遍重视人文学科。而我国高等护理教育起步晚，虽发展较快，但受生物医学模式的影响，很多院校人文课程不但设置比例较少且缺乏实践环节，严重影响了护士角色人格的培养。

用人单位在护士岗位培训及继续教育中也要适当增加文学、历史、哲学等人文知识。研究证实，精神病院护士 SCL－90 测试后在总分、强迫、抑郁、恐怖等因子上的得分明显低于国内常模或综合科护士，其较高的心理健康水平归功于精神病院护士在上岗前接受了严格的心理学知识培训。

3. 加强基本法律知识　随着公民的法律意识增强，卫生政策改革的深入，护士必须加强基本法律知识学习，如举证责任倒置、卫生法学知识、医疗保险政策等，否则就会在日常工作中经常受到来自病患、家属及保险机构的压力与烦恼。护士在护理实践中只有在遵循伦理学原则基础上，熟悉相关法律法规，才能有效规避风险。

4. 开展临终关怀教育或死亡教育　在某些传统文化中，提及“死亡”一词，人们总是讳莫如深，但死亡作为个体生命历程的一部分，始终客观存在，逝者及丧亲者在整个临终阶段均经历着一系列的生理和心理反应，为了减少人类的痛苦，人们不断地认识死亡。在临终关怀中，护士扮演的是决定性的角色，给予支持和关怀，以满足患者的需要。此阶段护士需要被授予相对独立的决策和行动的权利并恰当地运用。很多报道显示，此时患者及其家属均期待护士更多情感和精神上的支持，期待更和谐的医患关系、更多的交流以及更完善的护理计划，以实现生命最后阶段高质量的护理。临终关怀教育或死亡教育将会使护士真正领悟护理工作的内涵和深刻意义。

（三）加强可操作性强的职业角色行为模拟训练

大量研究证实，在一定情境中，某些可操作性强的职业角色行为经过多次模拟训练后，可被个体掌握，一旦在现实中相似情景再现时，该角色行为则会本能地表现出来。因此，在国外发达国家和地区，职业行为模拟教育早已普遍开展。在我国，随着计算机高仿真模拟在护理教学中的应用、各医学院校护理实验中心的建立，以及综合性实验项目的开展，此类培训虽起步较晚但发展很快。可操作性强的职业角色行为模拟训练主要包括以下几方面：

1. 护士形象的强化训练　护士形象代表所在机构的整体形象，也展现着个人的内涵。该项训练主要涉及护士的衣帽整洁、举止端庄、职业性微笑等，重在比较护士个体的表情、形体等与职业形象的差距，训练职业仪容。这既有助于完善护士角色人格，又能向社会展示所在机构的良好形象。

2. 言谈举止的规范训练　在国外，护生正式进入护理情境前，一般需通过反复模拟角色扮演，以逐步矫正其与职业行为不符的日常习惯，强化较适宜的职业行为。如利用现场摄像直接观察、随时调控护生模拟“护患沟通”的职业行为，通过反复、规范的模拟训练，使其较熟练掌握与患者沟通的常用技巧和举止行为。该项训练重在设置不同情境，帮助护生明确与不同患者相处的基本原则、变通方式，掌握沟通中的礼貌姿态、语言技巧、保持的距离等。

3. 情绪调控的系统训练　该项训练重在培养个体保持良好心境、适度表达情绪反应等。教育者拟定系统的培训计划，指导个体进行“紧张-放松”训练，通过反复体验，使个体熟练掌握并能恰当运用情绪调控技术，如放松技巧、转移冲动的对策等。如某护士情绪稳定性较差，一遇突发事件即极度紧张、手忙脚乱，经过系统的情绪调控训练后，她能在高度紧张的应激情境中基本实现情绪的自我调控。

4. 复杂情境的适应性训练　指人为设置模拟能造成职业价值困惑或职业紧张的社会情境，帮助个体增强对各种复杂环境的适应能力，较好地应对未来职场中的类似情况。

值得注意的是，在培训前，若能测试受训者的人格特征，并将之与职业角色人格比较发现特质缺陷，然后选择上述适宜的训练内容、方式、途径等，进行有针对性的培训，则实施训练后的效果更佳。

（四）强调职业态度与职业价值观的教育

职业态度与职业价值观教育在护士角色人格优化过程中居主导地位。护士角色人格在个人相关职业经历中发展和完善，因此职业态度与职业价值观的教育应贯穿整个教育过程。主要从以下几方面着手：

1. 教学目标　培养健全的护士角色人格并非一蹴而就，且个体原有知识储备不一，故应结合不同层次、不同个体的不同发展阶段，制定阶段性教育目标，使受教育者有努力方向又信心百倍。为完成教学总目标需要各阶段专业教师（理论教学师资与临床带教师资、基础课教师与专业课教师）彼此呼应、默契合作，注重完成阶段性目标。例如开始阶段教师应运用正面人物事迹教育缺乏职业价值判断能力的个体，给其职业价值观以潜移默化的积极影响；待其职业成熟度有一定发展的后期，应采用反面人物材料教育，起到警示作用，以杜绝或减少工作中的差错事故。

2. 教学内容　包括阐释护理职业道德内涵、护士职业的社会责任、护士形象历史演变、人才培养目标、职业发展定位、国内外护理发展概况、正面及反面人物事迹资料、我国国情及组织结构内护理管理机制的情况等。

3. 教学形式　运用启发讨论式、以问题为基础的教学方法，教学形式多样而灵活，倡导师生共同参与，促进教学相长。需注意以下几点：

（1）教书与育人结合：专业教师需注重自身职业情感的培养，在传授知识的同时，关注教育对象的职业心态，对其言传身教，为其树立职业角色榜样。其中临床带教教师处于整个护理教学活动的重要环节，对促进学生综合素质的形成和培养至关重要，她不仅要帮助学生验证理论知识，更要设法为护生营造趋向职业理想目标的现实氛围，为此，需要优选临床实习基地，并与之充分沟通，建立长期的默契合作关系，选拔其中优秀的临床带教老师。

（2）理论与实践结合：课堂教学多以正面教育引导学生，形成护士理想形象。在实践中，护士理想形象和现实形象之间形成反差，导致护生职业价值观的困惑。若教师能把理想、现实两种职业形象都清晰呈现，引导护生思考两种形象差距的成因以及如何协调二者，则既能使其对护士现实形象有所准备，又可激发其改变护理队伍现状的使命感。

（3）校园文化活动和校外社会实践相结合：实践活动可使护生产生职业替代性体验，有助于其人格培养。社会实践既能检验课堂教学效果、稳固职业心理，又能提升职业道德水平、强化职业意识。

护生在校内进行丰富多样、健康向上的校园文化活动，如听取南丁格尔奖章获得者的报告、角色扮演护理专家事迹再现、护士礼仪展示、护理技能大赛、5.12 护士节授帽仪式、与护理工作相关的辩论、演讲、征文、小品大赛及诗歌朗诵会等，均有助于锻炼能力、潜移默化影响其形成健康的护士角色人格。

护生利用业余时间有计划地参加校外社会实践，对其护士角色人格的完善尤为重要，如参观医院、参加扶助弱势群体的志愿者活动，以及随专业教师到基层医院、厂、矿、农村进行社会调查和健康宣教等，这些实践均使护生不同程度地了解了护士的职业特点、锻炼了吃苦耐劳和团体协作的精神、激发了同情心及社会责任感，从而培养了护生热爱生命、理解和服务患者的职业观念，有助于其树立良好的护理职业道德。

（五）认识自我，加强自我调节

1. 充分认识自我，做好职业生涯规划　每一个人在择业之初都应关注自身职业认同水平及人格特征。当护生在了解自己人格与职业人格差异后，应做好职业生涯规划，职业认同水平高的个体会据此目标有意识、有目的地调整和重建自己的职业角色人格，而且在未来工作中发挥最大潜能；反之，缺乏职业认同感的个体则学习比较盲目，一遇到挫折就会对所从事的事业动摇，悲观失望，甚至离职。

2. 创造条件调控情绪　护士应该丰富自己的业余生活，如参加文体活动、公益活动、拓展训练等，以疏导工作与生活中的不良情绪。同时恰当运用习得的心理学知识，如放松、想象等情绪调控技巧，加强自我调节。

3. 建立社会支持系统　护士应加强医护合作、护护合作，协调护患关系，促进与家人的有效沟通，以营造和谐的生活和工作氛围，获得广泛的社会支持系统。

（六）完善护理管理

1. 优化护理人力资源　护理人力资源配置与护理质量密切相关。合理配置人力资源，医院职工总人数与实际床位数及日门诊量的比例要合理，医院职工总人数与实际床位数比例以 60%～70%为宜。我国护士轮班制有“花班制”（2～4 日夜班/轮）、周班制（7 日夜班/轮）和月班制（28～30 日夜班/轮），目前多数医院采用“花班制”，虽因其便于照顾家庭而被护士普遍接受，但轮班周期短，频率快，容易造成护士的精神压力，也不利于护士熟悉患者情况，尤其在人员缺编情况下，加重原本已经超负荷的工作量，对护理工作及护士自身健康的影响均很大。管理部门除了关注并使护士充分认识其危害，更要适当增加护士配备，那些工作量大、强度高的科室尤需扩编，以适当改善护士超负荷的工作状态，缓解工作压力，满足优质护理服务的需要。

2. 完善管理机制　管理部门应该切实保障护士合法权益如职业安全防护、实现同工同酬，提供学习深造和职业发展的机会。护士不仅仅是组织机构内存在的客体，也是被关怀和理解的主体。建立激励机制及关怀性管理方式，有助于打造健全的内部成长机制。高关怀、高要求的管理方式具有双重激励作用，既可提高工作效率，也可促进护士身心健康。

3. 营造良好的社会环境　管理部门应加快培育和拓展护理市场，借助媒体，大力宣传护理工作中出现的先进人物和事迹，引领社会舆论对护士形象评价的正确导向，在全社会形成尊重护士、爱护护士的良好风尚，利于激发护士的自豪感和社会责任感。

4. 营造和谐的心理氛围　组织机构可定期组织集体福利性娱乐活动，如出游、演唱会等，使组织成员在轻松、愉快的气氛中彼此沟通交流，有助于护士释放压力；也可把健身、健美、职业化妆等活动与护士的福利相结合，可使护士更深切感受被关注、重视。上述多种途径的活动均对护士的职业心态产生积极、持久的影响，有助于营造和谐的心理氛围。

自学指导

【重点难点】

1. 学习重点：护士角色人格的概念、内涵及护士角色人格的优化途径。
2. 学习难点：护士角色职业态度与职业价值观的教育形式。

【考核知识点】

1. 护士角色人格的概念。
2. 护士角色人格的内涵。
3. 护士角色人格要素特质的主要内容。
4. 护士角色人格的优化途径。
5. 护士个体人格与职业角色人格的匹配模式。
6. 职业态度与职业价值观的教育形式。

【复习思考题】

1. 何谓护士角色人格？其与护士个体人格有何区别？
2. 护士角色人格的未来形象包括什么？
3. 简述护士角色人格要素特质的主要内容。
4. 霍兰德职业兴趣理论由哪几部分构成？
5. 简述护士个体人格与职业角色人格相匹配的遵循原则。
6. 个体人格与护士角色人格的匹配模式。
7. 试分析职业紧张对护士的危害。
8. 简述护士职业倦怠的主要表现。
9. 护士角色人格的优化途径有哪些？

〔卜秀梅〕

第八章

社会认知与护患沟通

【学习目标】

1. 掌握：

（1）社会认知的概念，社会认知偏差的概念及其影响因素。

（2）护患关系的概念及其行为模式。

（3）影响护患关系的因素、常见的护患冲突及形成良好护患关系的沟通技巧。

2. 了解：沟通要素、种类和目的。

【自学时数】 2学时。

社会认知是个体社会行为的基础，同时是人际关系建立的重要环节。护患沟通有利于获得患者的准确信息，增强患者对护理工作人员的信任感，形成融洽的护患关系。因而每位护理工作者应该掌握有效沟通的理论和技巧，以满足患者的需求，促进和提高护理工作的质量，获得社会对护理工作者较高的满意度。

第一节　社会认知

一、社会认知的概念

社会认知（social cognition）是个体对他人的心理状态、行为动机和意向及人与人之间的关系做出理性推测与判断的过程，包括感知、判断、推测和评价等一系列的心理活动过程。

相对于对物的认识，社会认知的对象是人及其行为，社会认知活动的基本途径包括观察他人的言谈举止、仪表神情、行为习惯等，从而形成了对他人的初步印象，这是个体社会行为的基础，也是人际关系建立的重要环节。人际交往中社会认知有一定的规律及偏差性。

社会认知主要包括自我认知、对他人的认知和对人际情景的认知。自我认知是对自己的个性、能力、兴趣、行为及与周围事物关系等的认知，从而对自己做出正确、理性评价，它是其他社会认知的前提与基础；对他人的认知是通过外貌服饰、言谈举止等判断他人的需要、兴趣、动机等心理活动的过程，以使自己在人际交往过程中做出正确的判断；对人际情景的认知包括对外周环境、空间、人际关系等的认知，正确认识人际情景，是协调人际关系的必要条件。

二、社会认知的特征

在社会活动中，由于经历不同，每个人都形成了自己特有的社会认知结构。综合社会心理学的研究，一般认为社会认知具有以下特征：

（一）知觉信息的选择性

人际交往过程中，人们会根据自己交往的兴趣、价值标准等从众多个体中选择少数人作为认知的对象；同时，每个人通过其外表、神态、言语、能力、行为等特征，向他人传递有关个人丰富多彩的信息，但认知者并不是接受被认知者的所有信息，而是对信息进行有选择加工后形成了对被认知者的印象。不同社会文化环境会形成不同的人际知觉特征。

（二）社会认知的互动性

认知者在获得对方的知觉信息时，被认知者并非消极被动地等待被感知，他完全可能通过自己的服饰、言谈、举止等影响或改变认知者对自己的印象，这一过程又称为印象整饰。如首次交往时，可以通过服饰、表情、动作等给对方留下良好印象，赢得他人的好感。但印象整饰太明显或过分，会使人产生“做作”感觉而适得其反。印象整饰现象充分说明，社会认知是认知者和被认知者之间的互动过程。

（三）认知行为的一致性

社会认知是对一个人的特性所形成的印象知觉，个体在进行认知判断时，会组合来自外部的所有信息，包括不一致的甚至相互矛盾的信息，形成对被认知者的一致性认识。例如，我们不会认为某个人既诚实又虚伪、既勇敢又胆怯等。

三、社会认知偏差以及影响因素

在社会认知过程中，认知者和被认知者总是处在相互影响和相互作用的状态。因此，在认知他人、形成有关他人印象的过程中，由于认知主体与认知客体及环境因素的作用，社会认知往往会发生这样或那样的偏差，即社会认知偏差（social cognitive bias）。人际交往过程中，双方的认知会受许多复杂因素的影响，如主观感受、环境、文化背景、当时的心理状态、交往时间的长短等，这些因素会导致对他人的认知发生偏差，从而影响人际判断的准确性，而这些偏差具有一定的社会心理规律，其常见的影响因素如下。

（一）首因效应

首因效应（primary effect）即日常生活中的第一印象或“先入为主”的效果，是指个体在首次与对方接触时，根据对方的仪表、神态、言行、年龄等所得的综合性判断与评价。这种判断与评价也可能来源于看材料或听他人介绍等间接方式，又称为间接第一印象。有心理学家研究发现，与一个人初次会面，在45秒内就能产生第一印象，这第一印象对他人的社会知觉产生较强的影响，在认知者的头脑中形成并占主导地位。但是，第一印象并非总是正确的，但在个体的记忆中很牢固，会很长时间里影响双方的交往活动。

在首因效应中，外表特征是第一印象形成的主要根据，如俗语所说“以貌取人”。但人们还会注意到对方的言行举止所表现出来的性格特征。特别是交谈中所获对方的性格、兴趣、观念、态度等方面信息，也对形成第一印象起着重要作用。

第一印象之所以重要，正是因为首因效应。因此，在人际初次交往过程中，尽量展示自己的优点，发挥自己的长处，有利于给他人留下好的印象。

知识链接

案　例

有一位心理学家曾做过一个实验：把被试者分为两组，同看一张照片。对甲组说，这是一位屡教不改的罪犯。对乙组说：这是位著名的科学家。看完后让被试者根据这个人的外貌来分析其性格特征。结果甲组说：深陷的眼睛藏着险恶，高耸的额头表明了他死不悔改的决心。乙组说：深沉的目光表明他思维深邃，高耸的额头说明了科学家探索的意志。

这个实验表明第一印象形成的是肯定的心理定势，会使人在后续了解中多偏向发掘对方具有美好意义的品质。若第一印象形成的是否定的心理定势，则会使人在后续了解中多偏向于揭露对象令人厌恶的部分。

（二）近因效应

近因效应（recent effect）是指最后的印象、最近更新的信息对人的社会认知具有重要影响。交往时间越长，近因效应越明显，原因在于前面的信息在记忆中渐渐模糊，从而使近期信息在短时间记忆中更为突出。

针对在社会认知过程中首因效应与近因效应是否相互矛盾、相互对立的问题，心理学家对此做出了很多解释，一般认为，当两种信息连续出现时，首因效应作用明显，当个体的两种信息断续被感知时，近因效应的作用更为突出；与他人第一次交往时，首因效应明显，在感知所熟悉的人时，近因效应具有更重要的作用。因此，人际交往中，第一印象非常重要，但最后印象也不容忽视。在印象形成过程中，当不断有足够引人注意的新信息，或者原来的印象已经淡忘时，新近获得的信息作用就会较大，就会发生近因效应。

个性特点也影响近因效应或首因效应的发生。一般心理上开放、灵活的人容易受近因效应的影响；具有稳定倾向的人，容易受首因效应的影响。

知识链接

案　例

心理学的研究表明，在人与人的交往中，交往的初期，首因效应的影响重要；而在交往的后期，就是在彼此已经相当熟悉时期，近因效应的影响也同样重要。现实生活中，近因效应的心理现象相当普遍。张林与李萌是小学的同学，从那时起，两个人就是好朋友，双方非常了解，可是近一段时间李萌因家中闹矛盾，心情十分不快，有时张林与他说话，动不动就发火，而且一个偶然因素的影响，李萌卷入了一宗盗窃案。张林认为李萌过去一直在欺骗自己，于是与他断绝了友谊。其实这就是近因效应在起作用。

（三）晕轮效应

晕轮效应（halo effect）又称光环效应，是指人们在人际交往过程中对一个人的性格特征形成印象后，会依此来推测此人在其他方面的特征。这就像月光扩大化或泛化时一样，故称晕轮效应。晕轮效应其实就是人际交往中个人主观判断的泛化、扩张及定型的结果，形成以点带面或以偏概全的主观印象。

晕轮效应在生活中很常见。例如，人们总会相信一个优秀的人物，各方面都是优秀的，而罪犯一定是心灵邪恶的人；再比如，护士的态度热情，患者会认为她的技术、职业道德等各方面都是好的，而态度冷淡，患者往往会怀疑她的操作技术，不愿意她为自己服务。而实际上，晕轮效应往往会歪曲个体的形象，导致不正确的社会认知。因此，人际交往过程中应全面的掌握信息，并进行比较、分析，不要凭借一时的主观印象做出判断。

晕轮效应不但常表现在以貌取人上，而且还常表现在以装束判断人的地位、性格，以初次言谈定人的才能与品德等方面。在对不太熟悉的人进行评价时，这种效应体现得尤其明显。

从认知角度讲，晕轮效应仅仅根据事物的个别特征，而对事物的本质或全部特征下结论，具有片面性。因而，在人际交往中陷入晕轮效应的误区。

知识链接

案　例

心理学家戴恩做过这样一个实验。他让被试者看一些照片，照片上的人分3类：很有魅力，有的无魅力，有的中等。然后让被试者在与魅力无关的特点方面评定这些人。结果表明，被试者对有魅力的人比对无魅力的人赋予更多理想的人格特征，如和蔼、沉着，好交际等。

俄国著名的大文豪普希金曾在婚姻上受晕轮效应影响。他狂热地爱上了被称为“莫斯科第一美人”的娜坦丽，并且和她结了婚。娜坦丽容貌惊人，但与普希金志不同道不合。当普希金每次把写好的诗读给她听时，她总是捂着耳朵说：“不要听！不要听！”相反，她总是要普希金陪她游乐，出席一些豪华的晚会、舞会，普希金为此丢下创作，弄得债台高筑，最后还为她决斗而死，使一颗文学巨星过早地陨落。在普希金看来，一个漂亮的女人也必然有非凡的智慧和高贵的品格，然而事实并非如此，这种现象被称为晕轮效应。

（四）社会刻板效应

社会刻板效应（social stereotype）是指人们对某个社会群体形成的一种概括性而固定的看法，是人们对交往对象按其年龄、民族、职业进行分类，按照自己头脑中的固定看法而做出判断的现象。例如人们常认为江浙人精明灵活；山东人豪爽正直；母亲慈爱，父亲严厉等，它反映的是群体共识。

人们的社会刻板效应主要是通过两个方面形成的。第一，是直接与某些群体的部分人接触，然后将这些人的特征进行概括化和固定化；第二，是根据间接的材料形成，如他人的介绍、大众传播媒介的描述等。社会刻板效应对人的认知有积极和消极两个方面的影响。一方面，刻板效应本身含有一定的合理性和真实性，有助于简化认识过程，为人们迅速适应社会环境提供了一定的便利；另一方面，刻板印象有很强的稳定性，容易使人们的认识僵化，导致对他人的成见。

第二节 护患关系

知识链接

案 例

护士小李在家和丈夫吵架后，到医院上班仍余气未消。遇到一位肝炎患者病情好转正待出院，家属买了许多保肝药来，患者认为自己的病已经好了，便来问护士小李要不要用这些保肝药。小李说："你用不用关我什么事。"患者说："你说话咋这么难听啊！"小李也气呼呼地说："什么话好听？……好听，唱给你听？"患者当时气得脸色发白，回到病房便躺在床上，后来病情急剧恶化，终因治疗无效而死亡。患者需要的是人与人之间的尊重和理解，需要的是关注他们的病痛，尊重他们的人格，诚心诚意地帮他们解决健康问题。在临床护理工作中，护士应该怎样与患者沟通，才能与患者建立良好的护患关系呢？

在医疗护理工作中，医患关系、护患关系始终是医疗人际关系中的关键问题。著名医史学家西格里斯指出："医学的目的是社会的，它的目的不仅是治疗疾病，使某个机体康复；它的目的是使人调整适应环境，作为一个有用的社会成员。每一个医学行动始终涉及两类当事人：医护人员和患者，或者更广泛地说，医学团体和社会，医学无非是这两类人群之间多方面的关系。"在医学社会学和医学心理学中，"这两类人群之间多方面的关系"指的就是医疗护理过程中医护人员与患者之间特定的医患、护患关系。然而，在医疗护理过程中，护士为患者服务的时间更长，与患者及家属接触的机会更多，与其他健康工作者合作最密切，因此，护士的人际沟通能力直接影响其他关系的建立和发展，提高护士的沟通能力是医院工作中的重点。

一、护患关系的概念和特征

护患关系（nurse-patient relationship）是指在特定条件下，通过医疗、护理等交感互动与患者建立起来的一种特殊的人际关系，这种关系的实质是帮助与被帮助的关系，即护士与患者通过特定的护理服务与接收护理服务而形成的专业性的人际关系，是医疗服务领域里的一项重要的人际关系。

广义的护患关系是指护士与患者及其家属、陪护、监护人的关系。狭义的护患关系是指护士与患者之间的关系。护患关系是护士所面临的诸多人际关系中最重要的关系，是护士与患者之间的一种工作关系、信任关系和治疗关系，其实质就是满足患者需求。因此，护患关系除了具有一般人际关系的特点外，还具有专业性人际关系的特征。

（一）帮助系统与被帮助系统关系

护患之间通过提供帮助与寻求帮助形成特殊的人际关系。帮助系统包括医师、护士、辅诊人员以及医院的行政人员等工作人员；被帮助系统包括患者、患者家属、亲友和同事等有关系人员。帮助系统的作用是为被帮助系统提供服务，履行帮助职责，而被帮助系统则是寻求帮助，希望满足被帮助者的需求。在帮助与被帮助这两个系统中，护士与患者的关系不仅仅代表单个护士与患者个人的关系，而是两个系统之间关系的具体体现。护士群体中任何一位个体对被帮助系统的态度、责任心等，都会影响被帮助系统对帮助系统工作质量的整体评价。因此，良好的护患关系不仅要求护士与所负责的患者之间相互尊重、信任，建立良好的关系，而且要求护士对所有患者一视同仁，设身处地为被帮助系统着想，并真诚地给予帮助。

（二）专业性的互动关系

护患关系不是护士与患者之间简单关系，而是护患之间相互影响，相互作用的专业性互动关系。这种互动不仅局限在护士与患者之间，也表现在护士与患者家属、朋友和同事等社会支持系统之间，是一种多元性的互动关系。护士与患者双方的个人背景、情感经历、受教育程度、性格特点、对健康与疾病的看法以及不同的生活经验都会对相互间的感觉和期望产生影响，并进一步影响彼此间的沟通和护患关系的建立与发展。

（三）治疗性的工作关系

治疗性关系是指护患关系职业行为的表现，是一种有目标、需要认真促成和谨慎执行的关系，护士与患者的交往是一种职业行为，带有一定的强制性，不管护士是否愿意，也不管患者的年龄、身份、职业和素质如何，护士作为一名帮助者，应该努力与患者建立良好的关系，有责任使护理工作起到积极的治疗作用，使护患关系成为一种治疗性的关系。研究表明，良好的护患关系，能有效地减轻或消除患者来自环境、诊疗过程及疾病本身的压力，有助于治疗和加速疾病的康复进程。反之，紧张的护患关系会加重患者的心理负担，甚至可能导致患者情绪恶化，严重影响治疗效果。因此，护士必须明白，护患关系是一种特殊的，应该谨慎执行的治疗性的工作关系。

（四）护士是护患关系后果的主要责任者

在护患关系中，由于护士通过专业知识和技能为患者提供护理服务，处于护患关系的主导地位。因此，护士的行为在很大程度上决定了护患关系的发展趋势。一般情况下，护士是促进护患关系向积极方向发展的主要推动者，也是护患关系发生错位的主要责任承担者，护士应对护患关系的建立与发展负主要责任。

（五）护患关系的实质是满足患者的需要

护士通过护理服务满足患者需要是护患关系区别于一般人际关系的重要内容，从而形成了在特定情景下护患之间的专业性人际关系。

二、护患关系的建立与发展过程

护患关系是一种特殊的人际关系，它的建立与发展，并非源于护患之间的相互吸引，而是为了满足患者的健康需求，护患关系的建立与发展是一个动态过程，一般分为3个阶段：开始期、工作期、结束期，这3个阶段相互重叠、相互影响。

（一）开始期

开始期又叫熟悉期、建立期，是护士与患者的初识阶段，也是护患之间建立信任关系的时期。

此阶段的主要工作是护士与患者相互认识，彼此建立信任关系。由于护患之间在此期都处于初识阶段，双方都不是很了解，都希望在彼此认识了解的基础上建立信任关系。护士希望了解患者的病情进展、一般情况、家庭和社会情况等；而患者希望了解护士的个人情况、业务水平、工作态度等。他们相互认识了解的方式也各不相同，护士主要是通过询问病史、体格检查、查看病历等方式来了解患者的具体情况，而患者对护士的了解，不仅仅来自护士的主动介绍，最重要是凭借患者主观的、片面的最初印象，还可通过询问病友获得信息。患者会根据自己的主观判断来选择是否与某护士建立信任和依赖关系，这与护患之间在开始期关系的好坏有着重要的影响。护患关系是短暂型的人际关系，第一印象的好坏直接影响护患之间信任关系的形成。因此，护士应该树立良好的个人形象，主要通过得体的举止、热情的话语、真诚的服务在开始期为患者留下良好的第一印象，良好的第一印象能大大缩短建立信任关系的时间，起到事半功倍的作用，为以后的工作打好良好的基础。

（二）工作期

此阶段从开始执行护理计划到患者出院之前。此期间，是护士完成各项护理任务，患者接受治疗和护理的关键时期，是护患之间相互获得信任关系的时期。

此期的特点是工作任务重，质量要求高，时间跨度长，并且与护患之间初期是否建立良好的护患关系有着密切的联系。此时期除了要维持良好的护患关系以外，主要的任务是根据护理计划，实施护理措施，解决护理问题，完成护理工作。工作特点是通过护士的高尚医德，扎实的理论、熟练的技能和良好的服务态度赢得患者的信任，取得患者的合作和满足患者的合理需求。但是，这种信任是动态的，先前获得的信任也可能失去，因此，护士应努力建立并维持与患者的信任关系，这是顺利完成护理计划所必需的。

由于此期的时间跨度比较大，护患之间难免会发生一些不愉快的事情，如患者对护士的工作态度不满意，自己的需求没有得到及时的满足等，护士埋怨患者不能主动的配合，埋怨患者有过多不必要的需求等。出现这些矛盾时，护士应该积极主动去化解，进行良好的沟通，为患者解释那些不必要的需求，劝导患者及时执行医嘱。对患者始终保持关注、真诚和尊重的态度，热情为他们服务，尽量及时满足他们合理的需求，以获得患者的信任。

（三）结束期

通过治疗与护理，患者的疾病好转或基本恢复，达到预期目标，可以出院休养，护患关系即转入结束期。结束期是护患关系相对融洽的时期，主要是随着疾病的康复，护士的积极工作，患者对护士的工作有了深刻的认识并表示肯定，即使曾经有过不愉快的记忆，也会随着疾病的好转和身体的康复，以及护士主动有效的沟通而改变，绝大多数情况下患者都能留下满意的评价。

此期的工作重点是与患者共同评价护理目标的完成情况，并根据存在的问题或可能发生的问题制定相应对策。工作任务是对患者进行健康教育，出院指导和征求意见。护士在此期应提前做好患者出院前的准备工作，了解治疗效果，进行出院指导；帮助患者逐渐脱离疾病康复期出现的依赖心理，学会自我照顾，促进患者的全面康复；妥善处理护患双方尚未解决的一些问题。对少数问题较多、疾病治疗效果差、护患沟通存在问题的患者，应在此期加强沟通和协调，以顺利度过结束期。

护患关系的每个阶段都各有重点，3 个阶段相互重叠、相互衔接，但满足患者需要始终是护患关系的实质，护士应以良好的沟通技巧，真诚的服务态度，扎实的理论基础，熟练的专业技能，赢得患者的信任，促进和维护良好的护患关系。

三、护患关系的行为模式

护患关系模式是医患关系模式在护患关系中的具体体现。1976 年，美国学者萨斯（Szasy）和荷伦德（Hollander）提出了医患关系的 3 种模式。

（一）主动-被动模式

1. 主要特征　这是一种传统的护患关系模式。护士对患者的护理处于主动的主导地位，而患者则处于完全被动的、接受的从属地位。所有针对患者的护理活动，只要护士认为有必要，不需经患者同意，患者需完全服从护士的决定。

2. 适用范围　这种模式适用于某些尚未形成或因故失去正常思维能力或确切表述能力的患者，除了完全服从护士，他们别无选择。如婴幼儿、昏迷、精神病等患者。

3. 主体作用　“为患者做些什么”。由于护士在此模式中处于专业知识的优势地位和治疗护理的主动地位，因此，要求护士以较强的工作责任心、善解人意的同情心等为患者提供全面的扶持和帮助。

（二）指导-合作模式

1. 主要特征　这种模式认为护患双方在护理活动中都具有主动性。护士常以“指导者”的形象出现在患者面前，根据病情决定护理方案、护理措施，处于护患关系的主要方面。而患者则尊重护士的决定并主动配合，主动提供与自己疾病有关的信息，对护理方案和护理措施提出建议和意见。

2. 适用范围　这一模式适用于急、危、重症、重病初愈恢复期、手术及创伤恢复过程的患者等。此时，患者希望得到护士的指导，能积极合作，发挥自己的主观能动性。

3. 主体作用　“教会患者应该做什么和怎么做”，由于主动性依然是以执行护士的意志为基础，满足护士的要求为前提，因此，要求护士以良好的职业素质、积极的职业心态和良好的角色形象等赢得患者的充分信任，取得患者的密切配合，以实现指导和咨询的最大效能，帮助患者早日康复。

（三）共同参与模式

1. 主要特征　这种模式认为在医疗、护理的过程中，护患双方具有大致同等的主动性和权力，共同参与护理措施的决策与实施。患者不是被动地接受护理，而是积极主动地配合并亲自参与护理；护士能尊重患者的权利，与患者商定护理计划，患者随时采纳护士给予的各种合理化建议。

2. 适用范围　该模式适用于各类慢性躯体疾病、心身疾病、精神疾病患者等。此类患者基本保持自己能力的常态，但是由于受到自身疾病知识、人格特征等主观因素的影响，需要得到护士的正确引导，以便较好地发挥自身的主观能动性。

3. 主体作用　“让患者选择做什么”。该模式的特点是“护士积极协助患者进行自我护理”，要求护士有丰富的知识结构，能为个性化患者设计多层面的、较合理的护理计划和方案，并且要求有较强的沟通能力，能与不同层次的患者沟通，建立良好的护患关系。力求以护患双方的相互支持、精诚合作等，营造一个全面促进患者适宜身心状态的人际氛围。

知识链接

案　例

患者老王因患膀胱癌住进泌尿科，病痛与陌生的环境使他焦虑不安。责任护士小张主动对他说：“你好，我是你的责任护士小张。如你有什么事，请找我，我会尽力帮助你。”安置好床位后，小张边说边安慰患者：“我去请医生来看病，然后陪你四处走走，很快你就会熟悉新的环境了。”接着向他介绍同病室的病友。很快，患者熟悉了环境，减少了心理孤独和不安。老王住院后，病情不见好转。他少言寡语，情绪非常低落。这次，由于介入治疗后化学药物治疗反应较重，老王更加不愿说话，干脆卧床不起，也不愿进食。这可急坏了护士小张！她想尽办法开导老王，并掏钱为他买来了面条、稀饭，但屡遭拒绝。尽管患者不理不睬，但小张并没有放弃，轻言细语地劝慰和鼓励，一汤匙一汤匙地为他喂饭，天天不忘陪老王唠叨自家的事。老王终于被感动得流下了热泪。当老王病情好转即将出院时，患者及家属对护士小张的服务非常满意。护士小张向患者交代了出院后的注意事项，患者再次向小张表示谢意后出院。

3种不同的护患关系模式在临床护理实践中不是固定不变的，可以根据患者的具体情况选择不同的护患关系模式。如抢救昏迷患者时，是不可能、也没有时间让患者参与意见或主动配合的，只能采取主动-被动型模式；而对有一定文化知识的慢性病患者可以选择共同参与型模式，充分发挥患者的主观能动性，提高患者自我护理的能力。总之，在临床护理工作中，护士应根据每个患者的不同情况，选择不同的护患关系模式。

第三节　护患沟通

护患关系的建立与发展，是建立在沟通的基础上实现的，有效地沟通才能形成良好的护患关系，缺乏沟通或无效的沟通会导致护患之间形同陌路甚至发生冲突。因此，护士有必要了解沟通的有关理论并掌握一定的沟通技巧。

一、沟通的概念与过程

沟通（communication）是信息发送者遵循一系列规则，凭借一定媒介将信息发给信息接受者，并通过反馈以达到理解的过程。简言之，是指人与人之间的信息交流过程，人们通过沟通与周围的社会环境相关系。沟通的根本目的就是传递信息，信息的传递过程就是沟通，沟通的内容就是信息。

在沟通发生之前，信息一般是存在于信息发出者头脑里的一些观点、思想、知识等。要把这些信息传递给信息接受者，首先必须把信息转换为信号的形式（编码），如语言、文字、图形等，然后通过媒介物（信道）传送至信息接受者，由信息接收者将接收到的信号转译回来（解码）。这样信息就从一个人传给了另一个人。另外，信息接受者通过反馈把信息返回给信息发出者，对信息是否被理解进行核实，使沟通进行下去。

沟通过程主要包括8个要素（图8-1）。

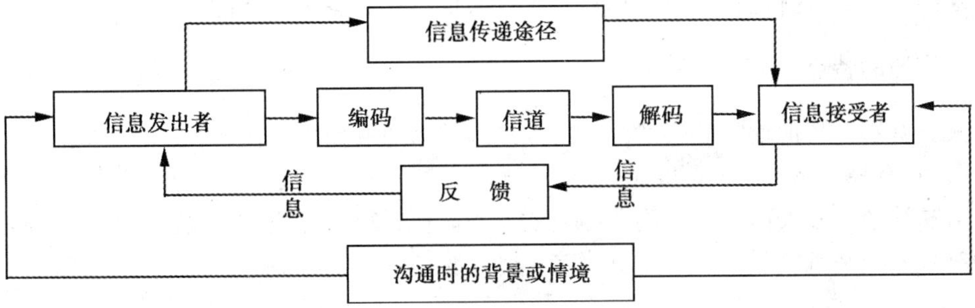

图 8-1　沟通过程的要素

（一）信息背景（information background）

信息背景是引发沟通的理由。信息背景反应在沟通者的头脑中，使其产生沟通的欲望，这种欲望可能是清晰的也可能是模糊的。客观存在的刺激是产生沟通的前提和依据。因此，要了解一个信息所代表的意思，不能只接受信息表面的意思，应该考虑背景因素，以了解其真正的含义。

（二）信息的发出者（message sender）

信息的发出者是指发出信息的人，也可以成为信息的来源，在信息论中称为编码者。

（三）编码（encoding）

信息发出者必须通过对信息进行编码才能将信息传递出去。所谓编码就是发出者将要传递的信息符号化，主要包括语言、文字、表情或动作。

（四）信息（message）

信息是指沟通时所需要传递和处理的信息内容，主要包括信息发出者的思想、感情、意见、观点等。信息必有一定的内容意义，其内容意义可能会带有背景因素的色彩及信息发出者的风格，可以说是上述两者的具体化。

（五）信道（route of message transmission）

信道是指信息发出者传递信息的工具或手段，也称媒介或传播途径，如视觉、听觉、触觉等。在信息传递过程中要选择正确的沟通渠道，否则有可能导致信息传递中断或失真。因此说有效的沟通离不开有效的信息传递途径。一般来说，信息发出者在传递信息时使用的途径越多，信息接受者越能更快、更好、更多的理解信息内容。

（六）信息接收者（message receiver）

信息接收者是指接收信息的人，从沟通渠道传递的信息需要信息接受者接收并接受之后，才能够形成有效的沟通。简而言之，就是指信息传递的对象。

（七）解码（decoding）

解码是信息接收者理解信息的过程，也就是对所编码的语言或非语言信息符号的翻译过程。由于信息接收者的理解力不同，护士应进行个案化护理。

（八）反馈（feedback）

反馈是指信息接收者对信息发出者做出的反应。这种反应包括心理的、生理的、思想的或行为的改变，这种改变即使微小，也是客观存在的。同时，这些反应或改变又会成为新的信息返回给信息发出者，信息发出者与信息接受者之间随时进行角色互换，从而使沟通呈现连续不断的过程。只有通过反馈，信息发出者与信息接收者进行才能有效沟通。

二、沟通的特点

使人类有别于其他动物社会的主要特点是人类沟通的特性，主要包括以下几点。

（一）社会性

生活在社会中的人们以信息沟通为主要方式，社会得以形成的工具就是沟通，通过使用复杂的符号系统来进行信息交换、思想交流、行为调整、提高效率，使社会得到进一步的发展。

（二）互动性

沟通是一个相互作用的过程，沟通双方不断将自己接收信息后的反应传递给对方，使双方能够理解信息的内容，进行有效的沟通。

（三）实用性

人们可以通过沟通建立各种各样的关系。通过这种多样性的人际交往，沟通双方可以获得各方面的相关信息，包括学习、生活、工作、娱乐等，为自己提供各方面的服务。除此之外，还可以产生情感和相互吸引，形成亲密的关系。总之，人们在沟通的过程中追求自我利益、他人利益和集体利益。

（四）动态性

沟通是一个动态系统，沟通双方在沟通过程中始终处于不断的相互作用中，刺激与反应互为因果。

（五）关系性

沟通就是彼此建立关系。人们在沟通过程中不断获得信息，同时也能显示彼此的关系。这种关系包括两个层面：一是关系的情感层面，二是关系的控制层面。

（六）习得性

沟通的能力并不是像有些人所说的与生俱来，而是通过后天学习获得的，也只能在学习和实践的过程中不断提高。

（七）不可逆性

不可逆性是指沟通的信息一旦发出就无法收回。因此特别提醒沟通者在沟通过程中要积极慎重，三思而行，以免产生不良的影响。

三、沟通的方式

根据沟通过程中所运用的符号系统不同，沟通方式可分为语言沟通和非语言沟通。

（一）语言沟通

语言沟通是指沟通者以语言或文字的形式将信息发送给接受者的沟通行为。在人类社会交往中，语言沟通是人们使用最广泛的沟通方式，约占35%。语言沟通分为口头沟通和书面沟通。

1. 口头沟通　是借助于发音器官实现的一种沟通方式，如交谈、讨论、开会、讲课等都属于口头沟通。在日常生活中，口头沟通可以直接、迅速的交流完整的信息，并可及时获得对方的反馈并据此对沟通过程进行调整。口头沟通在大多数情况下都是面对面的，此时，除了语言信息的传递，其他非语言的信息，如表情、姿势、辅助语言等，也有助于理解沟通的内容。在所有的沟通形式中，口头沟通是最有效、最富影响力的一种沟通形式。

2. 书面沟通　是指借助于书面文字材料实现的一种沟通方式，如通知、广告、文件、书籍、杂志等，这些都属于书面沟通。书面沟通可以传递一些复杂完整的信息，不受时间和空间的限制。在临床上，一些患者因疾病或诊疗的原因不能说话时，采用书面沟通是一种非常有效的方式。

3. 口头语言沟通与书面语言沟通的区别　见表 8-1。

表 8-1　口头语言沟通与书面语言沟通的区别

	口头语言沟通	书面语言沟通
优点	信息传递范围广、速度快、反馈快、效果好	扩大了沟通领域，信息传递准确、可长期存储
局限性	易受干扰、曲解、保留时间短、不易做准备	不够及时、简便，接受和反馈慢、受文字水平影响
表达形式	述、说、讲、谈	文件、书信、通知、记录、论文

（二）非语言沟通

非语言沟通是借助于非语言符号，如动作、姿势、眼神、表情、空间距离等帮助表达思想、情感、观点等的方式。美国一位心理学家研究非语言沟通曾提出以下公式：

信息的全部表达＝语调（7%）＋声音（38%）＋表情（55%）

上述公式提示，非语言行为在情感、态度表达中占据重要作用。护患沟通过程中，患者的非语言行为包含了丰富信息，它有助于护士感受患者的真实感觉和需要。同样，护士的非语言行为也可以为患者提供丰富的信息，对建立良好的护患关系起着极其重要的作用。目前，大多数学者将非语言符号分为无声的动姿、无声的静姿以及有声的辅助语言和类语言 3 类。

1. 无声的动姿　非语言行为中的动姿，主要包括面部表情、点头、姿势转换、手势以及拍打、拥抱等身体接触方式。此外，眼睛的运用也属于无声的动姿。

人类的面部表情十分丰富，它可以准确的传递成千上万种不同的情绪状态。在人际沟通中，来自面部表情的信息，更容易为人们觉察和理解，它是人们理解对方情绪状态最有效的一种途径。但是，人们可以随意控制面部表情。

相对于面部其他表情，眼睛的运用更具有真实性。如果人们可以做出与内心状态不一致的面部表情，但是无法随意控制自己的目光。目光是最能反映出一个人内心真实体验的非语言行为。

触摸是一种无声的语言，是一种很有效的沟通方式。临床工作中，护士在适当的时机或范围内对患者实施触摸行为，能使患者有一种被支持、鼓励和关注的感受。

2. 无声的静姿　主要指人们坐立时的姿态和彼此的空间距离。

在人际沟通过程中，沟通双方的站姿、坐姿常常体现了双方之间的关系，并且展示了个人的情感状态。例如，在与上级谈话时，下级的坐姿应显得拘谨，腰板挺直，身体稍稍前倾。

在人际交往中，双方的空间距离往往也反映了彼此的亲密程度。美国一位学者将日常生活中人与人之间的空间距离分为 4 类：

（1）亲密接触：距离的范围为 8～30 cm，在通常情况下，人们只允许情侣、孩子和家人进入这一范围。

（2）个人距离：距离的范围为 30～90 cm，此距离是朋友之间进行沟通的适当距离。

（3）社交距离：距离的范围为 100～200 cm，通常的正式社交活动、外交会议，人们都会保持这种程度的距离。

（4）公共距离：距离的范围为 200 cm 以上，在公共场所人与人之间的距离属于这种情况。在护患沟通中，护士应具有距离的敏感性，注意距离的有效性和舒适感所起的作用。

3. 有声的辅助语言和类语言　辅助语言包括声音的音调、音量、节奏、停顿、沉默等，而类语言是指那些有声而无固定意义的声音，如呻吟、叹息、叫喊等。

在人们的沟通过程中，辅助语言和类语言也起着十分重要的作用。由于说话者的音调不同，同一句话的寓意就可能迥然不同。因此，在沟通过程中，“对方怎么说”事实上比“对方说什么”更重要。因此，在临床中护士应要注意辅助语言和类语言的应用，有助于护患间的沟通。

四、护患沟通的目的

（一）有助于开展护理工作

在患者的入院评估、确立诊断、制定护理计划、组织实施和效果评价的一系列护理程序中，护士都需要收集资料，得到患者支持；无论执行任何护理技术操作、卫生宣教、饮食指导、康复功能训练等，沟通在护理过程中都是不可缺少的要素。有效的护患沟通既可维护患者的利益，又有利于护理工作的开展。

（二）建立良好的护患关系

良好的护患沟通可缩短护患间的心理距离，增强患者和家属对护士的理解和信任，避免护患间许多潜在的冲突或摩擦，防止护患纠纷的发生，提高患者及家属的满意度，提高护理的工作质量。

（三）体现护理人文关怀

现代护理是以人为本，即以人道主义精神对患者的生命与健康、权力与需求、人格与尊严的关心与关注，需要为患者提供精神的、文化的、情感的服务，以满足患者的健康需求。而良好的护患沟通是人文关怀在临床护理工作中的具体应用，护士真诚、亲切、体贴、耐心的语言及非语言行为是帮助患者树立战胜疾病的信心、积极地配合治疗的重要环节与手段。

五、护患沟通的影响因素

实现有效沟通绝非易如反掌，在护患沟通的过程中，存在着各种影响护患沟通的因素，主要包括以下几方面：

（一）信息编码不当

临床护理工作过程中，信息编码不当主要表现在以下 3 个方面：

1. 护士在临床工作中大部分使用的是专业术语，患者不熟悉这些术语。

2. 护士表达的内容含义模糊，使患者容易听错，如“禁食”与“进食”容易混淆。

3. 护士使用患者听不懂的语言，如方言。

（二）护士的态度

护患沟通并不只是简单的相互传递信息内容，更主要的是通过沟通来影响患者，了解患者的真实感受，为此，护士应该得到患者的接纳和信任。而患者是否能够接纳和信任护士，关键是护士在沟通时的态度，热情、友好的态度才能进行有效的沟通。

（三）护士的知识水平

护士的知识水平是影响护患沟通的一般背景因素，护士知识的缺乏可能影响信息的表达和传递，进一步影响患者的治疗。因此，欲使护患沟通具有治疗作用，护士需要具有医学、护理学、心理学、社会学等综合性知识。

（四）沟通技巧

沟通技巧对整个沟通过程都起着加速与催化的作用。良好的沟通技巧能使护患沟通迅速、顺利地完成；反之，会使护患沟通出现重重障碍。护士在进行护患沟通过程中有一些不良的沟通行为（如打断患者交谈、东张西望），会阻碍沟通的深入进行。

（五）社会文化背景

临床患者来自社会各个阶层，具有社会角色、观念和风俗习惯的多样性。文化背景的不同，对沟通内容的行为表达及理解可能存在较大的差异。护士要善于和不同文化背景的患者进行沟通，了解他们的健康观念、求医方式、生活习惯及传统等，为其提供满意的护理服务。

知识链接

案　　例

一位58岁的先生，因“完全性小肠梗阻”而住院。当天晚上，医师为这位患者做了急诊手术，手术过程顺利。第二天晨间护理的时候，当护士为患者更换床单时，这位先生便问道：“护士，我什么时候可以吃东西？”“放屁。”护士果断地回答道。这位先生听到护士竟然无缘无故侮辱自己，感到十分不解，觉得作为患者，询问何时进食完全是符合常情的，这位护士怎么能恶语伤人，一时不敢相信自己的耳朵，但还是强忍不悦，又追问了一句：“不好意思，我不是学医的，不太懂医学专业知识，我想问问我什么时候可以吃东西？”“放屁！”护士再次毫不犹豫地回答。当时，老先生的气不打一处来，但是考虑到仍然要在医院继续治疗，不敢得罪护士，无奈忍下了这口气。患者出院后向医院有关部门投诉了这位护士。请思考在护患关系中影响护患沟通的影响因素有哪些？

※第四节　护患冲突与护患关系的调控

一、常见的护患冲突

护患冲突，即护患交往过程中，由于种种原因导致护患沟通发生障碍，护患双方可产生不满、抱怨等情绪，甚至出现语言冲突、过激行为等。导致护患冲突的原因包括：

（一）期望与现实的冲突

许多患者对护士职业素养有较高的期望值，以“白衣天使”勾画较理想的护士职业形象和角色行为，并以此来衡量其现实中面对的每个护士个体，用较高标准要求客观上难以理想化的护士个体。当个别患者认为护士的职业行为与他们的期望存在差距时，就会产生不满、抱怨等，有的表现出冷漠、不合作的态度，有的甚至出现冲动、过激的言行等。与此同时，有的护士不能了解患者的期望，或者不从自身寻找可能引发护患冲突的原因，甚至对患者的反应显现出完全对立的情绪，认为是患者对自己过于苛求和挑剔等，则有可能导致更严重的护患冲突。

（二）休闲与忙碌的冲突

住院期间，患者相对处于专心治病养身、看似“休闲”的状态，有的患者几乎把全部的注意力都放在对自己疾病的考虑上，对外界许多事物视而不见，甚至出现一点小问题都急于寻求护士解决；而护士为患者实施护理，必须整天面对大量烦琐、庞杂的工作，还要随时去应对一些突发性的事务，特别是随着整体护理的推广，更突出护士相对于患者数量不足的问题。此时，一方面患者可能因自己的请求未得到及时解决而对护士产生不满，另一方面，个别护士也可能在疲惫状态下对患者失去耐心，埋怨患者不体谅，导致护患冲突发生。

（三）伤残与健康的冲突

患者与护士交往时，对自身健康丧失的自卑、沮丧，和对他人健全体魄的羡慕、嫉妒这样一对矛盾常可导致许多患者内心的激烈冲突。特别是那些有躯体严重伤残的患者，更容易在与其形成较鲜明对照、身手敏捷的护士面前自惭形秽，有时个别患者甚至难以自控地把伤残的恼怒迁移于与他们交往最为频繁的护士身上，对护理工作的不配合，对护士的劝解充耳不闻，甚至产生逆反心理等。此时，若护士不能识别患者的情绪状态，不能及时处理，就容易引发冲突。

（四）制度与己欲的冲突

医院为了能够更好地保障患者的诊疗秩序，制定了各种管理制度，但是，由于服务的患者比较多，制度难免与部分患者的个人愿望相冲突，如医院的探视、陪护制度，常常与某些患者及家属的意愿相抵触。而护士又是医院制度的主要执行人，常成为患者不满的焦点。此时，一方面是患者及家属的不满，另一方面是管理者的需求，可能导致冲突的发生。

（五）外行与内行的冲突

这类冲突多是由于患者处于对自身疾病转归的关切引起的。患者强烈的康复愿望驱使他们想要全面了解自己疾病治疗、护理过程的每一个细节，常常缠着护士，非要“打破沙锅问到底”。一方面，患者由于对疾病知识了解不多，对护理专业理论更是外行，所提出问题在护士看来常常是比较零碎、反复、无关紧要的“枝节”问题；而另一方面，作为内行的护士由于长此以往、司空见惯而习以为常，有时不能设身处地去体谅患者渴望康复的急切心情，对患者的反复提问缺乏耐心，表现为懒于解释或简单敷衍等，易导致护患冲突。

（六）依赖与独立的冲突

这种冲突在患者的疾病恢复期较多发生。一方面，患者经过较长的病程，已逐渐适应了自己部分社会、家庭责任被解除的患者行为，甚至有的形成了患者角色习惯化，在心理上对医护人员有了很强的依赖性。有的患者甚至在躯体上已达到较完全的康复，但与此同时又形成了回归社会角色的心理障碍。另一方面，在患者的疾病恢复期，护士必须遵循现代医学模式，全面地行使帮助患者重建自信、增强独立意识、提高社会适应性的重要职责。因此，在这对依赖与独立矛盾面前，护士如果不能够就此与患者达到充分的沟通，忽视的“好意”不仅难以被患者所接受，反而可能引起患者的误解，导致护患之间的冲突。

（七）偏见与价值的冲突

患者通常来自于社会不同的层次，他们对护士的职业价值的认同总是受到他们自身的社会、心理、文化等因素的影响。大部分患者对护士职业存有社会偏见，甚至把这种偏见带到护患交往中来。而长期以来，部分护士一直受职业价值困惑，对她们的消极评价特别敏感，甚至反感，很容易就此与患者当面发生争执，引发护患冲突。

二、护患关系的调控

护患关系的调控是一项系统工程，需要管理者、教育者和护士三方的共同努力。本节主要从护士的角度，讨论如何建立良好的护患关系。

（一）培养良好的个人修养

1. 热情　是对某种事物的肯定的、强有力的、稳固而深厚的情感方式，它是一个人在社会交往中发自内心的兴奋，是情绪的激昂，是对他人表现出最友好的方式。学会表达热情，能给患者带来温暖，促进护患之间的相互理解，从而能够进行有效的沟通。同时也要注意避免过分热情，或是干预太多，而令对方反感。热情可以用语言和非语言的方式表达出来，但更多的是非语言行为来实现，如微笑、倾听等。

2. 尊重　主要体现在对所有患者一视同仁，能容忍或接受患者的不同观念、习惯等。不论患者的职务高低、年龄大小、经济贫富、社会关系、容貌美丑等，都应受到人格的尊重。尊重患者，是获得患者信任的重要因素，尊重是相互的，尊重患者的同时会得到患者的尊重。但是，尊重并不是纵容或听之任之。有时候也需要对某些不讲理的患者采取合理的、非对抗性的劝导、制止。

3. 真诚　是真实诚恳，真心实意、坦诚相待以从心底感动他人而最终获得他人的信任。真诚是建立良好护患关系的一种不可或缺的态度，表现为护士真心实意地帮助患者，能坦率地向患者说明能给予和不能给予的帮助，能用适当的方式表达自己的感受。

4. 责任心　是对工作的态度，表现为对工作认真，对患者的健康负责。护士不仅要有扎实的理论知识，更重要的是要有很强的责任心，在工作上认认真真，细心地对待每一件事。并且更要为患者的生命健康承担起该有的责任，将患者的生命健康作为一切工作的出发点，为患者更好地服务。

培养良好的个人素质，是搞好护患关系的根本途径。一位护士如果个人素质不高，不管他掌握了多少沟通技巧，他的弱点也会在言行中显露出来，阻碍良好护患关系的建立。

（二）掌握有效的沟通技巧

1. 学会倾听　倾听是通过语言及非语言行为全面理解对方所表达的全部信息过程。认真倾听是护士对患者关注和尊重的表现之一，要成为有效的倾听者，应该做到以下 5 个方面：

（1）聚精会神，避免分散注意的动作，如看表、东张西望等。

（2）距离适当，姿势自然，保持眼神交流。

（3）不要无故打断患者说话，不对患者做是非判断。

（4）辅助性地反应：在倾听患者说话时，可以轻声地说“嗯”、“是”或点头等，表示你接受对方所说的内容，并希望他能继续说下去。或采用如微笑等非语言行为，表现出自己在用心倾听，以引起患者的注意及说话的欲望。

（5）注意非语言行为的信息：在倾听的同时，护士要注意患者所表达的非语言性信息，它有助于护士理解患者真实的想法和感受。

2. 善用非语言行为　非语言行为是影响他人的一种有效手段，在护患沟通中，如何运用非语言行为应注重以下几个方面的训练。

（1）面部表情：面部表情是沟通双方判断对方态度、情绪的主要线索。在护患沟通的过程中，护士合理地运用自己的面部表情，使之与患者的情绪体验相一致，这样能有效促进护患关系的建立。

（2）目光接触：护士与患者的目光接触，可以产生很多积极的效应。护士镇定的目光，可以给恐慌的患者消除恐惧感；护士热情的目光，可以使孤独的患者消除孤独感；护士鼓励的目光，可以给沮丧的患者消除沮丧感；护士专注的目光，可以给自卑的患者消除自卑感等。

（3）身体姿势：护士的身体姿势，包括手势、静止状态和运动体态等。护士的体态应该是饱满热情、充满活力的健康形象。运用手势时要注重对方的特点因人而异。如对老年患者和儿童患者，沟通距离可以近些，以示尊重或亲密；年轻的护士对同龄的异性患者，沟通距离则不宜太近，以免造成误解。

（4）触摸：必要的、适宜的触摸行为，是护患沟通的一种积极有效地沟通方式。触摸能使患者得到部分需要，使患者能感觉到一种支持和关注。如抚摸患病的婴幼儿，可以使他们产生安全感，促进其身心的健康发展。

3. 善于交谈　交谈是收集资料、建立关系、解决问题的最主要的方式。在交谈过程中护士要注意以下几点：

（1）充分准备：交谈是有目的、有主题的谈话。在交谈前，护士应做好充分准备，明确交谈的目的，确定初步的问题，选择适当的地点，同时了解患者基本的背景资料。这样，有助于护士控制交谈过程，避免漫无边际的闲谈。

（2）提问的方式：提问是收集资料、核实资料的重要方式，有很好的提问方式是很有必要的。问题的提出有两种方式：一是开放式的问题，此类问题常常运用“什么”、“为什么”等方式发问，可以让患者充分的发挥，使护士获得详细的资料。另一种是封闭式的问题，此类问题的特征是可以用“是”或“不是”等肯定或否定的词给予回答。在交谈过程中，应根据具体情况选用不同的提问方式。一般了解患者的情况时，运用开放式提问，而在核实或澄清患者的反应时，运用封闭式提问。

（3）巧避讳语：交谈过程中，对于患者的诊断结果、治疗方案、疾病预后等问题时要相当谨慎，避免使用“死”“尸体”“耳聋”“腿跛”等词语。对不便直接说的内容或话题、患者忌讳的事情改用委婉的方式表达，如“病故”“遗体”“重听”“腿脚不便”等。

（4）恰当的反应：在交谈过程中，护士的反应非常重要，它是使沟通达到目的的关键要素。常见的反应技巧主要有4个：

1）复述：是重复患者所述的部分或全部内容。这样，可以鼓励和引导患者进一步讲述。另外，复述可以协助患者表达他的想法和感受。

2）澄清：就是将患者一些模棱两可、含糊不清、不够完整的陈述弄清楚。同时，也包含试图得到更多的信息。

3）沉默：护患交谈过程中，恰当的保持沉默可以给患者思考和体会的时间，使患者感到舒适与温暖。特别是在对方有焦虑或勾起伤心事时，若能保持一段时间的沉默，患者会感到护士很能体会他的心情，真心听取他的想法，自己的愿望得到了尊重。

4）同感：又称移情、共情。是指护士能深入到对方的内心世界，能从对方内心的参照系去体验对方的感受和体验，并能准确地向对方表达你对他的理解。

（5）小结：顺利地结束交谈常为今后交谈和护患关系打下良好的基础。在交谈结束前，护士不要再提新的问题，可事先提醒时间快到；把患者所述的内容用自己的话复述一遍，以核实其理解是否准确，并可为下一次会谈做好准备；向患者表示交谈很成功，对制定护理计划很有帮助；并相约下次交谈的时间和内容。

（6）记录：每次会谈后做好记录是非常必要的。但注意在会谈过程中最好不记录，因为会影响倾听和理解，亦会给患者带来压力，阻碍沟通的进行。最好在交谈间歇过程中及时记录。护士应该告诉患者，记录是为了全面的收集资料，做好护理计划，以免给患者造成压力，并承诺有关患者隐私的内容会注意保密。

（三）把握关键环节

随着医疗技术迅速发展，医院病房周转加快，护患交往的时间更为短暂。如何在短暂时间里建立良好的护患关系，需要把握好 4 个环节。

1. 注重“第一印象”　第一印象发生在护患沟通的最初阶段。良好的第一印象，对良好的护患关系的建立起着事半功倍的效果。因此，建立良好的第一印象至关重要，护士应该注意以下 4 个方面：

（1）自我介绍：包括主动向患者介绍自己的姓名和职务（或身份）。

（2）恰当称呼：记住患者的姓名，选择恰当的称呼。在临床工作中，要根据患者的背景选择恰当的称呼，如老师、师傅、先生、女士等。原则是应与患者的身份一致、有礼貌。但是，一般情况下，不宜以患者的职位来称呼，也不宜用床号来称呼患者。

（3）介绍护理单元：主要介绍科室的环境结构、病房设备的使用、饮食安排、探视陪护制度等。这有助于消除患者对新环境的陌生感，缓解患者由陌生环境造成的心理压力。

（4）注意外在形象：仪表、举止、表情等外在形象对良好第一印象的形成至关重要。护士应做到仪表端正、举止大方、服饰整洁、微笑、语调轻柔等。

2. 注重最后印象　如同心理学的近因效应，护患关系的发展过程中，良好的最后印象同样重要，它犹如为护患关系画上一个圆满句号，使患者及家属留下满意评价。护士赢得完满的最后印象需做到以下几点：

（1）小结与嘱咐：通知患者出院时，护士应与患者共同回顾其康复进展，让患者清楚地知道其疾病近况，必要时从患者立场解释其出院的理由，让患者及家属愉快出院；同时向患者及家属较详细指导出院后注意事项，可留下咨询电话，实施随访。

（2）收集反馈意见：主动征询患者及家属对医疗、护理质量的反馈意见，既是更好增进医院服务质量的手段，也体现对患者的尊重。

（3）答谢与祝愿：按照现代理念，患者如期康复取决于护、患的共同努力与合作，护士以真诚态度向患者答谢并予以真诚祝愿，让患者及家属切身体验到护士的人文关怀。

（4）热情相送：许多患者一旦接受出院安排后便显现局促不安，特别是等待家人接的时段里有些无所适从，生怕面对“人走茶凉”的尴尬境遇等。此时护士若以包容姿态稳定患者的情绪，做到善始善终，直至把患者送到病室门口，所体现的“以患者为中心”给患者及家属的必定是完美的最后印象。

3. 常规护理中融入心理关怀　给予患者以心理关怀并非难事，只要护士有此意识和意愿，如走进病房时面带温馨微笑，量血压时予以患者关切的询问，对患者的疑惑或担心给予耐心解释等。在不经意中，便可赢得患者的好感与信任。

4. 正确处理护患冲突　护患冲突即护患关系的杀手，激烈冲突可将已建立的良好护患关系毁于一旦。因此，每个护士都应具备迅速处理护患冲突的能力。护患冲突，是护患交往过程的产物，是影响护患关系健康发展的客观状态。因此，要发展良好的护患关系，首先要分析出护患冲突的主要症结，而不是回避或否认，这样才能为有的放矢地调控护患关系提供指南。针对以上常见护患冲突的类型。护士处理护患冲突，主要运用以下技巧。

（1）深呼吸：处理冲突最忌讳情绪激动、不冷静，而深呼吸是最有效控制激动情绪的方法。当个体自觉被他人激怒时，马上深呼吸，可达到快速控制情绪的效果。

（2）换位思考：从患者角度理解其不满。如上述案例中的某护士，若能换位思考，理解患者的迷惑之处，和颜悦色地给患者合理的解释和指导，即可完全避免冲突。

（3）转移：若患者的不满并非真正指向你，而把不满宣泄于你，切不可针锋相对。如某日中午，一位患者因对医院饮食不满，把饭菜往护士旁边重重一放，恼怒地说：“你们只知道赚钱，根本不管我们死活！”此时护士若运用转移法，心平气和地说：“对不起，这饭菜可能不合您的胃口，我一定替您向膳食科反映，让他们改善质量，谢谢您的意见。”这样让患者既受到尊重，同时也感到其发泄怒火弄错了对象，反觉得不好意思、平和了心绪。

（4）冷处理：有时患者因疾病致情绪不稳定而对护士发火，如肝脏疾病患者、癌症患者等。此时护士宜采取冷处理方式，待患者冷静后，耐心分析、解释其情绪不稳定的原因、后果，通常可有效避免同类冲突的再次发生。总之，正确处理或避免发生护患冲突，是护士优秀职业素养的体现，也是其高超人际沟通能力的展现。

自学指导

【重点难点】

1. 学习重点：社会认知偏差的概念及其影响因素；常见的护患冲突及形成良好护患关系的沟通技巧。

2. 学习难点：社会认知偏差的概念及其影响因素；有效沟通的方式和护患关系的调控。

【考核知识点】

1. 社会认知概念。
2. 社会认知偏差的概念及其影响因素。
3. 护患关系的概念及其行为模式。
4. 影响护患关系的因素。
5. 常见的护患冲突及形成良好护患关系的沟通技巧。
6. 熟悉有效沟通的方式和护患关系的调控。

7. 熟悉社会认知的特征。

【复习思考题】

1. 何谓社会认知?
2. 简述社会认知偏差的常见影响因素。
3. 何谓护患关系?
4. 护患关系的模式主要有哪些?
5. 沟通过程中主要包括哪些要素?
6. 简述口头语言沟通与书面语言沟通的区别。
7. 简述护患沟通的目的。
8. 常见的护患沟通有哪些?
9. 在建立良好的护患关系中需要注意哪些环节?

〔荣　燕〕

第九章

临床心理评估

【学习目标】

1. 掌握：

(1) 心理评估的概念和主要功能。

(2) 心理评估的方法。

2. 熟悉：

(1) 常用心理测验的种类。

(2) 标准化心理测验的基本要求。

(3) 心理测验的注意事项。

3. 了解：

(1) 访谈的技巧。

(2) 常用的心理测验及评定量表。

【自学时数】3学时。

临床心理评估是判断心理健康与否的重要辅助手段。如果一个人心理上出现问题，通过临床心理评估可以判断心理问题的性质、程度等，为心理诊断和心理干预提供依据，心理评估有多种方法，心理测验及评定量表种类不少，需要操作者了解各自性能和使用方法，以求使评估达到应有的效果。

第一节　临床心理评估的概述

一、临床心理评估的基本概念

心理评估（psychological assessment）是指依据心理学的原理，应用多种方法对个体心理现象进行全面、系统和深入的评价或测量。目前，心理评估已广泛地应用于医学、心理学、教育、人力资源、航天、军事等领域，进行心理状态研究、职业预测、智能发展潜力评估等。当心理评估技术应用于临床，为临床诊断提供依据时，则称为临床心理评估（clinical psychological assessment）。

二、临床心理评估的主要功能

临床心理评估对临床护理工作和护理研究具有重要的意义，是心理护理过程和科研中不可缺少的环节。护理过程中，临床心理评估主要有以下功能。

（一）评价护理对象心理状况

掌握心理评估技术，可有效地帮助护士了解护理对象的人格和心理问题，并给予及时主动干预，帮助其改善心理状态，促进身心健康。

（二）提供心理护理实施依据

通过临床心理评估，可把握护理对象的心理问题和轻重缓急的程度，了解发生原因和主要影响因素，为有计划地实施针对性干预措施提供依据。

（三）评估心理护理干预效果

评价心理护理效果、了解心理问题是否解决及恢复程度，是临床心理评估的另一个重要功能。

（四）提供护理科研工具

临床心理评估对人的心理行为作定性和定量的评估，为护理科研的评价、分析和判断提供客观依据。

三、临床心理评估的实施原则

（一）全程评估原则

在整个疾病过程中，患者的心理活动受环境、病情、社会关系等因素影响而不断变化。因此，临床心理评估必须贯穿于心理护理的全过程，动态评估患者心理状态。

（二）综合评定原则

心理评估的结果不可绝对化，需结合其他方面及诊察结果，进行综合评定。

※第二节 临床心理评估的常用方法

临床心理评估主要采用观察法、访谈法和心理测验法 3 种方法。观察法和访谈法多为定性或半定量（如定式或半定式访谈），而心理测验则多为一种定量的心理评估方法。3 种方法各有特点和长处，在临床工作中可根据需要将不同方法结合使用，互相取长补短，以便获得全面、准确的信息，作出正确判断。

一、观察法

（一）观察法的概念

观察法是指在完全自然或接近自然环境的情况下，对个体可观察的行为进行有目的、有计划的观察和记录。其目的是描述临床现象、评估心理活动、监测行为变化，提供客观资料和依据。

观察法是临床心理评估最常用的方法之一。人的心理反应通过其行为显现，因此护士可以通过对患者进行客观准确的观察，依据分析结果实施有效的心理护理。

（二）观察法的设计

观察设计的好坏关系到观察结果的科学性、客观性、准确性。在设计观察方案时要考虑以下几个方面：

1. 确定观察的目标行为

（1）观察内容：患者观察内容包括面部表情、言谈举止、仪表、个性特征、身体状况、疾病认知及态度、面临困难或患病时的应对方式和应变能力等。

（2）观察的目标行为因心理评估的目的、观察方法以及观察阶段的不同可能有所不同，但目标行为必须十分清楚。观察的目标行为应该是与评估目的密切联系的行为特征，而不是全面观察其所有行为，以免顾此失彼，达不到观察效果。

（3）每个准备观察的目标行为都应给予明确的操作定义，以便准确地观察和记录。

（4）确定观察行为时首先要考虑行为的可观察性，选择易于观察的行为，而不是隐匿行为作为观察内容。

（5）考虑有关行为的关键性反应属性。

2. 确定观察情境　观察可以在完全自然环境下进行；也可以在实验室情境下进行；也可在特殊环境下进行，如在医院中对患者进行观察。确定观察情境时应坚持：第一，保证观察的现象全部清晰地落在观察护士的视野以内；第二，保证不影响被观察者的常态。由于同一被观察者在不同的情境下所表现的行为可能是不同的，因此在评价观察结果时，要考虑和评价影响行为差异的因素和性质，不可绝对化。

3. 确定观察方式　根据观察目标行为的需要选择适宜的观察方式。观察方式可分为连续性观察和轮换性观察，直接观察和隐蔽性观察等，均需与所设计的观察目的和目标行为相呼应。如少数患者或单个行为的严密细致观察可采用连续观察；多个患者同类问题的综合归纳观察可采用轮换性观察；而隐蔽性观察防止患者察觉被观察后出现行为掩饰（增强或减弱某些行为）。

4. 确定观察期限、观察次数、间隔时间和观察持续时间　为避免观察者疲劳，每次观察的时间一般在10～30分钟；若要延长连续观察时间，可通过一些间接手段如录音、录像、单向玻璃等进行观察。观察次数可根据实际情况制定，若1日内需多次观察，则应分布在不同时段，以便较全面地观察患者在不同情境、不同时段的行为表现及其规律；若观察期限较长（数日）时，每日观察的时间、次数应保持一致。每次观察的具体时间需根据观察方式、手段、影响目标行为时间因素来确定。

5. 确定观察资料的记录方法

（1）叙述记录法：即采用速记法在现场做连续记录，是较常用的方法之一。可采用笔记、录音、录像或3种方式联合，将观察到的情况记录下来。这种方法除记录观察到的行为，有时还需推理判断。例如，记录“×××反复搓动双手”（描述性记录），同时还记下“×××很紧张”（推理性记录）。

（2）评定性记录：根据评定性量表的要求和顺序进行观察和记录。

（3）间隔性记录：又称为时间间隔样本。指观察中有规则地每隔固定的时间观察和记录一次。时间间隔视目标行为性质和研究需要而定。一般而言，这种间隔可定为5～30秒。

（4）事件记录法：又称事件样本，是记录在一次观察期间，目标行为和事件发生的频率。常与时间间隔记录联合使用。也可按观察顺序编制成记录表进行记录。

（三）观察法的特点

观察法与其他心理评估方法相比，具有自己的优势和不足。

1. 观察环境不受限制　观察可以在被观察者的生活（如家中）或特殊环境（如学校、医院）中进行。

2. 观察结果比较客观　在被观察者不知情的情况下进行观察，其行为表现真实，观察结果比较客观。为护士进行心理评估和制定干预计划提供依据；还有助于对心理测验中获得的有关被观察者和患者的心理行为特征进行评估和验证。

3. 操作简单、易行　观察法不受时间、地点、仪器设备的限制和制约。护士只要掌握一定的原则和技巧、善于根据观察的目的和要求即可实施。

4. 适用范围广泛　护士可以对一般患者行为进行观察，也可以对婴幼儿和某些特殊人群（如语言障碍、发育迟缓、盲聋哑残等）进行观察。同时，在生活中和就医环境中随时观察患者自然状态下的行为方式，对其家属或他人所提供的资料进行客观验证。

5. 受护士自身能力的制约　行为观察结果的客观性和准确程度，受护士临床经验和观察能力的制约，如不同护士因观察视野、认知水平、临床经验以及对患者行为表现的敏感程度等因素的影响，其行为观察结果有所差异。

6. 观察指标不易定量　如焦虑、恐惧等行为表现的程度难以用定量的指标衡量。

（四）观察法的注意事项

行为观察法是心理学上的重要研究方法之一，通过观察法可掌握许多生动活泼的实际资料。但是观察活动本身可能会影响被观察者的行为表现，使观察结果失真；另外观察质量在很大程度上依赖于观察者的能力。因此，使用观察法时必须考虑以下几个方面的内容。

1. 观察和记录事件或目标行为时应尽可能客观、完整和准确。

2. 观察时注意他人及周围环境对被观察者行为的影响。

3. 记录某一事件发生的全过程，并尽可能详细记录被观察者述说的主要内容、表达方式以及周围的情况。

4. 观察记录中尽量使用日常用语，少用术语。

5. 采用描述的方式记录，避免使用解释方式。

6. 评估过程中，观察者要意识到自己的角色和地位，对自己在被观察者心中的整体印象并评价这种印象对结果所产生的影响。

7. 观察者要控制自己，不被与目标行为关系不大的事件困扰。

8. 分析结果时，对与被观察者年龄、文化或时代背景相差悬殊的，观察者应尽可能从被观察者角度理解其行为。

9. 对观察到行为的产生原因进行合理探索和解释。

知识链接

案　例

在澳大利亚某医院骨髓移植中心，有一位刚做完手术的患者。为预防发生感染，医师将他一人独自安排在隔离病房里，不允许他与外界任何人接触。即便是照顾患者的护士，每日除了按时为他送药打针、进行常规的护理操作外，其他的时间都在隔壁房间隔着玻璃观察患者情况。结果第二天，患者开始出现咳嗽的症状，虽给予抗生素等药物治疗也不见任何疗效。医生多方检查和会诊，并没有发现致病的原因，即无任何感染及器质性病变。最后，临床心理学家介入了该例患者的治疗。通过对患者的活动进行 24 小时全程录音、录像，结果心理学家发现患者咳嗽症状及频率与护士是否出现在病房有关。患者发现当患者表现良好，不咳嗽时，护士就在工作间干活，不会进入病房；而当患者出现咳嗽的症状时，护士马上会放下手中的工作，跑进病房，对患者嘘寒问暖，关切地询问患者的病情、要求，并与患者交谈片刻。据此，心理学家分析患者术后住在隔离病房里，非常孤独和寂寞，他们渴望与别人交往，希望得到别人的关心和注意。而偶尔的咳嗽声引起了护士的关注，满足了患者与他人交往的需要，从而强化了咳嗽的症状。因此，护士对咳嗽症状的关注是使患者病程迁延不愈的重要原因。于是心理学家要求护士不要再对患者的咳嗽症状给予任何形式的关注，而在患者表现良好时，定期进去和患者交谈。很快，患者咳嗽的症状就消失了。

在本案例中，心理学家正是通过行为观察法对患者的行为（咳嗽）和护士的活动出现的频率进行记录，通过分析两者之间的关系，找到患者出现咳嗽症状的症结并采取有效地干预措施，使患者得以不治而愈。

二、访谈法

（一）访谈的概念

访谈又称会晤或晤谈，是临床工作者与患者或来访者所进行的一种有目的的会谈。访谈参与者包括访问者（interviewer）和被访者（interviewee），在临床工作中，前者可以是医师、护士或临床心理学家，后者可以是患者或来访者。

访谈是心理评估收集资料的一项重要技术。一般而言，护士开始接触患者时，首先必须进行访谈。经过访谈可以了解患者的一般情况、来访目的和可能存在的问题，建立起初步的护患关系，进而决定是否需要做心理测验、选择何种类型的测验。可以说，没有访谈，恐怕大多数的心理测验结果都毫无意义。另一方面，访谈可以提供许多用其他方法无法获得的信息。例如在访谈过程中，护士可以观察到患者具有特殊意义的行为、自我的特征以及他们对目前所处生理状况的反应和态度。此外，访谈可以使护士与患者建立良好的关系，保证心理护理顺利实施。

访谈与简单的谈话有着本质的不同，访谈具有明确的目标，它的内容和方法都是围绕达到这个目标而组织的。一般谈话没有目标或目标不够清楚。访谈的目的一般包括以下 4 个方面：

1. 与被访者建立起良好的关系。
2. 收集通过其他方法难以获得的信息。
3. 在访谈过程中双方对被访者有问题的行为逐渐达成一致的理解和看法。
4. 帮助被访者认识他们的问题行为，并为解决这些问题提出指导和给予支持。

（二）访谈的内容

为了弥补观察和访谈法的不足，有些临床工作者发展了一种半定式的访谈方法。访谈者也可根据自己的需要编制半定式访谈检查表。Gart G. Marnat 认为一个有关疾病病史的半定式访谈表至少应涵盖如表 9－1 所示的几方面问题。

表 9－1 有关疾病病史的半定式访谈检查表

有关障碍（问题）的情况		
对问题的描述	强度和时间长度	首次发作
以前的处理	发生频度的变化	为解决问题做了些什么
诱因及其结果	正规的处理	
家庭背景		
社会经济水平	文化背景	父母职业
父母目前健康水平	情绪和疾病史	家庭关系
婚姻状况	生长地（城市/农村）	家族结构
个人史		
1. 婴儿		
发展里程碑	早期疾病史	家庭气氛
大小便训练	与父母接触的密切程度	
2. 儿童		
在学校的适应性	与同学的关系	学业成绩
与父母的关系	爱好/活动/兴趣	生活的重要改变
3. 青少年		
“儿童”标题下的各项内容均应包括	出现有关性、药瘾行为否	
出现这些行为的时间	青春发育期的反应	
4. 成年和中年		
专业和职业	婚姻情况	人际之间关系
疾病和情绪变化史	生活目标的满意度	与父母的关系
5. 老年		
疾病史	对于能力下降的反应	自我的完整性
经济收入的稳定性		
其他		
自我概念（喜欢/厌恶）	躯体化症状（头痛、胃病等）	
最幸福和悲伤的记忆	最早记忆引起愉快和悲伤的事件	
害怕	值得注意的梦和再现的梦	

根据表 9－1，使用者可自编一些问题，对各方面情况进行检查，例如有关被访者的情况可以设计如下提问：

1. 你现在有哪些主要问题和麻烦？
2. 你能检查一下这些问题的最主要方面吗？
3. 你的这些困难是什么时候开始出现的？
4. 它经常发生吗？
5. 这些问题发生后还经常变化吗？

6. 出现这些问题后还有别的问题及其他改变吗？

在对被访者进行评估性访谈时，在一般问题和病史访谈后，根据需要可进行心理（精神）状况检查，以免漏诊和误诊。一般而言，检查内容主要包括感知觉障碍、思维障碍、智力、定向、注意和记忆、情绪表现、行为方式和仪表、自知力等方面进行检查。很多时候，进行心理护理前护士也有必要对来访者精神状况作一些粗略检查，或对某些特殊部分作较详细的检查。

（三）访谈的技巧

根据访谈的内容是否由标准化的问题组成，访谈法可分为3种形式：①结构式访谈，即封闭式谈话，是访谈者按照预先设定谈话的内容和程序向访谈者提问。其优点是省时、切题、结果易于统计处理和分析。但其缺点是操作过于程序化，易于将某些关键信息遗漏、忽略。②非结构式访谈，即开放式谈话，访谈者按照提纲或开放式问卷进行访谈。访谈对象的回答不受约束，可自由发表自己的意见，交谈气氛较轻松，但话题比较松散、费时。③半结构式访谈，是介于非结构式和结构式访谈之间的一种访谈形式，具有两种方法的优点，又能较好地避免不足和缺点，是目前比较常用的一种访谈法。

1. 建立良好的护患关系　护患关系在很大程度上是影响访谈成败的关键因素。良好的护患关系可以创造一个温暖和可接受的访谈氛围，使访谈对象感到信任和安全，有利于进一步开展心理访谈。以下方面有助于良好关系的建立：

（1）维持适当的目光接触。

（2）访谈者保持一种自然、放松和关注的姿势。

（3）用平静、友好和接受的方式清楚地、不慌不忙地交谈。

（4）讲话的声调温和、富有感染力。

（5）访谈者与被访者交往时不要以一种裁决式的口吻。

（6）努力使访谈成为双方都积极参与的活动。

（7）对于被访者的言语和非言语行为都应做出适当的言语反应。

（8）若非必须，不要随意中断被访者的谈话。

（9）对被访谈者的谈话应表示出兴趣，使他们感到访问者能理解他们的内心世界和感受。

（10）及时发现被访者由于担心访谈而产生的焦虑情绪，鼓励他们说出来，并进行适当的解释，打消被访者的顾虑。

2. 提出问题　访谈者在提问时，使用的语言要便于被访者理解和回答；每次只提一个问题，避免问题过长或多重提问；表述要清晰准确、言简易懂，谈话要遵循共同的标准程序，避免只凭主观印象。按提问的方式，可分为开放式提问和封闭式提问。

（1）开放式提问：常用于深入性讨论和推动被访者的自我剖析。提问常用“什么”（what）“怎样”（how）或“为什么”（why），启发被访者更详细、更广泛的谈话。例如，“当看到其他患者被抢救时，你的感觉如何？”“什么事情让你感到这么紧张？”

（2）封闭式提问：常用于搜集和解释资料信息。封闭式提问常常用“是不是”“对不对”“要不要”“有没有”等词，而回答也是“是”“否”式的简单答案。例如，访谈者问被访者：“你多大年纪？”或“你是否第一次与人谈这个问题？”这种询问常用来收集资料并加以条理化，澄清事实，获取重点，缩小讨论范围。

此外无论用开放式提问或封闭式提问，均要避免使用引导式，以免影响回答的客观性，如“手术前你是不是感觉很紧张?”就具引导性，如果改为“手术前你最突出的感受是什么?”这样的中性词，受访者的回答则不易被引导。

3. 倾听　倾听是一门艺术，也是访谈者应该具有的基本能力。倾听不仅仅是简单的听听而已，还要注意访谈对象言语之外的表情、声音、声调、姿势等非语言行为所传递的信息，真正“听”出他们对所述事实持有的观点和内心的真实体验。同时，良好的倾听还可以传递给访谈对象被接纳、肯定、关注等信息，促进访谈过程。因此，倾听时访谈者要注意把握4个要点：距离、姿态、举止和应答。即适宜的角度和距离、身体稍前倾的姿势，适时地点头微笑、注视，简短赞许和肯定性语言等。常见的非语言行为及其意义见表9－2。

表9－2　非语言行为及其意义解释

非语言行为	可能表明的意义
1. 直接的目光接触	人际交往的准备就绪或意愿、关注
2. 注视或固定在某人或某物上	面对挑战、全神贯注、刻板或焦虑
3. 双唇紧闭	应激、决心、愤怒、敌意
4. 左右摇头	不同意、不允许、无信心
5. 坐在椅子上无精打采或离开访问者	悲观、与访问者观点不一致、不愿继续讨论
6. 发抖、双手反复搓动不安	焦虑、愤怒
7. 脚敲打地面	无耐心、焦虑
8. 耳语	难以泄露的秘密
9. 沉默不语	不愿意、全神贯注
10. 手心冷汗、呼吸浅、瞳孔扩大、脸色苍白、脸红、皮疹	害怕、正性觉醒（兴趣、感兴趣）、负性觉醒（焦虑、窘迫）、药物中毒

4. 善于引导话题　访谈时应注意围绕访谈主题展开，避免访谈者和访谈对象之间毫无目的、漫无边际的交谈。出现跑题时，应及时巧妙地回到主题；开始下一个问题时，适时对话题做必要的引导；重建和分享经验时，让被访者对过去的相关经验进行整理归纳，但不用重述当时的情况。如在访谈中，患者问护士“你的衣服很漂亮，在哪里买的?”此时护士应该告诉患者现在在谈他（患者）对手术的感受情况。

5. 正确记录访谈内容　访问时，将访员手册带在身旁，一旦有问题，可随时翻阅参考；若觉得哪里有问题，可凭直觉作出判断。记录要详细、保持客观，除了记录访谈时双方谈话的内容，还要记录被访者的肢体动作和面部表情的变化，并了解其内容涵义。无论是否进行录音录像，访谈者都要做详细的现场笔录。不论现场记录还是后记，访谈者都要注意尽量使用受访者自己的语言和说话的方式，不要任意诠释或将访问者的个人看法加到资料中，以免影响资料收集的客观性。使用照相机、摄像机和录音机（笔）前，须征得被访者同意。

（四）访谈法的局限性

与行为观察、心理测验法相比，访谈法具有自己的特点和优势，比如访谈法的弹性较大、方式开放、情景模糊，访谈者和被访者可就某一问题进行深入的探讨。但访谈法也存在一定的局限性，主要表现在以下几点：

1. 非结构式访谈很容易产生“偏好”效应，访问者事先或在访谈开始时对被访者所形成的印象很容易影响整个访谈结果，从而导致不正确的结论。

2. 非结构式的访谈方法在信度和效度上难以确定，访谈者掌握技术的熟练程度和经验丰富与否对其产生较明显的影响。

3. 如果访谈双方存在言语差异则很难进行有效访谈，同时也容易导致理解错误。另外，民族风俗和文化背景差异较大时，也容易产生访谈偏差。

4. 被访者在访谈中有可能提供不准确的信息；或谈话过于隐晦或模棱两可而导致访谈者错误地理解其语言的含义。

5. 由于访谈所花的时间较多、对环境的要求也相对较高、访谈人数受限，因此大面积调查不易采用此法。

三、心理测验法

（一）心理测验的概念

心理测验是指依据心理学理论和技术，使用一定的操作程序，对行为样本进行客观性描述的标准化测量手段。其概念包含 4 个方面的内容。

1. 行为样本　行为主要指人在主客观因素的影响下产生的外部活动。人的心理活动包括感觉、智力、记忆、情绪、人格等，都是通过行为表现的。心理测验就是通过测量人的这些行为表现，间接测量人的心理活动和特征。行为样本是指有代表性的样本，即根据某些条件所取得的标准样本。

2. 标准化　标准化的含义是指测验的实施条件与程序、记分方法和标准的统一。如果我们要求不同的主试进行同一种测验所获得的结果具有可比性，就必须确保测验条件是完全相同的。只有这样，测验的结果才能真实反映被试者的心理特征。经过标准化处理的心理测验称为标准化测验。目前，国内外广泛使用的许多智力测验、人格量表等都属此列。他们都有可供比较用的常模，使用这些常模能确定被试者心理特征的相对水平或状态。有些测验没有常模称为非标准化测验，也常被用于心理学实验和研究，为了使结果具有可比性和可重复性，其实施条件、程序、记分方法也必须统一和规范。

3. 结果描述　测验的结果须加以描述才能明白其意义。描述的方法通常分为完全数量法和划分范畴法两类。我们所应用的大多数心理测验都采用完全数量化的描述方法，如智力测验用智商（IQ）描述，人格测验用标准分描述。划分范畴则采用的是一种定性方式，如当测验的错误数超过一定标准时则认为是异常。一些非标准化的测验常采用划分范畴或等级的方法来描述测验结果。但对任何一种心理测验，其结果的描述方法必须是标准化的。

4. 工具　一种心理测验就是一套器材或工具，包括详细的指导手册和测验材料。测验材料是刺激物，通过被测对其作出的反应来测量他们的心理活动和特征。指导手册对测验的实施过程给予指导，并提供有关该测验的目的、性质、信度、效度等资料。

心理测验所测量的是人的心理属性，这是客观现象中最复杂的现象。因此，心理测验与其他测量相比有其不同的特点。这些特点要求从事心理测验工作的人员应当认真对待和谨慎处理心理测验中的各种问题，并结合其他方面的信息综合分析心理测验结果，切不可绝对化。

首先，心理测验具有间接性。心理现象与物理现象不同，心理现象本身具有内隐性和复杂性特点，缺乏直观性，至今无法直接测量。人的能力、人格、气质等都不能直接通过对大脑的观察而获得，只能间接地通过观察个体的具体行为加以推论。如个体对某一智力项目的反应，可作回答，也可不作回答。如果回答，可能是真实的智慧反应，也可能是猜测或靠对答案的记忆答对。如果不回答，则可能是知而不答或不知而不答。我们只能通过个体对心理测验项目的反应，从其反应的强度、态度或倾向推测其心理的状态或变化。所以，心理测验不是直接的测量，而是一种间接性测量。

其次，心理测验具有相对性。测量最理想的应当是，有以“0”为起点的参照点和有刻度相等的单位。如一把尺子，测量以“0”为起点，有刻度相等的单位（毫米或厘米），可以用它直接测量物体的长度。这种测量结果的意义具有绝对性。而对于能力、人格、气质等心理属性难以找到一个“0”的起点。测验就是某一个体样本测的分数，与所在群体大多数人的状况相比较处在某序列的什么位置。因此，心理测验取得的结果只有相对的意义。

再次，心理测验具有客观性，即测验的标准化问题。一种标准化的心理测验所使用的量表的项目，是经过科学方法的严格筛选的，能够反映需要测量的问题或任务；测验量表有明确的刺激与反应方式，有确定的记录和分数处理方法，结果客观，比较可信。

（二）常用心理测验的种类

心理测验的种类繁多，据统计，已经出版的心理测验已有5000余种，但其中只有极少数仍在继续使用。根据研究目的、实施情景的不同，心理测验可划分不同类别和功用。常用的心理测验有如下分类：

1. 按测验对象的人数分类

（1）个别测验：是在面对面的情况下由一位主试测量一名被试者，其优点是对被试者行为反应有较多的观察机会，容易控制施测过程，能获得较为准确的信息，临床上主要采用这种测验。

（2）团体测验：是在统一时间内由一位或几位主试者对多名或几十名被试者施测，其优点是在较短时间内可搜集较多信息资料，适用于群体心理的研究。

2. 按测验材料分类

（1）文字测验：又称言语测验或纸笔测验，指测验的项目以言语或文字材料提出刺激，被试者必须用言语或文字材料来回答，要求被试者有语言表达能力和懂得测验所用的语言材料。其优点是应用范围广，方便易测，能测量高层次的心理品质。

（2）非文字测验：又称非言语测验、作业测验或操作测验，指以图画、图案、模型、实物等为测验的材料，被试者用手势或实际操作来回答。多用于测量感知觉、运动、特殊操作等能力，其优点是不受文化程度的限制。

3. 按测验材料的意义肯定与否和回答有无限制分类

（1）有结构性测验：指测验材料意义清楚，回答一定，有一定的评分标准，有供解释的常模。其优点是测验材料完整，结果容易分析，缺点是测验目的明显，在回答涉及社会评价的问题时，可能因掩饰而回答失真。

（2）无结构性测验（投射性测验）：是指将一些无结构、无主题的材料呈现给被试者，由被试者根据自己理解和体验做出回答，借以分析被试者的情绪体验和内心冲突。此类测验材料意义含糊，回答无限制，无严格的评分标准。其优点是测验目的隐蔽，回答真实，结果准确可信，缺点是测验结果分析困难，要求主试者有熟练操作该测验的经验。

4. 按测验的目的和功能分类　在临床评估中，根据测验的目的和功能，可以分成多种测验，主要有下列几种类型：

(1) 能力测验：包括智力测验、发展量表和特殊能力测验等。智力测验是测量人的一般智力水平，在临床上用途很多，不仅局限于研究智力水平，而且是诊断和治疗很多疾病不可缺少的工具；发展测验主要指儿童智力发展测量表；特殊能力测验主要用于测量人的某些特殊的能力倾向，如音乐、美术、技巧运动、空间知觉、文书等方面的能力测验。

(2) 人格测验：这类测验是根据心理学家对人格的理解和看法编制的，用于测量和评估人的人格，包括性格、气质、情绪、动机、兴趣、态度和价值观等。人格测验有多种量表，如艾森克人格问卷、卡特尔16项人格问卷、加州心理调查表等，主要用于评估一般人的人格特征；明尼苏达多相人格调查表，在临床中多用于评估病理人格特征。人格测验大多为评定量表的形式，有些则是投射测验的形式。

(3) 记忆测验：主要用于测量人的记忆能力，包括短时记忆和长时记忆。在临床中，记忆测验对于外伤引起的记忆损害及老年性记忆衰退的测验有很重要的意义。

(4) 神经心理测验：主要是依据人的高级神经功能与行为之间的关系，采用心理学的方法和技术探测大脑功能的变化，协助诊断大脑可能的病变情况，在脑功能的诊断及脑损伤的康复与评估方面发挥重要作用。

(5) 适应行为评定量表：这类评定量表主要指个体有效地应对生活事件能力和顺应自然及社会环境的水平。在自然和社会环境中，人们既需要自身的独立生活和维持生命，又需满足个人和社会所提出的文化要求，故适应行为包括多方面的因素。

(6) 精神病学评定量表：此类评定量表主要用于精神患者症状的程度、疗效等方面的评估。多为精神病科医师、护士、医学心理学工作者及精神科其他专业人员所使用。

（三）标准化心理测验的基本要求

心理测验可分为标准化和非标准化测验。在临床心理学实践中，标准化测验的应用更为广泛，非标准化测验多用于科研以及部分有经验的心理治疗与咨询工作者的临床实践中。标准化的要求表现在很多方面，其中最重要的包括两方面：一是测验的编制、实施的过程、记分方法和测验分数的解释，都有明确一致的要求，如统一的指导语、测验内容、评分标准和常模材料；二是进行心理测验时，无论由谁来实施，都要严格按照同样的程序进行。

一个标准化的心理测验应该满足3个方面的要求，即信度、效度和标准化。如果一个测验在这几个方面不能达到要求，那么很难确定测验结果是否可信。

1. 信度（reliability）　指测验或量表的可靠性。它是检验心理测验分数稳定性或一致性的指标。心理测验信度的高低，体现一个量表品质的优劣。一个可靠的量表必须具有较高的信度。检验心理测验量表的信度一般用相关系数表示，其数值在－1～＋1之间。绝对值越接近1.0，说明一致性越高，测验结果越可靠；越接近0，说明结果越不可靠。此外，信度的高低通常与测验性质有关。能力测验的信度要求在0.8以上，人格测验的信度要求在0.7以上。根据不同的条件和要求，心理测验可有各种不同的信度检验，主要有以下几种：

(1) 重测信度（test-retest reliability）：是检验心理测验量表测量的一致性和稳定性的一种指标。检测的方法是用某一套测验对一组对象进行测验，相隔一段时间后，如1周或2周后，再用该套测验对同一组对象做第二次测验，然后将两次获得的分数作相关分析。如果相关系数高，则说明该套测验的稳定性和可靠性较强。

(2) 分半信度 (split-half reliability): 是检验心理测验量表内部一致性和稳定性的一种指标。检测的方法是把某一套测验的项目按编号的奇数和偶数分成两组，然后对所测奇偶两组对象的结果作相关分析。如果相关系数高，说明这一套测验的内部一致性高，也表明它的内部稳定性和可靠性较高。

(3) 等值信度 (equivalent reliability): 又称平行信度 (parallel reliability)，也是检验心理测验量表信度的一个重要指标。这种方法有两种方式：第一种方式常称为复本信度，是根据同一测验目的编制两个测验量表（即复本），用这两个量表测量同一组对象，然后计算两个结果的相关系数；第二种方式常称为评分者信度，是两个或几个评分者按照评分标准，对同一测验对象回答的结果分别作独立评分，然后统计分析各评分者之间评分的一致性或相关性。第二种方式一般适用于一些由主观性题目构成的测验。

2. 效度 (validity)　是指测验结果的有效性、准确性或真实性。即心理测验能否确实测到所要测的内容，测到何种程度。如果一个测验测得的不是所要测的东西，就无法解释其测验结果的真实意义，也就不能说它是有效的测验。因此，效度是检测心理测验品质优劣更为重要的指标。效度越高，表示该测验测量的结果所能代表要测量行为的真实度越高，能够达到所要测量的目的；反之则不能达到所要测量的目的。反应测验效度高低的主要有以下3种：

(1) 内容效度 (content validity): 是指测验的项目是否充分概括了所要测查的内容。例如一个压力源量表所包含的项目，一定要能反映被试者所受的压力源和承受压力的水平。目前，内容效度的分析尚难以采用统计学的方法，通常通过专家评审的方法进行。

(2) 效标关联效度 (criterion-related validity): 是指将心理测验的结果与其他测验的结果相关程度。例如进行智力测验，就可以选用学业成绩作为效标。如果测验成绩与成绩高度相关，则这一测验就具有效标效度。

(3) 结构效度 (construct validity): 反映了编制的测验与所依据理论的相等程度。例如编制一个智力测验，必定依据有关智力的理论，那么该测验反映所依据的智力理论程度，可用结构效度检验。因素分析是结构效度检验的最常用方法。

3. 标准化和常模　标准化是心理测验的重要条件。所谓标准化，是指测验的编制、施测和计分以及测验结果解释的一致性。一项好的心理测验要求在测验时对每一个受试者给予相同的题目、相同的施测条件和相同的评分方法。否则，受试者的测验结果将不能互相比较。

有了可信而有效的测验，还需要有可供比较的常模来解释测验结果的意义。例如，在测量抑郁程度时得了20分，我们要想判定被试者是否有抑郁以及抑郁的程度，就必须与统计常模进行比较。所谓常模 (norm) 是指某种心理测验在某一人群中测查结果的标准量，即可比较的标准。常模是一种可供比较的某种形式的标准量数。某人在某项测验的结果只有与这一标准比较，才能确定测验结果的实际意义，否则测验所得的分数没有实际意义。而这一结果是否正确，在很大程度上取决于样本的代表性。

(1) 样本 (sample): 这里指标准化样本。为了保证常模样本的代表性，取样时需考虑影响该测验结果的主要因素，如样本的年龄范围、性别、地区、民族、教育程度、职业等，再根据人口资料中相关因素的构成比情况，采用随机抽样的方法获得常模样本。如果样本取自全国，可制定全国常模；如果样本取自某地区，则建立区域性常模。如果是临床评定量表，常模取样还应考虑疾病诊断、病程及治疗等情况。

（2）常模形式：常模有多种形式。

1）均数：这是常模的一种普通形式，是标准化样本的平均值。其表达方式为：

$$\overline{X} \pm SD$$

其中：$\overline{X}$ 为样本均数，SD 为样本标准差。某被试者在测验中直接得分（粗分或原始分）与标准化样本的平均值相比较来确定其成绩的高低。

2）标准分：原始分的意义非常有限，各测验成绩之间不具可比性，而标准分具有可比性。另外只看均数不注意分散情况，最后得到被试者成绩的信息也很有限。标准分可说明被试者的成绩在标准化样本的成绩分布图上居何位置，可提供更多的信息。

3）百分位数：一般将成绩差的排列在下，好的排列在上，计算出常模样本分数的各百分位范围。将被试者的成绩与常模比较。如果被试者的成绩相当百分位为 25（P25），说明其成绩相当标准化样本的第 25 位，也就是说样本中 25%的成绩在其之下，75%在其之上。许多测验尤其是成就测验常用百分位数来表示被试者的操作成绩。

4）划界分：在筛选测验和临床评定量表中常用此常模。如学校教育中常用的 100 分制，以 60 分为及格分，60 即为划界分。

5）比率：又称商数，这类常模也较常用。商数常模形式在发展量表中使用较多，如智力测验中的比率智商。

（四）心理测验的注意事项

1. 选择恰当心理测验工具　测验使用者在使用心理测验时首先面临的问题是如何评价心理测验工具的好坏，以及该测验是否适合自己准备施测的对象。选择心理测验工具时，不仅要看测验的信度、效度、技术标准；而且还要结合自己的研究目的，研究对象等进行综合评价，判断该测验是否可用于具体对象，是否能解决想要解决的实际问题。

2. 严格控制测验实施过程　测验实施过程中所涉及的情景、被试等因素都较复杂，波动性也比较大。因此，主试要严格控制测验实施过程，避免不必要的因素影响测验结果。

（1）测验应选择被试者精神状态最佳的时候，一般在上午最好，时间以不超过 1 小时为宜。

（2）环境安静，力求简单整洁，避免布置新奇华丽，导致被试者注意力分散。

（3）与被试者建立良好的合作关系，尊重被试者，适时鼓励被试者，并持久地维持这种关系，使其努力完成测验。

（4）严格按照测验的操作规定实施测验，包括正确的安排测验材料，使用统一的指导语，遵循手册中的原则适当地处理测验中所遇到的问题，及时观察被试者在施测中的行为，准确地、有针对性地写测验报告等。

3. 客观评价心理测验结果　心理测验在很大程度上推动了人们对心理特征和个体心理差异进行客观地研究。在临床心理学领域，至今尚没有一种方法能完全替代心理测验对心理特征进行客观定量的评估。然而，在肯定心理测验积极作用的同时，也要看到测验的局限性。

（1）在一定程度上，心理测验结果反映了受测者在测验的特定环境下，此次操作的情况。尽管这个结果有一定的预测性，但自然环境下个体的行为特征可能与测验中的表现并不完全一样。

(2) 虽然一个人（特别是成年人）的心理特征具有相对的稳定性，但随着时间的推移也会发生变化。因此，心理测验工作者应注意被试者在测验中所反映的特质，而不应只看重测验分数，更不能仅仅根据测验的分数为被试者贴上一个标签。

4. 心理测验工作者的职业要求

(1) 从事心理测验的工作者需要经过职业训练，取得合法资格，以保证心理测验能被正确地使用，成为人们研究心理特征的有效工具。除此之外，由于心理测验测量的是较为复杂的心理现象。因此，要求心理测验工作者还要具备良好的人际交往能力、过硬的专业技术知识水平。

(2) 大部分的心理测验工具如智力测验、人格测验等，是经过标准化的心理测验，需严格保存，不得随意外泄。

(3) 大多数心理测验的内容涉及个人隐私，心理测验工作者应尊重被试，对测验信息严加保密，否则可能会对个人或社会造成危害。

第三节　几种常用临床心理测验和评定量表

一、艾森克人格问卷

艾森克人格问卷（Eysenck personality questionnaire，EPQ）是 20 世纪 60 年代，由英国伦敦大学心理学家艾森克夫妇根据人格结构 3 个维度的理论共同编制的。问卷为文字测验，分为儿童和成人两种形式，均采用自我报告的方式进行测验。儿童问卷适用于 8～16 岁者，成人问卷适用于 16 以上者，在国际上被广泛采用。1983 年和 1986 年，原湖南医科大学龚耀先教授分别对儿童和成人两套艾森克人格问卷进行艾森克修订，并制定了全国性常模。1983 年，北京大学陈仲庚教授也对成人艾森克人格问卷进行修订，制定了一个北京区域性常模。

艾森克人格问卷是一种自陈式问卷，共包含 4 个分量表，即 E（内外向维度）量表，N（神经质或情绪性维度）量表，P（精神质维度）量表，L（说谎或掩饰）量表。每个量表都有自己特定的含义，彼此是相互独立的。

(一) E 量表

E 量表表示性格的内外倾向。E 维度是一双向特质，该维度的两端是典型的内向和外向，二者之间是连续不断的移行状态。E 分很高的人具有典型外向特质，往往好交往，朋友多，喜欢人多的场合；常常渴望兴奋的事，喜欢冒险，向外发展；行为易冲动，甚至攻击性，喜欢实际的工作，回答问题迅速；具有积极进取精神，乐观随和，喜欢说笑。而 E 分很低的人具有典型的内向个性，多表现为安静、深沉、常内省、保守、不愿与人接触，常常喜欢一人独处；好阅读和思考，做事保守、计划性强，甚至瞻前顾后、犹豫不决；工作和生活有规律、处事严谨；稍有点悲观，踏实可靠，价值观以符合伦理为标准。

(二) N 量表

N 量表表示情绪的稳定性。N 维度也是一双向特质，极端的情绪不稳和超稳状态者很少，大多数人均处在中间移行状态。测验分数升高的人情绪不稳定，表现为焦虑、高度紧张、易怒，抑郁；睡眠不好，常有心身不适的主诉；情绪表现过分，对各种刺激的反应往往都很强烈；适应环境的能力较差，常带有偏见。测验分数很低的人情绪稳定，表现为情绪反应缓慢，强度很弱，有时给人一种情感反应缺乏的感觉。

（三）P 量表

P 量表表示心理状态是否正常。测验分数 P 值过高提示精神质，常表现为孤独、不关心人、缺乏同情心；在任何环境中都适应不好；对人有敌意、具有攻击行为；还可能会表现得残忍，不人道、行为怪异、捉弄人；喜欢一些古怪的不平常的事情，有冒险行为。

（四）L 量表

L 量表是效度量表，用于测验一个人的掩饰程度。高分说明受试者过分地掩饰，影响到该份答卷的真实性。

EPQ 项目较少，原版为 101 个项目，陈仲庚教授修订的修订本为 85 个项目，龚耀先教授修订的中文儿童版和成人版均为 88 个项目。这些修订的问卷，内容适合于我国国情，测验手续简单易行，具有良好的信度和效度。目前，EPQ 作为人格的评估工具，在临床评估、心理健康调查和其他领域都具有重要应用价值。

二、16 项人格因素问卷

16 项人格因素问卷（16 personality factor questionnaire，16PF）是由美国伊利诺伊州大学人格及能力测验研究所卡特尔教授根据人格特质学说，采用因素分析的方法编制而成。主要用于确定和测量正常人的基本人格特征，并进一步评估某些次级人格因素。目前，我国已有相关修订本和全国常模。

卡特尔认为特质是构成人格的内在基础因素。特质表现出特征性且持久的行为特征，也代表行为的倾向性。通过因素分析的方法，卡特尔从许多行为表现中抽取 16 种根源特质，他称为人格因素。只要测量出 16 项人格因素在个体身上的表现程度，即可知道他的人格特征。

16PF 有 A、B、C、D、E、F 五种复本。A 与 B 和 C 与 D 是两套平行版本，适用于 16 岁以上具有小学文化程度的成人。其中 A、B 为全本，各有 187 项；C、D 为缩减本，各有 105 项。而 E 和 F 也是平行本，适用于文化程度更低或智力稍差的人群。

16PF 的分量表都是双向量表，其结果采用标准分（Z 分）为 10 分。通常认为，1～3 分为低分，8～10 分为高分。高、低分结构均有相应的人格特征说明。表 9-3 列出 16 个因素的名称、特质简介和得高低分所表示的人格特征。

表 9-3　16PF 的因素、名称、人格特征

因素	项目数	低分特征	高分特征
乐群（A）	20	缄默，孤独，冷淡	外向，热情，乐群
聪慧（B）	9	思想迟钝，学识浅，抽象思考力弱	聪明，富有才识，善于抽象思考
稳定（C）	26	情绪激动，易烦恼	情绪稳定而成熟，能面对现实
恃强（E）	26	谦逊，顺从，通融，恭顺	好强，固执，独立，积极
兴奋（F）	26	严肃，审慎，冷静，寡言	轻松兴奋，随遇而安

续表

因素	项目数	低分特征	高分特征
有恒（G）	20	苟且敷衍，缺乏奉公守法的精神	有恒负责，做事尽职
敢为（H）	26	畏怯退缩，缺乏自信心	冒险敢为，少有顾虑
敏感（I）	20	理智的，着重现实，自食其力	敏感，感情用事
怀疑（L）	20	信赖随和，易与人相处	怀疑，刚愎，固执己见
幻想（M）	26	现实，合乎成规，力求妥善合理	幻想，狂放任性
世故（N）	20	坦白，直率，天真	精明强干，世故
忧虑（O）	26	安详，沉着，通常有自信心	忧虑抑郁，烦恼自扰
实验（Q1）	26	保守的，尊重传统观念与行为标准	自由的，批评激进，不拘泥于成规
独立（Q2）	20	依赖，随群附和	自立自强，当机立断
自律（Q3）	20	矛盾冲突，不顾大体	知己知彼，自律谨严
紧张（Q4）	26	心平气和，闲散宁静	紧张困扰，激动挣扎

除上述16个分量表以外，16PF还有3个效度量表，即装好、装坏和随意回答，这3个效度量表又统称测验动机分量表（MD）。

三、评定量表

评定量表（rating scale）是从心理计量学中衍生出来的，用于对观察结果和印象进行量化的测量工具，目前已广泛的应用于心理学、社会学、临床医学、精神病学等领域。评定量表可分为自评量表和他评量表。自评量表的评定者和被评对象为同一主体，评定者根据量表内容对自己进行评估。他评量表的评定者和被评对象为不同主体，由了解被评者情况的人根据他们的观察按量表内容对评定对象进行评估。因此，自评量表适合于了解或承认自己心理问题的患者，如神经症、适应障碍以及其他非精神病性的心理障碍；而他评量表则适用于那些精神病性障碍的患者，如精神分裂症患者、躁狂症患者。在评定量表中，用得最广泛的是症状自评量表。

从本质上来说，除了形式方面的差异外，评定量表与心理测验特别是人格问卷没有区别。但一般而言，评定量表结构常较简单、便于操作。目前，国内外在临床诊断和护理过程中应用的评定量表有几十种，其中常用的有以下几种：

（一）症状自评量表（SCL－90）

症状自评量表（self-reporting inventory）又称90项症状清单（symptom check list 90，SCL－90），有时也叫做Hopkin's清单（HSCL），是1975年由L. R. Derogatis在康乃尔医学指数（CMI）和Hopkin's症状清单（HSCL，1973）基础上编制而成。

SCL－90在国内外的应用甚广，我国于20世纪80年代引入。与其他自评量表相比，SCL－90具有容量大，反映症状全面、丰富，能更准确刻画患者的自觉症状特性。因此，在各种自评量表中是较受欢迎的一种。该量表适用于精神科或非精神科的成年人，亦有人应用于综合医院中躯体疾病患者的心理健康研究，并广泛应用于心理咨询和心理资料的工作中。在应用于精神科时，主要用于成年的神经症、适应障碍及其他轻性精神障碍患者，不适合于躁狂症和精神分裂症。

1. 项目和评定方法　SCL－90共90个项目，包含有较广泛的精神症状学内容，从感觉、思维、情感、意识、行为直至生活习惯、人际关系、饮食睡眠等均有涉及（表9－4）。一般对患者过去1周的情况进行评定，也可以对过去某一特定时间的情况进行评定。评定方法采用五级评分法（0～4分），即对于所列情况或症状在某一时间内的严重程度进行评定：

（1）无＝0分，自觉并无该症状（问题）。

（2）轻度＝1分，自觉有该项症状，对受检者并无实际影响或影响轻微。

（3）中度＝2分，自觉有该项症状，对受检者有一定影响。

（4）相当重＝3分，自觉常有该项症状，对受检者有相当程度的影响。

（5）严重＝4分，自觉该症状的频度和强度都十分严重，对受检者的影响严重。SCL－90可作为自评量表，亦可用作医师他评量表。

2. 评定注意事项　在开始评定前，先由工作人员把总的评分方法和要求向受检者交代清楚。待其完全明白后，作出独立的、不受任何人影响的自我评定，并用铅笔（便于改正）填写。对于文化程度低的受检者，可由工作人员逐项念给他听，并以中性的、不带任何暗示和偏向的方式，把问题本身的意思告诉他。一次评定一般约20分钟。还应注意，评定的时间范围是“现在”或者是“最近1周”。评定结束时，工作人员应仔细检查自评表，凡有漏评或者重复评定时，均应提醒受检者再考虑评定，以免影响分析的准确性。

3. 统计指标

（1）单项分：90个项目的各个评分值。

（2）总分：90个单项分相加之和。

（3）总均分：总分/90，表示该患者的感受介于1～5的哪个范围。

（4）阳性项目数：单项分≥2的项目数，表示患者在多少项目中呈现“有症状”。

（5）阴性项目数：单项分＝1的项目数，即90个项目数－阳性项目数，表示患者“无症状”的项目有多少。

（6）阳性症状均分：阳性项目总分/阳性项目数；另一计算方法为（总分－阴性项目数）/阳性项目数。表示患者在所谓阳性项目数即“有症状”项目中的平均得分，反映该患者自我感受不佳的项目，其严重程度究竟介于哪个范围。

（7）因子分：共包括9个因子，其因子名称及所包含的项目为：

1）躯体化：包括1、12、14、27、40、42、48、49、52、53、56和58，共12项，主要反映主观的身体不适感，包括心血管、呼吸道、胃肠道系统主诉的不适，以及头痛、脊痛、肌肉酸痛和焦虑的其他躯体表现。

2）强迫症状：包括3、9、10、28、38、45、46、51、55和65，共10项，主要反映那些明知没有必要，但又无法摆脱的无意义的思想、冲动和行为等表现，还有一些比较一般的感知障碍也在这一因子中反映。

3）人际关系敏感：包括6、21、34、36、37、41、61、69和73，共9项，主要指某些个人不自在感与自卑感，尤其是在与其他人相比较时更突出。自卑感、懊丧以及人事关系明显相处不好的人，往往这一因子得分较高。

4）抑郁：包括5、14、15、20、22、26、29、30、31、32、54、71和79，共13项，

反映与临床上抑郁症状群相联系的广泛概念。如悲观失望、对生活的兴趣减退，缺乏活动愿望，丧失活动力等。此外，还包括失望、悲叹、与忧郁相关的其他感知及躯体方面的问题。

5）焦虑：包括2、17、23、33、39、57、72、78、80和86，共10项，包括一些通常在临床上明显与焦虑症状相关联的症状与体验，一般指那些无法静息、神经过敏、紧张以及由此产生的躯体征象（如震颤）。那种游离不定的焦虑及惊恐发作是本因子的主要内容，它还包括一个反映“解体”的项目。

6）敌对：包括11、24、63、67、74和81，共6项，主要从思想、感情及行为3方面来反映患者的敌对表现。其项目包括从厌烦、争论、摔物直至争斗和不可抑制的冲动暴发等各个方面。

7）恐怖：包括13、25、47、50、70、75、82，共7项，它与传统的恐怖状态或广场恐怖症所反映的内容基本一致，恐惧的对象包括出门旅行，空旷场地，人群或公共场合及交通工具。此外，还有反映社交恐怖的项目。

8）偏执：包括8、18、43、68、76、83，共6项，偏执是一个十分复杂的概念，本因子只是包括了它的一些基本内容，主要是指思维方面，如投射性思维、敌对、猜疑、关系妄想、妄想、被动体验和夸大等。

9）精神病性：包括7、16、35、62、77、84、85、87、88和90，共10项，其中有幻听、思维播散、被控制感、思维被插入等反映精神分裂症的有关项目。

10）其他项：包括19、44、59、60、64、66和89，共7项，反映睡眠及饮食等情况。

表9-4　　90项症状自评量表（SCL-90）

注意：以下列出了有些人可能会有的问题，请仔细阅读每一条，然后根据最近1周以内下述情况影响你的实际感受，在测试题的5个方格中选择适合你的一个，画“√”。

	没有	很轻	中等	偏重	严重
1. 头痛	□	□	□	□	□
2. 神经过敏，心中不踏实	□	□	□	□	□
3. 头脑中有不必要的想法或字句盘旋	□	□	□	□	□
4. 头昏或昏倒	□	□	□	□	□
5. 对异性的兴趣减退	□	□	□	□	□
6. 对旁人责备求全	□	□	□	□	□
7. 感到别人能控制您的思想	□	□	□	□	□
8. 责怪别人制造麻烦	□	□	□	□	□
9. 忘性大	□	□	□	□	□
10. 担心自己的衣饰整齐及仪态的端正	□	□	□	□	□
11. 容易烦恼和激动	□	□	□	□	□
12. 胸痛	□	□	□	□	□
13. 害怕空旷的场所或街道	□	□	□	□	□
14. 感到自己的精力下降，活动减慢	□	□	□	□	□

续表 1

	没有	很轻	中等	偏重	严重
15. 想结束自己的生命	□	□	□	□	□
16. 听到旁人听不到的声音	□	□	□	□	□
17. 发抖	□	□	□	□	□
18. 感到大多数人都不可信任	□	□	□	□	□
19. 胃口不好	□	□	□	□	□
20. 容易哭泣	□	□	□	□	□
21. 同异性相处时感到害羞不自在	□	□	□	□	□
22. 感到受骗，中了圈套或有人想抓住您	□	□	□	□	□
23. 无缘无故地突然感到害怕	□	□	□	□	□
24. 自己不能控制地大发脾气	□	□	□	□	□
25. 怕单独出门	□	□	□	□	□
26. 经常责怪自己	□	□	□	□	□
27. 腰痛	□	□	□	□	□
28. 感到难以完成任务	□	□	□	□	□
29. 感到孤独	□	□	□	□	□
30. 感到苦闷	□	□	□	□	□
31. 过分担忧	□	□	□	□	□
32. 对事物不感兴趣	□	□	□	□	□
33. 感到害怕	□	□	□	□	□
34. 您的感情容易受到伤害	□	□	□	□	□
35. 旁人能知道您的私下想法	□	□	□	□	□
36. 感到别人不理解您、不同情您	□	□	□	□	□
37. 感到人们对您不友好，不喜欢您	□	□	□	□	□
38. 做事必须做得很慢以保证做得正确	□	□	□	□	□
39. 心跳得很厉害	□	□	□	□	□
40. 恶心或胃部不舒服	□	□	□	□	□
41. 感到比不上他人	□	□	□	□	□
42. 肌肉酸痛	□	□	□	□	□
43. 感到有人在监视您、谈论您	□	□	□	□	□
44. 难以入睡	□	□	□	□	□
45. 做事必须反复检查	□	□	□	□	□
46. 难以作出决定	□	□	□	□	□
47. 怕乘电车、公共汽车、地铁或火车	□	□	□	□	□

续表 2

	没有	很轻	中等	偏重	严重
48. 呼吸有困难	□	□	□	□	□
49. 一阵阵发冷或发热	□	□	□	□	□
50. 因为感到害怕而避开某些东西、场合或活动	□	□	□	□	□
51. 脑子变空了	□	□	□	□	□
52. 身体发麻或刺痛	□	□	□	□	□
53. 喉咙有阻塞感	□	□	□	□	□
54. 感到前途没有希望	□	□	□	□	□
55. 不能集中注意	□	□	□	□	□
56. 感到身体的某一部分软弱无力	□	□	□	□	□
57. 感到紧张或容易紧张	□	□	□	□	□
58. 感到手或脚发重	□	□	□	□	□
59. 想到死亡的事	□	□	□	□	□
60. 吃得太多	□	□	□	□	□
61. 当别人看着您或谈论您时感到不自在	□	□	□	□	□
62. 有一些不属于您自己的想法	□	□	□	□	□
63. 有想打人或伤害他人的冲动	□	□	□	□	□
64. 醒得太早	□	□	□	□	□
65. 必须反复洗手、点数目或触摸某些东西	□	□	□	□	□
66. 睡得不稳不深	□	□	□	□	□
67. 有想摔坏或破坏东西的冲动	□	□	□	□	□
68. 有一些别人没有的想法或念头	□	□	□	□	□
69. 感到对别人神经过敏	□	□	□	□	□
70. 在商店或电影院等人多的地方感到不自在	□	□	□	□	□
71. 感到任何事情都很困难	□	□	□	□	□
72. 一阵阵恐惧或惊恐	□	□	□	□	□
73. 感到公共场合吃东西很不舒服	□	□	□	□	□
74. 经常与人争论	□	□	□	□	□
75. 单独一人时神经很紧张	□	□	□	□	□
76. 别人对您的成绩没有做出恰当的评价	□	□	□	□	□
77. 即使和别人在一起也感到孤单	□	□	□	□	□
78. 感到坐立不安，心神不定	□	□	□	□	□
79. 感到自己没有什么价值	□	□	□	□	□
80. 感到熟悉的东西变成陌生或不像是真的	□	□	□	□	□

续表 3

	没有	很轻	中等	偏重	严重
81. 大叫或摔东西	□	□	□	□	□
82. 害怕会在公共场合昏倒	□	□	□	□	□
83. 感到别人想占您的便宜	□	□	□	□	□
84. 为一些有关性的想法而很苦恼	□	□	□	□	□
85. 您认为应该因为自己的过错而受到惩罚	□	□	□	□	□
86. 感到要很快把事情做完	□	□	□	□	□
87. 感到自己的身体有严重问题	□	□	□	□	□
88. 从未感到和其他人很亲近	□	□	□	□	□
89. 感到自己有罪	□	□	□	□	□
90. 感到自己的脑子有毛病	□	□	□	□	□

（二）抑郁自评量表

抑郁自评量表（self-rating depression scale，SDS）由 Zung 于 1965 年编制，用于衡量抑郁状态的轻重程度及其在治疗中的变化。因其使用简便，至今仍是应用颇广的抑郁状态自评量表。

1. 项目和评定方法　SDS 共由 20 个问题组成，由患者自己对最近 1 周的情况进行评定（表 9－5）。20 个项目反映抑郁状态的四组特异性症状，即精神性情感症状、躯体性障碍、精神运动性障碍和抑郁的心理障碍。SDS 按症状出现频度评分，分 4 个等级，从来没有或偶尔发生、有时发生、经常发生和持续发生。每一条目代表一种症状。若为正向评分项目，依次评为粗分 1、2、3、4。反向评分项目，则评分 4、3、2、1。

表 9－5　SDS 项目及引出症状

序号	量表中症状项目的内容	引出症状
1	我觉得闷闷不乐，情绪低沉	抑郁
2*	我觉得一天中早晨最好	晨重晚轻
3	我一阵阵哭出来或觉得想哭	易哭
4	我晚上睡眠不好	睡眠障碍
5*	我吃得跟平常一样多	食欲减退
6*	我与异性密切接触时和以往一样感到愉快	性兴趣减退
7	我发觉我的体重在下降	体重减轻
8	我有便秘的苦恼	便秘
9	我心跳比平常快	心悸
10	我无缘无故地感到疲乏	易倦
11*	我的头脑跟平常一样清楚	思考困难
12*	我觉得经常做的事并没有困难	能力减退

续表

序号	量表中症状项目的内容	引出症状
13	我觉得不安而平静不下来	不安
14*	我对将来抱有希望	绝望
15	我比平常容易生气激动	易激惹
16*	我觉得做出决定是容易的	决断困难
17*	我觉得自己是个有用的人，有人需要我	无用感
18*	我的生活过得很有意思	生活空虚感
19	我认为如果我死了，别人会过得好些	无价值感
20*	平常感兴趣的事我仍然感兴趣	兴趣丧失

*：反向评分项目。

2. 评定注意事项　表格由患者自行填写。在填写前，一定要让患者把整个量表的填写方法及每条项目的含义弄明白，然后让其做出独立的、不受任何人影响的自我评定。如果患者文化程度较低、不能理解或看不懂 SDS 项目的内容，可由工作人员逐条念给他听，让其独自做出评定。一次评定一般可在 10 分钟内完成。评定时应注意：①评定的时间范围为过去 1 周。②在评定结束时，工作人员要仔细检查一下自评结果，应提醒患者不要漏评某一项目，也不要再在同一项目里打两个钩（重复评定）。③如用以评估疗效，应在开始治疗或研究前让患者评定 1 次，然后至少应在治疗后或研究结束时让他再自评 1 次，以便通过 SDS 总分变化来分析该患者的症状变化情况。其时间间隔可由研究者自行安排。④要让调查对象理解反向评分的各项目，SDS 有 10 项反向项目，如不能理解会直接影响统计结果。

3. 评分和结果分析　SDS 的主要统计指标是总分，但要经过一次转换。SDS 的 20 个项目中一半为正性词陈述，另一半为负性词陈述。待自评结束后，将 20 个项目中的各项得分相加，即得到 SDS 的总粗分（范围从 20～80 分），然后经过公式转换：Y＝1.25X。即总粗分乘以 1.25，取其整数部分，就得到标准总分。

国内量表协作组曾对我国 1340 人进行 SDS 评定，其中男性 705 人，女性 635 人。评定结果的总粗分为 33.46±8.55，标准分为 41.88±10.57，性别和年龄对 SDS 的影响不大。按上述中国常模结果，SDS 总粗分的分界值为 41 分，标准分的分界值为 53 分。和国外作者一般意见的 40 分和 50 分十分接近。Zung 认为该指数在 50 以下为无抑郁；50～59 为轻微型至轻度抑郁；60～69 为中至重度抑郁；70 以上为重度抑郁。

（三）焦虑自评量表

焦虑自评量表（self-rating anxiety scale，SAS），由 Zung 于 1971 年编制。从量表构造的形式到具体的评定方法，都与抑郁自评量表（SDS）十分相似，用于评定焦虑患者的主观感受。

1. 项目和评定方法　SAS 共由 20 个项目组成，由患者自己对最近 1 周的情况进行评价。每个项目及其引出的症状见表 9－6。SAS 的主要评定依据为每个项目所定义症状出现的频度，分 4 级：没有或很少时间、小部分时间、相当多时间和绝大多数或全部时间。正向评分项目，依次评为 1、2、3、4。反向评分项目，则评分 4、3、2、1。

表 9-6 SAS 项目及引出症状

序号	量表中症状项目的内容	引出症状
1	我觉得比平常容易紧张和着急	焦虑
2	我无缘无故地感到害怕	害怕
3	我容易心理烦乱或觉得惊恐	惊恐
4	我觉得我可能将要发疯	发疯感
5*	我觉得一切都很好，也不会发生什么不幸	不幸预感
6	我手脚发抖打战	手足颤抖
7	我因为头痛、头颈痛和背痛而苦恼	躯体疼痛
8	我感觉容易衰弱和疲乏	乏力
9*	我觉得心平气和，并且容易安静坐着	静坐不能
10	我觉得心跳很快	心悸
11	我因为一阵阵头晕而苦恼	头昏
12	我有晕倒发作，或觉得要晕倒似的	晕厥感
13*	我呼气吸气都感到很容易	呼吸困难
14	我的手脚麻木和刺痛	手足刺痛
15	我因为胃痛或消化不良而苦恼	胃痛，消化不良
16	我常常要小便	尿意频数
17*	我的手常常是干燥温暖的	多汗
18	我脸红发热	面部潮红
19*	我容易入睡，并且一夜睡得很好	睡眠障碍
20	我做噩梦	噩梦

*：反向评分项目。

2. 评定注意事项　详见 SDS 关于评定注意事项的说明。

3. 评分和结果分析　SAS 的所有项目中，有 5 个是反向评分项目。将 20 个项目得分相加得到 SAS 总粗分，然后再换算成标准分。换算方法与 SDS 相同。国内量表协会组对正常人 1158 例常模研究结果，正向评分 15 项均分为 1.29±0.98；反向评分 5 个项目均分为 2.08±1.71；20 项总粗分均值为 29.78±10.07。总粗分的正常上限为 40 分，标准总分为 50 分。略高于国外的 30 分和 38 分。国外研究认为，SAS 能够比较准确地反映有焦虑倾向的精神病患者的主观感受，可作为心理咨询门诊中了解焦虑症的一种很好的自评工具。

四、护士用住院患者观察量表

护士用住院患者观察量表（nurses' observation scale for inpatient evaluation，NOSIE）是由 G. Honigteld 等于 1965 年编制，适用于评定住院成年精神患者和老年期痴呆患者的生活、行为和情绪等方面的状况，是护士用精神科量表中使用最普遍的一种。该量表侧重于对患者行为障碍的纵向观察与评定，可弥补仅根据交谈实施评定的不足。它包括 30 项和 80 项两种版本，这里介绍30项版本。

（一）项目

该量表为频度量表，按照具体现象或症状出现的频度分5级：0分，无；1分，有时有；2分，较常有；3分，经常有；4分，几乎总是如此。此外还有2个附加项目：即第31项“病情严重程度”，第32项“与治疗前比较”。该2项评定者根据自己的经验，按1～7分七级评分。具体内容见表9-7。

表9-7 护士用住院患者观察量表（NOSIE）

项目	评分	项目	评分
1. 肮脏	0 1 2 3 4	16. 进食狼藉	0 1 2 3 4
2. 不耐烦	0 1 2 3 4	17. 与人攀谈	0 1 2 3 4
3. 哭泣	0 1 2 3 4	18. 自觉抑郁沮丧	0 1 2 3 4
4. 对周围活动感兴趣	0 1 2 3 4	19. 谈论个人爱好	0 1 2 3 4
5. 不督促就一直坐	0 1 2 3 4	20. 看到不存在的东西	0 1 2 3 4
6. 容易生气	0 1 2 3 4	21. 提醒后才做事	0 1 2 3 4
7. 听到不存在的声音	0 1 2 3 4	22. 不督促便一直睡着	0 1 2 3 4
8. 衣着保持整洁	0 1 2 3 4	23. 自觉一无是处	0 1 2 3 4
9. 对人友好	0 1 2 3 4	24. 不太遵守医院规则	0 1 2 3 4
10. 不如意便心烦	0 1 2 3 4	25. 难以完成简单任务	0 1 2 3 4
11. 拒绝做日常事务	0 1 2 3 4	26. 自言自语	0 1 2 3 4
12. 易激动发牢骚	0 1 2 3 4	27. 行动缓慢	0 1 2 3 4
13. 忘记事情	0 1 2 3 4	28. 无故发笑	0 1 2 3 4
14. 问而不答	0 1 2 3 4	29. 容易冒火	0 1 2 3 4
15. 对好笑的事发笑	0 1 2 3 4	30. 保持自身整洁	0 1 2 3 4

（二）评定方法

NOSIE为他评量表，由经过专门训练并熟悉患者情况的护士进行评定。评定时应根据患者最近3日（或1周）的情况评分。每一次评定应由两名护士同时分别评定，记分时将二位评定者的各项评分相加，如果只有一名护士评定，则其结果应当乘以2。

（三）结果分析

1. 因子分计算

社会能力=[20-(第13,14,21,24,25项评分之和)]×2

社会兴趣=(第4,9,15,17,19项评分之和)×2

个人整洁=[8+(第8,30项评分之和)-(第1,16项评分之和)]×2

激惹=(第2,6,10,11,12,29项评分之和)×2

精神病=(第7,20,26,28项评分之和)×2

退缩=(第5,22,27项评分之和)×2

抑郁=(第3,18,23项评分之和)×2

注：上述方法是一名护士参评时各因子计算方法，每项评分从0～4范围。若为两名护士同时进行参评，不再乘2，只需将2人每项评分结果相加即可（即将每一因子计算公式后“×2”省略）。

2. 总分计算

总积极因素分=社会能力+社会兴趣分+个人整洁分

总消极因素分=激惹分+精神病分+退缩分+抑郁分

病情总估计分=128+总积极因素分-总消极因素分

病情估计分越高，说明病情越轻；反之越低说明病情越重。

评定可分3次，治疗前、治疗后3周和治疗后6周各1次。根据不同时间NOSIE评定结果绘制的廓图，能够反映治疗中患者病情的演变及治疗效果。

五、应对方式量表

Joff等人指出，应对是个体对现实环境变化有意识、有目的和灵活的调节行为。根据应对的性质可分为积极应对方式和消极应对方式，前者是一种积极主动的适应过程；后者则为消极被动的。研究发现，个体的应对方式对其心身健康起着重要的作用。不同的应对方式对心理健康所产生的影响是不同的。

国外发展了不少应对方式的评估方法，但由于文化背景的差异，国外的量表并不完全适应于我国。因此，在国外应对方式量表基础上，根据实际应用的需要，结合我国人群特点，解亚宁等于20世纪90年代初自编了一份简易应对方式量表（Simplified Coping Style Questionnaire）。

（一）项目和评定方法

该量表共包括20个项目，分别测定积极应对方式和消极应对方式。积极应对方式由1～12组成，消极应对方式由13～20组成。该量表为自评量表，按照应对方式出现的频度，分4级：不采用、偶尔采用、有时采用和经常采用，相应的评分为0、1、2、3（具体内容见表9-8）。

（二）评定注意事项

有必要指出的是，所谓积极和消极是相对的，并不是积极的应对方式就一定有积极的后果，而消极的应对方式就产生消极的后果，如“接受现实”和“自己安慰自己”被归为消极应对，但却有着缓解挫折打击的作用。不同应对方式，在不同时间和情景，在不同的人身上，会有不同的结果，这是需要进一步深入研究的问题。

（三）评分

积极应对方式各项评分相加得到积极应对方式分；消极应对方式各项评分相加得到消极应对方式分。该量表有较好的信度和效度，积极应对方式和消极应对方式的α系数分别为0.76和0.74。临床应用时还应进一步分析各项目回答评分情况。

表 9-8　　应对方式量表

说明：以下列出的是当你生活中经受到挫折打击，或遇到困难时可能采取的态度和做法。请你仔细阅读每一项，然后在右边选择回答，“不采取”为 0，“偶尔采取”为 1，“有时采取”为 2，“经常采取”为 3。请在最合适你本人情况的数字上打勾。

遇到挫折和打击时可能采取的态度和方法	经常采用	有时采用	偶尔采用	不采用
1. 通过工作学习或一些其他活动来解脱	3	2	1	0
2. 与人交谈，倾诉内心烦恼	3	2	1	0
3. 尽量看到事物好的一面	3	2	1	0
4. 改变自己的想法重新发现生活中什么才是重要的	3	2	1	0
5. 不把问题看得太严重	3	2	1	0
6. 坚持自己的立场，为自己想得到的斗争	3	2	1	0
7. 找出几个不同的解决问题的方法	3	2	1	0
8. 向家人、亲戚朋友或同学寻求建议	3	2	1	0
9. 改变原来的一些做法或改正自己的一些问题	3	2	1	0
10. 借鉴他人处理类似困难情境的办法	3	2	1	0
11. 寻找业余爱好或积极参加文体活动，以摆脱烦恼	3	2	1	0
12. 尽量克制自己的失望、悔恨、悲伤、愤怒等感情	3	2	1	0
13. 试图休息或休假，暂时把问题（烦恼）抛开	3	2	1	0
14. 通过抽烟、喝酒、服药、吃东西等来解除烦恼	3	2	1	0
15. 认为时间会改变现状，唯一要做的便是等待	3	2	1	0
16. 试图忘记整个事情	3	2	1	0
17. 依靠别人解决问题	3	2	1	0
18. 接受现实，因为没有什么别的办法	3	2	1	0
19. 幻想可能会发生某种奇迹改变现状	3	2	1	0
20. 自己安慰自己	3	2	1	0

自学指导

【重点难点】

1. 学习重点：临床心理评估的概念及主要功能；行为观察法注意事项；访谈的内容；常见心理测验种类；几种常用临床心理测验和评定量表。

2. 学习难点：行为观察法的设计；访谈的技巧；标准化心理测验的基本要求。

【考核知识点】

1. 临床心理评估的基本概念及功能。

2. 临床心理评估的常见方法。

3. 行为观察法概念，注意事项。
4. 访谈法概念、分类及技巧。
5. 心理测验法的概念、注意事项。
6. 标准化心理测验法的基本要求。

【复习思考题】

1. 何谓临床心理评估？进行临床心理评估有何意义？
2. 简述临床心理评估的常见方法。
3. 何谓行为观察法？为确保评估的准确性，使用行为观察法时应注意哪些问题？
4. 何谓访谈法？常见的访谈法有哪些？各有何优缺点？
5. 何谓心理测验法？为确保评估的准确性，进行心理测验时应注意哪些问题？
6. 如何达到标准化心理测验的要求？

〔沈　玮〕

第十章

心理咨询与心理治疗

【学习目标】

1. 掌握：

心理咨询常用的技术。

2. 熟悉：

（1）心理咨询和心理治疗的对象和任务。

（2）心理咨询和心理治疗的原则。

（3）心理治疗常用的方法。

3. 了解：

（1）心理咨询和心理治疗的概念。

（2）中医心理常用疗法。

【自学时数】 5 学时。

社会的快速发展，生活节奏的不断加快，生存竞争的日益激烈，人际关系更加复杂，使得人们的心理健康水平有所下降，心理亚健康人群不断扩大。医学模式的发展也告诉我们，在临床实践中，我们不仅要从医学的角度来护理“病”，更要从心理学的角度来关注“人”，关注患者的心理健康，关注心理健康对患者的康复和健康成长起到的巨大作用。掌握心理咨询和心理治疗理论和技术就成为医学、护理、教育等领域专业人员的必然要求。

第一节　心理咨询

一、心理咨询的概述

（一）心理咨询的概念

心理咨询在英文中称为 counseling，具有商量、讨论、征求意见之含义。心理咨询的发展有近百年的历史，但其概念至今尚无公认的统一看法。美国心理学家罗杰斯（C. Rogers，1942）指出：“心理咨询是一个过程，期间咨询者与来访者的关系能给予后者一种安全感，使其可以从容地开放自己，甚至可以证实自己过去曾否定的经验，然后把那些经验融于已经转变了的自己，做出统和。”

我国心理学家朱智贤教授1989年在《心理学大辞典》中将心理咨询定义为："对于心理失常的人，通过心理商谈的程序和方法，使其对自己与环境有一个正确的认识，以改变其态度与行为，并对社会生活有良好的适应。心理失常，有轻度的，有重度的，有属于功能性的，有属于机体性的。心理咨询以轻度的、属于功能性的心理失常为范围。心理咨询的目的，就是要纠正心理上的不平衡，使个人对自己与环境重新有一个清楚的认识，改变态度和行为，以达到对社会生活有良好的适应。"

美国《哲学百科全书》指出心理咨询主要特征为：着重于正常人；对人的一生提供有效的帮助；强调个人的力量与价值；强调认知因素，尤其是理性在选择和决定中的作用；研究个人在制定总目标、计划以及扮演社会角色方面的个性差异；充分考虑情境和环境的因素。

综上所述，心理咨询就是运用心理学的知识、理论和技术，通过咨询者与来访者的协商、交谈和指导过程，提供可行性建议，针对正常人及轻度心理障碍者的各种适应和发展问题，帮助其进行探讨和研究，从而使其达到自立自强、增进健康水平和提高生活质量的目的。

在护理工作中，护士用心理学的观点、方法，对患者或相关人员的心理问题或心理困惑进行心理上的指导、帮助，这个过程被称为护理心理咨询。这种咨询可以是随机的，也可以是专题性的；可以发生在疾病的护理过程中，如发药、注射、晨晚间护理，也可以在患者的休息和疗养过程中，应根据患者的具体情况来决定。

（二）心理咨询对护理的意义

随着医学模式的改变，人们对健康的概念有了变化，心理护理在整体护理中的地位越来越重要。特别是近几年来出现的医患关系、护患关系紧张，患者要求的提高等，更使得临床护士熟悉并应用心理咨询技术来护理患者迫在眉睫，心理咨询对护士及其工作有着非常重要的意义。概括来讲，主要包括两个方面：

1. 有利于提高护士自身的心理素质，改善护士自身心理压力　由于护士经常面对的是饱受病痛折磨、病情不断变化的患者和焦虑万分的患者家属，工作环境紧张压抑。同时，护士的工作涉及患者的安危甚至生命，再加上护士的社会地位不高、"三班倒"的工作制度致使生物节律紊乱等也使得心理压力过大，这些都导致护士人群的心境抑郁、心情紧张和焦虑失眠的发生率居高不下，据有关文献调查结果显示，护士心理状况不佳的检出率为12.3%。学习心理咨询基本知识及其理论，可以帮助护士正确认识自我，妥善处理各种关系，逐渐改变与外界不合理的思维、情感和反应方式，提高生活质量，提高工作效率，处理好人际关系，增强主观幸福感，逐步成为身心健康的护理工作者。

2. 有利于护士将现代护理模式应用于临床，提高护理质量　学习心理咨询知识，不仅可以借鉴和运用心理咨询的一些方法为患者服务，而且能够提高护士的护患沟通技巧，而良好的护患沟通有利于护理效果的事半功倍。例如对于有医学指征需要早产的医源性早产产妇，在日常的病症护理中要注重心理护理，从评估患者当前心理状态、增强社会支持系统的功能、让产妇学会接纳现实、降低内疚感接纳自我、有效信息的提供和指导方面等改善患者的情绪、增强患者的信心，可以有效地建立良好的护患关系，提高治愈率、减少并发症的发生；即提高了医疗护理质量、提高了患者的满意度。

（三）心理咨询的对象与范围

个体的心理状况是一个从正常到异常的连续变化过程。"正常心理"是指具备正常功能的心理活动，或者说是不包含有精神病症状的心理活动。"异常心理"是指有典型精神障碍（俗称“精神病”）症状的心理活动。日常生活中，我们说的心理健康与不健康，其实是在“正常”范围内，用来讨论“正常心理”水平高低的程度如何。可见，“健康”和“不健康”这两个概念，统统包含在“正常”这一概念之中。不健康不是有病，不健康和病是两类性质的问题。

心理咨询主要的对象是心理正常（包括心理健康和不健康）的个体，具体来讲主要分为3类：一是精神正常，但遇到了与心理有关的现实问题并请求帮助的人群；二是精神正常，但心理健康出现问题并请求帮助的人群；三是特殊对象，即临床治愈的精神病患者。这里需要强调的是，心理咨询的对象不包括心理异常、有精神障碍的精神病患者。但是部分精神病患者，即心理不正常的人，经过临床治愈后，心理活动已经基本恢复了正常，他们已经基本转为心理正常的人，这时，我们不能再认定他们是精神病患者，所以这时候心理咨询和治疗具备介入和干预的条件。心理咨询可以帮助他们康复社会功能、防止疾病的复发。但是，对于临床治愈后的精神病患者进行心理咨询和治疗时，必须严格限制在一定条件之内。有时必须与精神科医师协同工作。

（四）心理咨询的任务

从总体上说，心理咨询的任务是帮助正常人群在生活中化解各类心理问题，克服种种心理障碍，矫治不良行为，理顺人格结构，纠正不合理的认知模式和非逻辑思维，学会调整人际关系，深化自我认知，端正处事态度，构建健康的生活方式，强化适应能力等等。简单来讲，就是助人自助。心理咨询完成上述任务，皆为达到一个目的，即提高个人心理素质，使人健康、愉快、有意义地生活下去。

心理咨询的任务，其具体内涵有如下几点：

1. 认知自己的内、外世界　个体的内、外世界相互作用，具备“积极适应”的人类本能，我们要帮助并促进求助者对自我内部世界的认识和评估，帮助他们认识到自己尚未解决的内部冲突。

2. 纠正不合理的欲望和错误观念　很多时候，求助者不清楚自己需要什么，甚至已有的错误观念将求助者引入了无法摆脱的困境，我们要帮助求助者从现实出发总结自己的经验教训，学会评估自己的思维、观念是否合理。

3. 学会面对现实和应对现实　求助者往往因沉浸在过去的痛苦中无法自拔，或为未来的事情忧虑担心，而出现不良情绪甚至严重心理问题。所以，我们要通过咨询，使求助者面对现实，活在当下，引导其深刻理解生存有真实意义仅仅是此时、此地，过去的是历史，未来的是希望，只有现在才是可把握的。

4. 使求助者学会理解他人　在与求助者交谈中，可采用角色扮演、角色互换等方式，使求助者站在他人的立场去思考问题，分析他人行为产生的内在原因，从而学会理解他人。

5. 协助求助者构建合理的行为模式　通过咨询，让求助者意识到要将合理的思想和观念付诸行动；要把握建立合理行为模式的最佳时机，发展新的有效行为。

（五）心理咨询过程中应注意的问题

虽然心理学者对心理咨询的阶段划分不尽相同，但在实践操作中，咨询的过程大致都相同，都经历了初期阶段、中期阶段和后期阶段。

心理咨询初期阶段的主要任务是建立相互信任的咨询关系；中期阶段的主要任务是帮助求助者分析问题、解决问题；后期阶段的主要任务是巩固、保持、强化求助者已取得的成果，使求助者收益最大化。下面就咨询过程中不同阶段应注意的问题做一阐述。

1. 心理咨询初期阶段应注意的问题

（1）建立初步信任关系：初次暴露心理隐私的忧虑和恐惧，是求助者与咨询者，也是患者与咨询护士坦诚交流的主要障碍。咨询者应与求助者建立相互信任关系，消除其心存的忐忑不安与疑虑，使他们能够对自己的心理问题畅所欲言，进而提供真实而有价值的信息，便于咨询者发现他们的心理问题并对其加以引导。具体来讲，要注意：在初始交谈时，咨询者要简要介绍心理咨询是什么，并简要说明保密的程度和限制；要通过控制语言和非语言行为，采取合适的方式及时的表现自己的各种专业性的线索，比如咨询者的权威、地位、学历、专业、声誉，目光接触、身体前倾等，体现咨询者的知识和技术水平，以便加强对求助者的影响，加强咨询者的可信任性；当发现求助者的问题行为时，保持高度敏感性的同时要以非批评的态度指出这些行为，让求助者可以不受任何影响的接受它，给求助者提供可能带来改变的机会。

（2）求助者期望合理化：求助者或患者接受心理咨询时，往往期望过高，比如很多时候都期望一次咨询解决全部的问题，显然这是不太现实的。而有证据表明，那些所接受的咨询形式与其期望相匹配的求助者更有可能获得满意效果，特别是在限时咨询中（Hardy et al. 1995）。所以，咨询者需要调整求助者的目标，使其接近现实且容易实现，即合理化，比如说将目标具体化，逐个咨询、解决。

有时候，求助者不仅对咨询目标期望过高，而且对咨询者如何开展咨询也抱有很大期盼，所以，咨询者需要和求助者一起探讨以下问题：咨询中，希望在哪些方面、通过哪些方法和发生哪些事情，可能会暴露哪些个人隐私及谁可能会卷入事件中来等等。咨询开始时，要强调咨询需要一个过程，要强化求助者问题的改善需要双方共同的努力。

（3）信息的收集与评估：咨询者对求助者、心理咨询护士对患者的资料内容要收集全面、去粗取精，为分析和判断提供必要的依据。对求助者的心理问题全面考察、系统分析，既要重视心理、生理及社会三要素间的内在联系，又要考虑三者的相互制约和影响，防止或克服咨询工作中的片面性，使咨询工作准确有效。

在此阶段，采集病史信息应注意两个方面：一是求助者的基本情况，包括：姓名、性别、年龄、职业、家庭及其他生活和社会背景；二是求助者的病史，包括：是否有精神病史、心理咨询史、健康和医疗史等。病史采集完，咨询者要进行初步的评估，若确定或怀疑求助者有精神状况，需转介精神科或神经科；若求助者的问题在咨询的范围，则需要进一步的会谈评估。杨凤池等将评估求助者问题的一般程序用图直观表示，如图 10－1。

2. 心理咨询中期阶段应注意的问题　中期阶段是心理咨询最重要的阶段，在这一阶段咨询者要运用心理学技术，对求助者的问题进行分析，继而解决问题，帮助求助者个人成长，促进其自己帮助自己。

（1）资料分析与理解：在收集资料进行初步评估后，咨询者要对求助者的问题进行深入分析，找到隐藏在求助者心理深处的症结所在。临床上，咨询护士要依据对患者言谈举止的观察和从患者主诉的问题中获取有关心理状况的信息和资料，通过初期评估，对关键问题进一步深究和核实，澄清事实，分析患者心理问题的性质、产生原因、严重程度等，建立一个对患者完整的理解，进而利用这样的理解与解释作为实行心理护理干预的依据。也就是说，在此过程中，咨询者要通过表面现象，看到深层次原因，善于思考和判断，找出问题的脉络

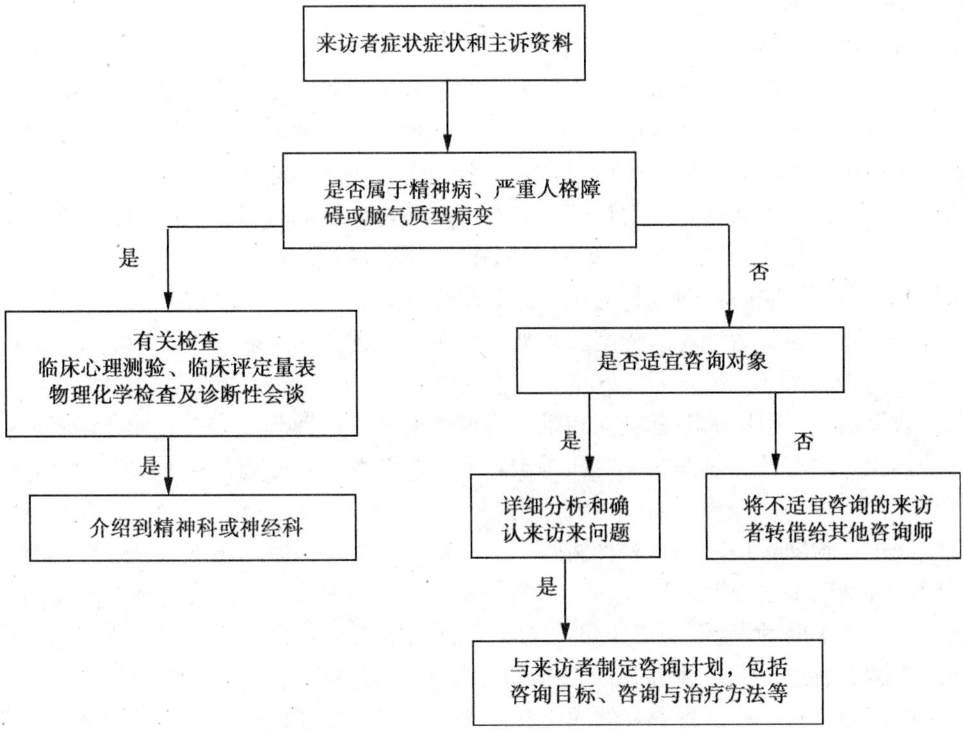

图 10-1　评估来访者问题的一般程序

和症结所在，有的放矢的进行处理。

（2）启发修通：从心理动力学的观点出发，咨询者提供的解释可以帮助求助者获得对压抑无意识冲突的顿悟，以及对出现移情想象的理解。咨询者要根据已掌握的理论和个人经验对求助者的问题症结进行解释和说明，使得求助者的问题由无意识层面浮出到意识层面，即心理情结意识化，要尽量让求助者在阻抗较少的情况下认识、了解和领悟。

此过程中，咨询者有必要强调求助者问题症结是幼年行为的表现，或是幼年创伤性经历的反射，而求助者是在用儿童的方式解决和处理成年人遇到的问题，从而促进求助者的领悟，修通无意识到意识的路径，改变他们的认知结构和行为方式。当然，作为修通的结果，这种领悟可以是“自动的”。

（3）提升自信：任何人都不可能每时每刻都处于问题情境中，求助者也一样，每个问题对求助者来说都有例外。咨询者所要注意的就是要协助求助者找到例外、强化例外，使求助者看到自己的力量和资源，带来自己解决问题的可能。进而用正向的、朝向未来的、朝向目标解决的积极观点，促进求助者的正面思考，避免求助者把问题或问题情境泛化，防止求助者陷入抱怨无助的情绪，促进改变的发生。

求助者往往过分关注自己的问题，而忽视自己已经做到的或做成功的一些小的行为，咨询者要善于发现这样的例外，带动整体状况的改善。实际操作中，可以使用一些引导性的语句。例如，“你是怎样做到的?”“你会如何解释这一变化的发生?”“从你的描述中，你对……很擅长”“太棒了，你竟然把……做得如此漂亮”等，对其进行鼓励、支持，让求助者意识到自己已经在朝着正向的目标前进，从而肯定自己、接纳自我，提升改变的信心。

3. 心理咨询后期阶段应注意的问题

（1）效果评估：效果评估是结束咨询的依据。咨询效果的评定要着重考虑以下 3 个方面：①求助者的满意度及其评价，即求助者对整体效果的满意程度和对自我整体功能正向改变的认可程度。②咨询者及他人的评价，咨询者或他人对求助者改变的正向评价。③心理测试验证，可借助心理测验前后分数的对比进行效果评价。

从评估的具体内容来看，主要包括问题行为的频率、持续时间、程度和事件的发生 4 个水平。①频率：外显或内隐行为的数量，由测量问题行为发生的次数来确定，例如心跳加快、脸红等。②持续时间：问题行为发生的时间长度。比如强迫洗手动作发生的次数、持续时间。③强度：问题行为严重的程度。比如考试焦虑求助者的焦虑等级。④事件的发生：问题行为出现与否。

（2）效果巩固：帮助求助者巩固和维持咨询效果是咨询者非常重要的任务。咨询者通过效果评估强化求助者已经取得的改变和进步，帮助求助者检查咨询目标的实现情况，进一步巩固咨询效果。

在实践中，求助者在即将面对真实的社会场景时，可能会感到焦虑，甚至在独立面对实际生活时，咨询效果很难维持长久。对于此种情况，咨询者要特别注意，从心理动力学的角度，就是要引导求助者重新去面对旧的创伤，如果可能的话，还要将咨询效果泛化到外部世界，协助求助者通过练习，放弃比较幼稚的、儿童式的反应方式，学习并建立起比较成熟的、成人的应对方式；从行为主义的理论观点出发，就是要强化求助者的自我概念，训练他们的抗干扰能力，强化求助者对自己的成功行为和咨询效果进行内归因，来维持咨询效果。

（3）结束与分离：结束是求助者把领悟付诸行动、开始独立实践的标志，也是咨询者采用何种方式使求助者已改变的态度、行为、认知方式等得以有效保持的考验，结束对咨询者和求助者都是一个巨大的挑战。

一般来讲，结束和分离要采取循序渐进的方式。即在咨询者和求助者商定咨询时限时，就要给求助者一个明确的时程估计，传达咨询会结束的信号；咨询后期时，要提到结束的话题，给求助者足够的心理准备；咨询接近尾声时，要将终结的时间告知求助者，并逐渐减少咨询的次数、拉长两次咨询间隔的时长，即由 1 周 1 次、两周 1 次、1 个月 1 次到两个月 1 次，直至完全结束咨询。

二、心理咨询的主要形式与原则

（一）心理咨询的主要形式

1. 按咨询对象的多少分类　可分为个体咨询和团体咨询。

（1）个体咨询：指咨询师和求助者建立一对一的关系进行面谈，着重帮助求助者解决个人的心理问题。其优点是针对性强、有助于患者进行充分详尽的倾诉；咨询护士可以对患者进行仔细观察，从而对患者的个性特征、心理健康状况、心理问题的严重程度和当时的心态进行更确切的了解和诊断；咨询时没有第三者，保密性好，可使患者消除顾虑，谈出自己内心深处的想法，咨询效果一般较明显。缺点是成本高，需要双方投入较多的时间和精力。

（2）团体咨询：又称集体咨询、小组咨询，主要指创设一定的团体环境，通过团体内人际关系的互动，促使个体在交往中观察、学习、体验，认识自我、探讨自我、接纳自我、调整和改善与他人的交往、学习新的态度和行为模式，以促进个人的、发展良好的、生活和环境适应的助人过程。其优点是咨询面广、成本低、效益高，对某些心理问题的效果要明显优于个体咨询。缺点是单纯的团体咨询难以兼顾每个个体的特殊性，缺乏针对性。

2. 按咨询的时间分类　心理咨询的期限并无硬性规定。实践中，要根据接受求助者的意愿、咨询的内容以及咨询者的建议等因素来决定，也要斟酌现实情况，比如来往的方便与否、经济的负担等来施行。按咨询时间长短，可将心理咨询分为长期咨询和短期咨询。

(1) 长期咨询：指咨询的时间较长久，如超过两三个月，甚至达数年。因咨询的目的不仅在于问题的解决和症状的消失，而且还要改善性格及行为的方式，促进心理成长，所以需要的时间较长。长期咨询的重点放在深层心理的探讨、心理与行为改进的维持上。

(2) 短期咨询：指咨询的期间较短，一般指 1～3 周，可能是 3～6 次的会谈。短期咨询的重点在于问题的解决和症状的去除，追求近期疗效。做短期咨询时，要把咨询的重点弄清楚，不把范围无限制的扩大，以至无法在短期内结束。做好这类咨询，需要咨询师或临床医护人员思维敏捷、果断，语言准确、明快，有较丰富的临床经验。

(3) 限期咨询：指在咨询开始时，咨询者与求助者共同订立了咨询计划，对咨询的次数或期限做了规定，如 5 次、10 次，或 2 个月等等。这种事先确定咨询期限的做法，目的在于让彼此有个事先的计划与了解，并可针对此约定的期限去尽量努力，求得具体的改善。

3. 按咨询内容的性质分类　可分为发展咨询和障碍咨询。

(1) 发展咨询：主要针对健康人群，指帮助求助者更好地认识自己和社会，充分开发潜能，增强适应能力，提高生活质量，提升心理能力、促进自我认识、自我接纳、自我发展和潜能发挥，提高生活、学习和工作的效率与质量，促进人的全面发展。咨询的内容十分广泛，主要包括不同年龄、不同性别、不同群体心理发展的特点与规律，早期智力开发的价值与手段，个性结构与健全人格的措施，学习困难及其影响因素，依赖性与独立性矛盾及其处理方法，性心理困惑、个体职业生涯发展等。咨询的地点一般为非医疗机构，如学校、社区、企业。

(2) 障碍咨询：指对存在程度不同的非精神病性心理障碍、心理生理障碍者的咨询，以及某些早期精神患者的诊断或康复期精神患者的心理指导。重点是去除或控制症状、预防复发。咨询的地点一般为专门的心理卫生机构、综合性医院下设的心理咨询机构、社区心理卫生机构以及由专业人员开设的私人诊所等。

4. 按咨询方式分类　可分为门诊咨询、电话咨询和互联网咨询。

(1) 门诊咨询：指在门诊开展的面对面的咨询，如在综合性医院、专科医院开设的心理咨询科室、专业心理咨询中心进行的咨询，这种咨询能进行深入的沟通，能及时对求助者检查、诊断，找出问题的症结，给予有效的疏导和支持，故咨询效果较好。特殊情况时也能及时作出妥善处理，如进行转诊、会诊等。因此，这种方法是心理咨询中最主要且最有效的方法。

(2) 电话咨询：指利用电话给求助者进行支持性咨询。自从 1963 年美国洛杉矶自杀防治中心开通应用，到现在已经普及世界各国。早期多用于心理危机干预，防止心理危机所导致的恶性事件，如自杀、暴力行为等。现在的电话咨询覆盖面很广，我国很多城市已经开通了电话咨询，电话机旁时刻有咨询者值班，随时帮助咨询对象解脱心理困境、走出心理危机。这种咨询方式优点是快捷、方便、保密性强，局限性是由于缺乏直接交流，难以进行准确的心理评估，限制了咨询者的干预能力。

(3) 互联网咨询：指借助互联网进行的心理咨询。近几年来，这种咨询方式发展很快。其优点一是可以突破地域限制，二是可以凭借行之有效的软件程序，进行心理问题的评估与测量；三是可以进行咨询过程全程记录，便于深入分析求助者的问题甚至进行案例讨论。缺点是语言文字的依赖性较强，对求助者的文化水平有一定的要求；咨询效果受文化程度和相关知识影响很大；需要咨询师和求助者都熟悉电脑基本操作技能等。

（二）心理咨询的原则

1. 保密原则　是心理咨询首要的、也是最为重要的原则，要求咨询师要尊重和尽可能的保护求助者的隐私。在咨询中，需要向求助者不断说明和解释，使之确信咨询师会替他保守秘密。这既是建立良好咨询信任关系的前提，也是咨询活动得以顺利进行的保障。因为只有求助者相信咨询者会为其保密，他才会获得心理安全感，也才能敞开心扉，透漏内心的隐私，咨询者也才能帮助其发现问题、解决问题。

保密涉及的内容很多，比如要妥善保管个人信息、来往信件、测试资料等材料；除特许的专业人员以及有关司法部门人员外，不得将求助者的隐私泄露给任何人或机关；如因工作、研究等特殊需要不得不引用咨询事例时，须对材料进行适当处理，不得公开来访者的真实姓名、单位或住址。但是保密也并不是无限制、无条件的，在特殊情况下可以突破这一原则：一是个体有明显自杀意图时，要及时联系相关人士；二是存在伤害性人格障碍或精神病患者，为免他人受到伤害，要及时做好预防工作，必要时进行转介。

2. 助人自助原则　心理咨询的根本目标是帮助求助者发现问题、分析问题，从而促进求助者自我成长，达到面对问题、解决问题。所以，咨询者应该相信求助者不仅有获得心理健康的愿望，而且本身就具备向上发展的潜能。因此，咨询过程中，应更多地启发、调动求助者自身的积极性、创造性，激发其主动投入心理自助的过程。而不是将求助者看做一个被动的服务对象，也不得以任何形式强迫其接受或维持心理咨询。

具体操作中，咨询者应首先使求助者发现自身的潜能，调动和激发他们自我解决问题的信心和动机，使其自助能力得到最大程度的发挥；其次当求助者面临抉择时，咨询者不应代替求助者做决定，告诉其应该或不应该做什么，而应帮助求助者分析清楚自身对此事的感受，弄清楚每一种抉择的利弊和其可能承受的后果，在和谐的气氛中进一步引导求助者找到适合自己的解决问题的方法，进一步增强自我解决问题的愿望和信心；再者，当求助者出现积极的观念或行为时，要及时给予适当的肯定和鼓励，强化其自助信念和行为。

3. 价值中立原则　是指在心理咨询过程中，咨询者要尊重求助者的价值观，不要轻易以自己的价值准则，对求助者的行为进行武断、任意的价值判断，甚至使求助者接受自己的观点和态度。而是要尊重求助者，把求助者放于平等的地位。当求助者的价值观和咨询者的价值观出现冲突或相悖的情况下，咨询者要以一种非批判性的理解、接纳和尊重的态度，积极引导求助者自己分析、比较，从而能够判断是非，采用一定的生活态度、情绪反应，做出决定。

咨询实务中，咨询者要对咨询中涉及价值观的问题高度警觉，在明晰自己价值观的前提下，承认多元价值观并存的合理性，不要有意无意地将自己的价值观强加给求助者。此外，咨询者有责任与求助者进行讨论或辩论，向求助者提供其他的替代性选择的可能性，最后由求助者自己进行决策。当然，进行价值判断时，咨询者必须遵循有相对普遍意义的价值，比如尊重人的生命、自由，信守诺言、履行义务等等。特殊情况下，在区域文化的范畴内，求助者出现反社会、边缘性人格障碍时，咨询者要采取必要的措施进行干预。

4. 综合性原则　该原则有多重含义：一是心身的综合。人的心理和生理是相互作用，互为因果的。因此，在咨询过程中，咨询者要保持高度的警觉，以辩证统一的思维来看待问题，而不是孤立地看待其中的一点；二是原因的综合。造成求助者心理问题的原因是生理、心理和社会原因的综合体，故咨询者的分析、评估和干预也应该从这3个角度出发，透过现象看到本质。例如对患者心理问题产生的原因要从躯体症状、心理症结、社会功能等3个方面进行分析；三是方法的综合。在现代的咨询中，咨询者往往采用多种方法进行咨询，一般情况下，这比使用单一咨询方法的效果要好。综合的方法多针对人心理的各个方面和不同层面的心理需求，例如对于一个创伤性应激障碍的求助者，可以在采取支持疗法的基础上，运用叙事疗法和焦点解决的咨询技术。

5. 灵活性原则　灵活性原则对心理咨询具有非常重要的意义。它要求咨询者在不违反以上咨询原则的前提下，针对求助者不同的状况，灵活的运用各种咨询理论和技术，以取得最佳的咨询效果。

一是不同的问题应选择不同的方法。要根据求助者问题的性质选择不同的咨询方法。例如对于恐怖症的患者，一般采取系统脱敏疗法的效果要好于来访者中心疗法等。二是不同的阶段实施不同的方法。咨询的不同阶段，求助者心理问题的主要矛盾不同，所以应考虑采用不同的方法。例如在咨询初期，针对求助者情绪不稳、心境紊乱的状态，更多采用支持的方法；中期，情绪趋于稳定时，可采用分析疗法；最后可以用认知行为疗法调整患者的行为习惯，帮助其建立新的行为模式。三是不同的对象采用不同的方法。要根据求助者的年龄、个性、文化背景、所患躯体疾病的种类等选择最适应的方法。例如对于抑郁个性的患者，语气要温和、充满同情和关切等。

6. 限定性原则　包括时间限定和感情限定。

(1) 时间限定：心理咨询必须遵守一定的时间限制。咨询时间一般规定为每次45分钟左右，原则上不能随意延长咨询时间或间隔。

(2) 感情限定：咨询者与求助者关系的确立是咨询工作顺利开展的关键，是咨询者和求助者心理的沟通和接近的保证。但这也是有限度的。个人间接触过密不仅容易使来访者过于了解咨询者内心世界和私生活，阻碍来访者的自我表现，也容易使咨询者该说的不能说，从而失去客观公正地判断事物的能力。例如一般情况下，不接受求助者非咨询过程中的任意邀请，不进行除咨询外的过多接触等。

三、心理咨询常用的技术

(一) 参与性技巧

参与性技术又称倾听技术。正确地运用参与技巧能使求助者与咨询者、患者与咨询护士在交谈中快速进入情景中。

倾听是理解求助者或患者的一种方式。同样，倾听也是“安静而启发”的治疗风格的重要成分，通过一种称为动机会谈的过程，从内部促使求助者改变，而不是通过外部压力使求助者产生反应。倾听是所有咨询反应和策略的先决条件。若咨询者不能很好地倾听，就不能建立良好的信任关系，求助者可能就得不到鼓励进行自我探索，双方就有可能讨论错误的问题。我们定义倾听为3个过程：接收信息、加工信息和传递信息。这个过程如图10-2所示。

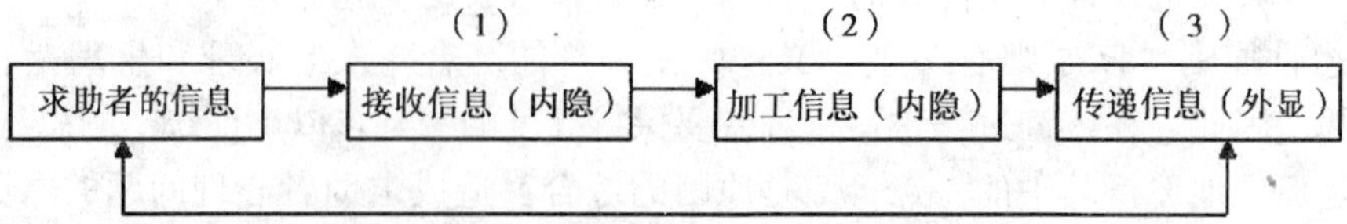

图 10-2 倾听的 3 个过程

常用的倾听技术包括澄清、释义、情感反应等。

1. 澄清　澄清反应是要求求助者或者患者对于“含糊、模棱两可或意义隐藏的语句”进行详细叙述，让求助者表达的信息更加清楚，并确认咨询者对求助者信息知觉准确的一种技术。只要当你无法确信自己是否明白求助者的信息并需要详细叙述时，就应使用澄清反应。澄清反应一般以疑问的形式表达，并以下面的短语开始，如“你是说……?”或“你能试着再描述……吗?”或“你能澄清……吗?”

在具体操作中，首先要确认求助者的言语和非语言信息的内容，即求助者告诉了你什么？第二，要确认需要检查的含糊或混淆的信息，比如求助者使用的复数代词（他们）、含糊的短语（你知道）或者一词多义的语句；第三，确定恰当的开始语，并使用疑问语气，例如“你的意思是……吗?”最后要通过倾听和观察求助者的反应来评估澄清反应的效果，即求助者做出了详细的解释或阐述。

2. 释义　为了更好地帮助求助者，除了澄清信息以外，还要了解对求助者生活有重大意义的情境，以及生活事件的深层含义，即他们对这些事件的感受。换句话讲，就是要弄清楚求助者故事中的主要事实（认知部分）和求助者对自己经历事件的感受（情感部分）。释义就是对求助者先前的言语和思想进行再组合编排，包括有选择地注意求助者信息中的认知部分，并将求助者的主要想法用咨询者的语言表达出来。这里需要强调的是，释义并不是“鹦鹉学舌”。例如：

患者　“我知道整天待在病房躺在床上对我的病情没有好处，更不会减弱我的抑郁情绪。”

咨询护士 A　“你知道，你不能整天待在病房躺在床上，这样对你的病情没有一点好处，更不会减弱你的抑郁情绪。”

咨询护士 B　“你已经意识到，你需要走出病房离开病床到周围四处走动，或者和其他人聊聊天、到阳光房看会儿电视，以便减少抑郁，促进自己的康复。”

很显然，咨询护士 A 只是重复患者的语言，只会使得患者低头表示“我同意”，然后不再接话；或者患者可能会由于咨询护士明显的生硬的模仿而产生反感。而咨询护士 B 的回答是一种更有效的释义，强调了患者所表达的最关键的语词和想法是很有用的。

通过释义，一是让求助者知道咨询师已经理解其信息，如果理解非常完整正确，求助者就会进一步澄清自己的想法；二是可以鼓励求助者对一些关键的想法或观念进一步阐释，使其更深入地探讨某个重要话题；三是可以帮助求助者更集中注意具有重要性的特殊情境、事件、人物、行为表现等，例如准确的释义可以有效地阻止患者喋喋不休的重复同一个内容；四是可以帮助需要做决定的求助者弄清问题的实质，主动摆脱进退维谷的心境。

3. 情感反映　相对释义而言，情感反映主要用于对求助者信息的情感部分进行语言再编排。而与释义不同的是，情感反映往往要对信息加入情感基调或成分。例如：

患者：所有事情都很没意思，没有新鲜刺激，没有让人兴奋的事情。我的所有朋友都不在身边。我希望我有钱去做一些不同的事情。

咨询护士（释义）：由于朋友不在身边，又没有钱，所以，你现在觉得没有什么事情可做。

咨询护士（情感反映）：你感到现在的状况很枯燥乏味。

咨询护士使用了情感词“乏味”，以捕捉患者由特定情境所引起的情绪感受。通过这种技术：

（1）可以鼓励求助者对特殊情境、人物或事件表达出更多的积极或消极情感。

（2）可以帮助求助者控制情绪，有研究表明，求助者打开或释放消极情感时，其心理能量和幸福感会提高。

（3）可以帮助求助者准确地区分不同的情绪，挖掘求助者更深层的感受等。当然，准确的情感反应会促进咨询者和求助者信任关系的建立，进而促进咨询效果。

情感反应是一种较难掌握的技巧，因为求助者的情绪常常会被忽略或者误解。从具体操作来讲，主要包括6个步骤：

（1）倾听求助者信息中使用的情感词汇。

（2）观察求助者传递言语信息的非语言行为，如面部表情、身体姿势等。

（3）选择可替代的情感反应词语对求助者的情感表述进行再编排。

（4）用一个合适的语句开始进行情感反映，常用的语句有“似乎是……”“看/听起来像……”“显示出……”等，例如“看起来你现在还在生气。”

（5）在语句中加进情感发生时的具体情境，这比较像简洁的释义反应。例如：“你的朋友现在都没有来看望你，你感到很郁闷。”

（6）评估咨询师的反应是否有效，如果有效，多数情况下求助者会以不同的方式加以肯定，常用的语言有“是的，是这样的”“我就是这样想的”等。

4. 总结 一段时间的谈话后，求助者表达出的多种信息可能会暗示出某个具有倾向性的主题或模式，而咨询者对求助者所谈所讲的事实、信息、情感、行为反应等进行分析综合后归纳主题做出反应的过程就是总结。总结就像是串珠子，把求助者表述的信息进行清理成串，分门别类。例如，在进行收集资料会谈阶段即将结束时，可以概括一下求助者目前的问题：“从刚才你谈及的一系列事件中，可以看出你的问题主要是家庭矛盾不知如何处理和担心脑震荡后遗症对你今后的生活会有很大的影响。除此之外，还有其他的问题吗?”

通过总结，可起到以下作用：

（1）可以将求助者信息中的多个元素联系在一起，从求助者含混模糊的信息中提取意义。

（2）经过一段时间或几次的谈话后，可以识别出明晰的主题或模式。

（3）可以利用总结打断求助者喋喋不休地重复信息内容，引导咨询会谈方向。

（4）可以调整咨询的节奏，回顾并强化已取得的进展。

（二）影响性技巧

在所有的人际关系中，人们都试图相互影响，咨询关系也不例外。咨询者对求助者的影响是不可避免的。有心理学家指出“对自己的工作对象没有产生影响的话，那么咨询就变得没有任何意义。”在心理咨询中，常用的影响性技巧包括：

1. 面质　又称质疑、对峙、对质，是指咨询者运用言语反应描述求助者的感受、想法和行为中存在的明显差异、矛盾冲突和含糊的信息。在咨询实践中，面质常常涉及求助者理想自我与现实自我、内在体验与实际行动、想象世界与现实世界等方面的矛盾。具体来讲，主要包括：①言语矛盾，如求助者在描述和妻子分手让自己很痛苦，可是在叙述时却面带喜色。②理想与现实矛盾，如“你说你是个受人人欢迎的人，可现实生活中，人人却疏远你、歧视你”。③言语与行为矛盾，如一个很长时间没有和父母联系的求助者，“一直以来，我都想给他们打电话”，可至今为止，他仍没有做到。④咨询者和求助者意见不一致，如“你说你语言表达能力很差，可从我们的谈话来看，你的表述能力很强”等。

面质技术在使用时要非常谨慎。首先要有事实根据；其次要清楚面质的动机，面质反应只是针对问题中的矛盾；再次，面质要建立在良好信任的咨询者与求助者的关系前提下，选择适当的时机进行。不要在短时间内就开始使用，容易给求助者施加很大的压力。同时要避免个人发泄和无情攻击，无论何时，都要让求助者把咨询者当做同盟者。

通过面质，可以协助求助者促进对自己的感受、信念、行为和所处境况的深入了解，鼓励求助者放下自己有意无意地防卫心理、掩饰心理来面对自己、面对现实，并由此产生富有建设性的活动，促进求助者实现言语和行为的统一，理想自我与现实自我的一致，是求助者明了自己所具有而又被自己掩盖的能力、优势，即自己的资源，并加以利用，同时可以给求助者树立学习、模仿面质的榜样，以便将来自己有能力去对他人或自己做面质。

2. 解释　是运用某一种理论来描述求助者思想、情感、行为和事件之间的联系或其中的因果关系。解释是最重要的影响技术之一，它使求助者从一种全新的、全面的角度来重新面对困扰、周围环境及自己，并借助于新的观念和思想来加深了解自身的行为、思想和情感，产生领悟，提高认识，促进变化。解释也是最复杂的影响技术之一，使用解释时，要依据各种心理咨询和心理治疗理论，灵活而富有创造性地运用，不能生搬硬套，要针对求助者的不同问题，给予真正符合求助者情况的合理解释。

它与其他技术的不同之处在于：其一，解释是咨询者依据某种心理学理论，而不是从求助者已有的理论框架来说明求助者表达的实质性内容；其二，解释针对的主要是求助者隐含的那部分信息，即求助者没有直接讲出或没有意识到的那部分内容。咨询者要将求助者隐隐约约感觉到或没有感觉到的内容用语言表述出来。

在实际使用解释时，首先要了解情况，准确把握需要解释的内容；其次要把握对什么样的个体，在什么时间运用什么理论怎样解释最好；再次解释要循序渐进，解释的内容不能与求助者的信念、文化背景存在过大差异或产生严重的冲突，解释的措辞要适合求助者。

3. 指导　是指直接地告诉求助者做某件事、说某些话或以某种行为方式行动。很多咨询者认为，指导是影响力最明显的一种技巧。概括起来主要包括两种策略，一是根据各种不同的心理咨询理论进行指导。如心理分析学派常指导求助者进行自由联想来寻找问题的根源；行为主义流派的咨询者要求求助者做各种训练，比方说系统脱敏训练、放松训练等；合理情绪学派的咨询者针对求助者的各种非理性观念予以指导，用理性的观念去代替不合理的信念。另外一种是根据个人的咨询经验进行指导。

使用指导技术时，咨询者可依据各种咨询理论的指导模型和个人的咨询经验，灵活而富有创造性地加以应用，使之成为真正有效的指导。具体来讲，咨询者要十分明确自己对求助者指导些什么以及效果怎样，叙述要清楚，要让求助者真正理解指导的内容。同时，不能以权威的身分出现，强迫求助者执行，若求助者不理解、不接受，效果就差或无效，甚至还会引起求助者严重的反感和阻抗而中断咨询。此外，还要充分利用非语言的影响力。

4. 情感表达　咨询者告知自己的情绪、情感活动状况，让求助者明白，即为情感表达。情感表达与情感反映不同，前者是咨询者表达自己的情感，而后者是咨询者反映求助者叙述时所表现的情感内容。

正确使用情感表达，既能体现对求助者设身处地的反应，又能传达自己的感受，这样使得求助者感受到咨询者的真实性，淡化对自我问题的扩大化。同时，咨询者开放性的自我情感表述，降低或消除了求助者的紧张和不良情绪水平，良好的示范引导求助者进一步的表述自己的问题及其态度、感受，有助于咨询的深入。

5. 内容表达　是指向咨询者传递信息、提出建议、提供忠告，给予保证、进行褒贬和反馈等。广义的内容表达包括解释、指导、自我暴露等影响性技术。内容表达与内容反映不同，前者是咨询者表达自己的建议或意见，后者是咨询者对求助者所描述事实的一种反映。

提出忠告或建议是一种内容表达，但使用时要特别注意措辞。例如，可以采用这样的语句："如果我是您的话，我可能会……""我希望你……""如果你能……或许效果会更好"等。措辞生硬会使求助者产生抵触心理，而委婉的话语易被对方接受，进而对其产生影响。

6. 自我暴露　又称自我开放、自我表露，指咨询者提出自己的情感、思想、经验与求助者共同分享。它与情感表达和内容表达十分相似，是二者的一种特殊组合。自我暴露在会谈中十分重要，但必须建立在一定的咨询关系上，有一定的会谈背景。

一般来讲，自我暴露主要有两种形式。一是咨询者把自己对求助者的体验感告诉求助者。若体验感是积极的、正面的、赞扬式的，则为正消息。例如，"对于你刚才的坦诚，我非常欣慰。"正消息一般使得求助者得到正强化，使其感受到被理解、被肯定和鼓励，但传达的正消息必须是有依据的、适度的，不然会适得其反。相对而言，若感受体验是消极的、负面的，则称为负消息。例如，"你的这种做法让我觉得有些不妥当，感觉不舒服，或许你有内在的原因，能告诉我吗?"显然，相对传达正消息，传达负消息时，有可能会对求助者带来负面影响，故要在体谅求助者的前提下，谨慎使用。另一种形式的自我暴露是咨询者暴露与求助者所谈内容有关的个人经验。例如，"你所谈的一到空旷的地方就感到紧张害怕，以前我也有过这种体验。你能具体描述一下你害怕什么吗?"这种自我开放比较简洁，但目的不在于谈论自己，而在于借自我暴露来表明自己理解并愿意分担求助者的不良情绪，促进求助者更多的自我开放。故咨询者的自我暴露不是目的而是手段，要始终把重点放在求助者身上。

（三）非语言技巧

在咨询中，除了要注意倾听、合理使用影响性技术外，目光接触、身体姿势、语音语调等非语言技巧的使用也非常关键。

1. 目光的接触和身体姿势　人们常说"眼睛是心灵的窗户"，在和求助者交谈时，注视对方，可以了解到更多的信息。也可以通过目光接触和身体姿势传递对求助者的共情与理解，尊重与关注，同时目光接触也是有效地保持注意力、促进双方信任关系建立的催化剂。

在咨询中，目光如何安排呢？钱铭怡等建议：当你倾听对方的谈话与叙述时，目光可直接注视着对方的双眼；当你在讲话解释时，这种视线的接触可比听对方谈话时少些。也就是说，对方讲话时，一定要用目光表示你的关注；自己谈话时，有时视线可以短时间离开对方。

人类的身体语言也非常丰富，身体姿势的不同往往折射出不同的心理状态。在咨询中，咨询者站、坐，甚至举手投足都会对求助者发生潜在的影响。在咨询中，往往强调视不同文化背景、不同对象采用握手、拥抱、打招呼等建立良好第一印象，身体前倾表示对求助者的关注等。社会心理学家艾根（G. EGAN）提出了在别人心目中建立良好第一印象的 SOLER 模式，我们也可以应用到心理咨询当中。SOLER 是由 sit、open、lean、eyes、relax 5 个英文单词的词头字母拼写起来的专用术语。具体来讲：S 表示坐要面对别人 ；O 表示姿势要自然开放 ；L 表示身体要微微前倾 ；E 表示保持目光接触 ；R 表示放松地去交流。心理学家们发现，如果有意识地在社交场合运用 SOLER 技术，可以帮助人们改变其他不恰当的自我表现习惯，可以有效地增加别人对自己的好感，增加别人对自己的接纳。在临床上，合理使用 SOLER 技术，可以有效地促进良好护患关系的建立，促进护士对患者的心理咨询和心理护理。

2. 其他非语言技巧　除了目光接触和体态语外，还有一些其他的非语言技巧，比如说话的语音、语调、语速等。求助者从咨询者的声调与语气中，可以感受咨询者的态度和情绪，进而会诱发相应的情绪情感。所以，在谈话中，要带着对对方的共情、理解和关注去讲话，这样，语音中就有了灵魂，讲出的话语才有扣人心弦之效应。

具体来讲，语速要适宜，太快则可能使对方听不清楚或者来不及思考，太慢则可能使对方感到拖沓、不精练；语音要有顿挫、停顿，这样话语才有生气、有吸引力，才能吸引对方专注于谈话；声音要清晰，要能够使对方听清楚。

※第二节　心理治疗

随着社会的不断发展，人们对健康和幸福又有了更深一步的认识，比如以前常被忽略的心理健康正成为现代人更加关注的目标。现在当人们觉察自己出现心理异常、心理疾病时，人们会普遍寻求心理治疗来找回健康。

一、心理治疗概述

（一）心理治疗的概念

心理治疗（Psychotherapy）又称精神治疗，是指应用心理学的理论与方法治疗患者心理疾病的过程。《美国精神病学词汇表》将心理治疗定义为：在这一过程中，一个人希望消除症状，或解决生活中出现的问题，或因寻求个人发展而进入一种含蓄的或明确的契约关系，以一种规定的方式与心理治疗家相互作用。英国心理学家艾森克（H. J. Eysenck，1961）认为心理治疗乃是基于治疗者与被治疗者之间所产生的持续性人际关系。被治疗者因自己的情绪或人际适应方面受困扰或不满意，而来求治疗；治疗乃是受特别训练的专业人员，运用心理学的原则，包括解释、暗示及说服等机制，基于心理障碍的一般原理及被治疗者的特别病理，建立治疗的程序，以求解除被治疗者的心情困难。美籍华裔学者曾文星、徐静认为，心理治疗是指应用心理学的原则和方法，通过治疗者与患者建立的关系，治疗患者的情绪、认知以及与行为有关的问题。治疗的目的在于解决患者所面对的心理困难，减轻焦虑、忧郁、恐慌等精神症状，改善患者的非适应行为，包括对人对事的看法及人际关系等，并促进患者人格的成熟，使其能以较有效且适当的方式来处理心理问题以适应生活。我国学者钱铭怡认为，心理治疗是在良好的治疗关系基础上，由经过专业训练的治疗者运用心理治疗的有关理论和技术，对求助者进行帮助，以消除来访者存在的问题和心理障碍，促进人格的健康发展。

从上述的几种定义中，不难发现，这些定义或多或少都涉及了下述同一方面，即治疗是一个过程，是治疗者与来访者的关系，治疗者运用有关的心理治疗理论对来访者进行帮助，以消除或缓解来访者存在的问题或心理障碍，促进其人格的健康发展。这的确反映了心理治疗的工作特点及主要目的。可见，心理治疗不是轻而易举的任务，来访者改变的发生，需要治疗者及来访者艰苦的努力。因为改变必须假以时日，所以说治疗也是一种过程，也不是一蹴而就的事情。

通过对上述定义，可以认为，心理治疗是以医学心理学理论为指导，以良好的医患关系为前提，由经过专门训练的医师运用心理学技术和手段，改善、矫正或消除患者不正确的认知活动、情绪障碍、异常行为和由此引起的各种躯体症状的一种治疗方法。

（二）心理治疗的基本原则

心理治疗是通过密切医患关系而进行的，所以就必须始终保持医患关系处于良好状态中。为此，心理治疗必须遵循以下基本原则。

1. 接受性原则　对所有来求治的患者，不论其年龄大小、职务高低、初诊或复诊，都要做到一视同仁，热情接待，要用同情、理解的目光和鼓励、启发式的提问引导患者，耐心地倾听患者的诉说。其实，倾听的同时就是治疗的开始，因为患者在诉说的时候可以得到宣泄，并可能由此而减轻症状。要让患者感到不论他所说的内容是什么，都不会觉得好笑，更不可冷眼旁观、猎奇，甚至讥笑鄙视。要以极大的同情心来理解患者的所作所为，要深有同感，这样患者才能感到咨询师是可以信赖的，才能接受治疗。

2. 支持性原则　患者患病后必然会产生一种受挫折的心理，但又无可奈何，常常是经历了一番磨难或痛苦的挣扎后才不得已而来求治。有的患者可能是辗转多家医院但疗效不好，有的患者是已感到绝望或仅抱有一线希望，所以他们在求治时常常询问：我的病能治好吗？为此，治疗者要不断地向患者传递支持的信息，说明疾病的可治性，并可列举成功的例子，以解除他们因缺乏相关知识而产生焦虑不安的情绪和增强同疾病作斗争的信心和勇气。支持的方式是要让患者感到心理治疗有科学依据的，态度要坚定、慎重、亲切可信、充满信心。

3. 真诚性原则　疾病能否治好，是患者、家属及治疗者十分关心的问题。对于治疗者来说，应当以真诚的态度，认真地了解患者的症状、发病机制、诊断及治疗过程中的反应，并在慎重地确定治疗方案之后，还要根据具体情况不断地进行修正和完善。在此基础上就可以向患者做出科学的、实事求是的解释和保证，让患者认为治疗者的保证是有理有据、合情合理的。对于时间上的保证期要稍长一些，以免到期达不到预期效果而引起患者的失望和挫折感，甚至对治疗者产生怀疑。当然，也需要向患者说明，任何保证都需要患者积极配合，发挥主动，遵守医嘱，否则会影响治疗。对治疗过程中患者取得的进展，也应及时给予肯定和赞赏。

4. 成长性原则　心理治疗主要是解决来访者的心理障碍或心理问题，这些心理障碍或心理问题的形成是多因素的，特别是与来访者人格不够完善和成熟有关。在心理治疗过程中，医师应尽量采取启发式、非指示性的方法，指导、鼓励来访者自己分析思考其心理问题产生的原因，探求解决这些问题多种可能的方法，并最终由来访者自己决定在实际行动中试用哪种方法来解决自己的问题。这样，在整个心理治疗过程中，来访者不仅解决了当前存在的心理问题，还学习、培养了解决类似问题的能力；同时心理医师还要帮助来访者反省、发现自己在人格上的不完善、不成熟的方面，并指导来访者经过长期努力来解决这些人格上的问题，最终达到人格完善、心理健康成长与发展的治疗目标。

5. 保密性原则　对患者的姓名、职业、病情及治疗过程进行保密是治疗者所应遵循的职业道德，也是进行心理治疗所应遵循的一个重要原则。没有获得患者的许可，治疗者绝不可泄露患者的情况。保密性原则也是心理治疗所必需的，在治疗一开始时就应向患者说明，这样可取得患者的信任，促进良好的医患关系，获得有关病情的可靠信息。

（三）心理治疗的对象和范围

心理治疗对象的范围较广。当出现心理困难，伴有情绪、行为障碍和社会生活适应不良，能意识到自己的问题并愿意接受心理治疗的人，原则上都能接受心理治疗。在临床工作中心理治疗的对象主要表现为烦恼、焦虑、紧张、恐惧、抑郁、强迫、疑病、分离症状等神经症患者；因某些应激性社会生活事件遭受心理挫折而出现心理困难的人；行为偏差或社会适应不良者；由于躯体疾病而引起某些不良心理反应的患者以及处于康复阶段的精神分裂症患者。

另一方面，心理治疗在不同理论学派的影响下，方法各异，适用对象也有所不同。一种心理疗法的选择是否适当，往往影响治疗效果。由于一种疾病可以采用多种心理治疗方法，如焦虑症既可用支持疗法也可用行为治疗，而一种心理治疗方法又可以治疗多种疾病。因此，我们还必须根据不同心理障碍和治疗对象的条件，选择最佳心理治疗方法。一般认为，常用心理治疗的适用范围如下：

1. 社会心理应激引起的各种适应性心理障碍　诸如一个人未能处理好人际关系等原因，而表现为心境不悦、自责自卑、悲观失望等，常需要进行心理治疗，如支持性心理治疗和环境安置等。遭受突然的生活事件刺激表现急性心理障碍时也可使用心理治疗。

2. 综合医院临床各科的心理问题　内科患者患有躯体疾病而无求治欲望或治愈信心，甚至将自己疾病看得过分严重，或者躯体疾病患者的心理反应等，都需要用个别心理治疗，通过安慰、支持、劝慰、保证、疏导和调整环境等方法来帮助患者认识疾病的性质等有关因素，调动患者的主动性来战胜疾病。

3. 心身疾病　常见的心身疾病如冠心病、原发性高血压、心律失常、支气管哮喘、消化性溃疡、溃疡性结肠炎、心因性肥胖症和偏头痛、雷诺病以及类风湿关节炎等，均可使用松弛疗法、默想训练、气功训练和生物反馈等方法。

4. 神经症性障碍

（1）神经衰弱：需要支持疗法、体育活动、体力劳动和气功训练等综合治理。

（2）癔症：主要以暗示疗法为主，对转换型癔症也可进行精神分析法治疗。催眠疗法治疗癔症是暗示治疗的例证。

（3）强迫症和恐怖症：主要以行为治疗为主，因为强迫症和恐怖症被认为是在生活中习得的不良行为，必须通过特殊的正确学习方法，减轻和消除病态的症状和行为，以新的、合乎要求的行为矫正取代病态行为。常采用松弛训练、系统脱敏、生物反馈和气功训练等办法。

(4) 焦虑症：首先要帮助患者消除对急性焦虑发作所产生的种种精神负担和恐惧心理，结合病情的性质和原因采用支持疗法。配合交互抑制法和放松疗法可以较好地抑制焦虑反应。

(5) 抑郁性神经症和疑病症：主要以支持疗法为主，给予鼓励、劝告、保证或暗示等方法。

5. 抑郁症　近年来研究发现社会心理应激和认知歪曲对抑郁症的发生起重要作用，采用认知疗法具有一定疗效。

6. 精神分裂症　恢复期的心理治疗也很重要，目的是帮助患者提高对疾病的认识，促进自知力的恢复，巩固疗效以防止复发。

7. 病态人格　也可使用心理治疗，帮助他们认识个性的缺陷所在，并指导矫正行为的方法。

8. 性心理障碍　阳痿和早泄等性功能障碍可以用性治疗包括性教育、性感集中训练等。

9. 酒精中毒和药物依赖等　可用家庭治疗、厌恶疗法和环境改变等治疗。

10. 其他精神科问题　如儿童行为问题，神经性厌食症和神经性贪食症，精神发育不全的技能训练。

11. 其他问题

(1) 口吃可用行为疗法，但病程长者不宜使用。

(2) 书写痉挛症可采用放松训练和生物反馈。

(3) 神经肌肉疾病如周围神经肌肉的损伤、痉挛性斜颈、大脑性瘫痪和中风偏瘫等均可使用生物反馈疗法，训练患者控制肌电活动，达到重新随意控制瘫痪的肢体。

(4) 遗尿和大便失禁也可用生物反馈疗法训练。

二、常用的心理治疗方法

(一) 精神支持疗法

精神支持疗法又称支持性心理疗法、一般性心理治疗法，该疗法不用去分析求治者的潜意识，而主要是支持、帮助求治者去适应目前所面对的现实，故又称非分析性治疗。精神支持疗法创于1950年，是由 Thorne 首先提出的。一般是合理地采用劝导、启发、鼓励、同情、支持、评理、说服、消除疑虑和提供保证等交谈方法，帮助患者认识问题、改善心境、提高信心，从而促进心身康复过程。

精神支持疗法适用于心理咨询或心理治疗的各类对象，是心理护理、心理治疗的基础。治疗的目的是为了激发患者的信心，提高适应能力，促进他们的心理和社交功能。

精神支持疗法的常用方法主要有以下几种：

1. 保证　当患者遇到应激性社会生活事件，焦虑万分，手足无措时，或者因长期患病治疗效果缓慢而心急如焚，感到希望渺茫时，医护人员的有力保证能使他们从困境中得到缓解。由于医护人员有医学的专业知识，又有临床经验，在以客观事实为依据的情况下向患者做出保证，能帮助患者解脱盲目的猜疑和焦虑紧张，提高对问题解决的信心。

2. 解释　患者对于自己所患的疾病，包括躯体疾病和精神疾病，缺乏医学常识往往是产生心理困惑的重要原因之一。合理的解释能对患者有很大的支持作用。通过医护人员对他们的解释，使患者了解疾病的一般知识、治疗方法、治疗过程和预后情况从而解除他们的某些疑虑，促使他们能提高信心，积极配合医师治疗，加快疾病的治愈。

3. 鼓励　鼓励是很常用的支持性治疗。鼓励的目的是使患者抵御自卑情绪，增加自尊和对医师的信赖。鼓励需要在适当的生活事件背景下才能奏效，若不考虑场合，效果反而会适得其反。进行鼓励的形式较多，有的是用语言，有的可以是非语言形式，包括行为强化。鼓励中应注意患者的心理和行为承受能力，应鼓励其循序渐进地努力，鼓励任何已取得的成效。不现实的鼓励反而会挫伤患者的信心。

4. 指导　帮助患者解决某个具体问题并不是治疗者的最终目标，教会其如何识别问题、处理问题，提高其应对问题的能力，这才是心理的真正目的。患者在遇到应激性事件时，往往会出现手足无措的境地，难以独立做出判断和决定。患者心理上的受挫和情绪上的压抑常会以躯体的症状形式表现出来。所以对于患者的指导尤为重要，指导其如何去看待自己的问题，如何面对选择和转机。

5. 建议　如果患者对指导和解释的接受程度较差，合作的意识不够强烈，给予适当的建议也是一种支持。建议有明确的指向性和要求，从而对患者提出更具体的选择，所以诱导患者的合作仍是建议有效的基础。

6. 协助改变周围环境　许多患者的心理障碍与所处的环境有密切关系，包括家庭环境、工作环境、学习环境或社交环境。这些环境的某些氛围会对患者产生增加心理压力及不良影响，所以协助患者改变现有的环境对于他们缓解应激，改善心态，摆脱困境有一定的积极意义。

需要注意的是，上述这些方法之间没有固定的顺序模式，既可单独运用也可联合使用。

（二）精神分析疗法

精神分析疗法（psychoanalysis therapy）又称心理分析疗法、分析性心理治疗，是心理治疗中主要的方法之一。它是由著名的精神科医师弗洛伊德在19世纪末创立的一种特殊的心理治疗方法。根据弗洛伊德心理动力学的有关理论，认为人们的心理问题和心理障碍往往与其在孩提时期的某些特殊经历有关。在早年的成长过程中，形成的心理症结问题会被抑制到无意识中，患者难以自我觉察，但可能成为以后产生心理问题的根源。精神分析的基本原理在于由治疗者的解释来协助患者能对自己的心理动态与病情有所领悟与了解，特别是压抑的欲望，隐蔽的动机，或不能解除的情结，通过自知力的获得，了解自己的内心，洞察自己适应困难的反应模式，能进而改善自己的心理行为及处理困难的方式，间接的解除精神症状，并促进自己的人格成熟。

精神分析疗法主要适用于治疗癔症、强迫症和恐怖症，通常心理分析需要比较长时间的疗程，每周3～6次，每次1～2小时，整个疗程需要2～4年，个别患者需要的时间更长，在治疗过程中，医师要求患者开放性地叙述自己，以“自由联想”的方式把自己以往的经历和感受向医师倾诉，心理医师将聆听和引导患者的谈话，不断收集信息，对患者进行深入的分析。精神分析疗法常用方法和技术主要有：

1. 自由联想　是心理分析中应用最广的基本技术。患者在医师的指导下无保留地阐述自己所想说的一切，尤其是对于童年的往事，对于经历过的挫折和困难更需作详细的描述，患者在自由联想中能够把压抑多年的动机和欲望越过潜意识的阻拦流露到意识层次，治疗师的任务是鉴别和解析潜意识中被压抑的事件与来访者有关联的资料，并通过分析和解释被来访者自己所认识。

2. 移情　移情在心理分析治疗中既是一种医患关系现象，又是医师的一种手段，在长期的心理分析治疗中患者会对医师产生某种特殊的感情，把医师当做自己生活圈中的某个角色，表露出特别的兴趣和关注。这种现象在心理分析中被称为“移情”。医师可以通过移情的方法掌握更多的信息；深入了解患者，有利于剖析患者。但是移情也有可能产生一些不利于治疗的副作用，因此，医师在采用移情技术时应谨慎行事。

3. 阻抗　是指在治疗过程中，患者的自由联想过程并不自由，表现为语言中断、情绪异常等。阻抗患者有意识或无意识的回避某些敏感话题，有意无意地使治疗重心偏移，影响分析的深入。阻抗一方面是治疗神经症的障碍，另一方面也是治疗的中心任务之一。治疗师通过对阻抗产生的原因进行分析，来帮助患者真正认清和承认阻抗，当患者的阻抗被克服了，也意味着揭示了无意识的某些症结，对患者的治疗将会有很大的推动。

4. 释梦　心理动力学理论认为梦境的内容能反映人们的无意识，所以心理医师可以通过对梦的分析间接地了解患者的内心深层次的心理真谛，在心理分析治疗中医师常常把梦的分析和自由联想技术结合在一起，这样通过对梦的回忆和自由联想使心理分析不断深入，把患者以梦的形式反映出的无意识内容得到展现。

5. 译释　是医师对患者所被揭示的无意识内容进一步分析加工的过程。实际上即使医师对患者已做了十分透彻的心理分析，但往往患者仍不能做到对这些内容的真正理解。所以医师的译释是很重要，它不仅能让患者理解心理问题与某些早年经历的关系；同时又能帮助患者意识自己，了解自己和改变自己。

虽然经典的精神分析疗法一度成为西方心理治疗的主流，然而由于疗程漫长，疗效一般，费用昂贵，心理医师的培养难度很高等种种原因，如今该方法已经在临床上用得较少，一些新发展的短程心理分析方法具有更广泛的临床应用前景。

（三）行为疗法

行为治疗（behavior therapy）一词，是由斯金纳（B. F. Skinner）和他的同事于 1954 年运用操作性条件作用原理去矫治精神疾病而得名的。行为疗法是以减轻或改善患者的症状或不良行为为目标的一类心理治疗技术的总称。它的发展已有上百年的历史，具有针对性强、易操作、疗程短、见效快等特点。最早的行为疗法是根据经典和操作性条件反射的原理发展起来的，现代的行为疗法还借鉴了心理学其他领域的观点和方法，尤其是认知心理学和社会心理学的理论和方法。

行为疗法的具体治疗技术多达几十种，这些技术不仅为行为治疗学者使用，其他学派的心理咨询师也常常会选用它们来矫正来访者的部分行为。其中，最为常见的行为治疗技术主要有：

1. 放松训练　这类治疗是通过降低肌肉紧张和自主神经兴奋来减轻焦虑，在应对紧张、焦虑等负性情绪当中有着较好的效果。放松训练既可以单独使用，以克服一般的身心紧张和焦虑，又可以合并到其他技术（如系统脱敏、情绪想象）中使用，以治疗有焦虑症状的障碍。

这里介绍一种放松训练的方法：开始，患者先学会区分肌肉紧张与放松，可以交替练习上臂、腿、面部和腹部肌肉的紧张和放松。然后，患者练习缓慢地呼吸，同时想象休息的情境，如风和日丽的沙滩。每次这样的治疗持续15～20分钟。随着学习放松的感觉，患者会试着放松肌肉而不是先紧张。一次放松一组肌肉，逐步进行，如左手、左小臂、左肩胛，右手、右小臂等，依此类推。接下来是一次放松整个肢体，然后全身肌肉，根据患者学习掌握的速度，每次练习放松肌群的数量可以有所不同。整个治疗阶段患者需要不断地缓慢呼吸和想象休息的情境。经过一个疗程之后，绝大多数的患者能够迅速地放松并学会在应激状态时使用这种新技术。给患者放松指导的录音磁带亦很有效，可以使得患者在治疗结束后在家中亦能继续练习。

2. 系统脱敏法　于20世纪50年代由精神病学家沃尔帕所创。它是整个行为疗法中最早被系统应用的方法之一。最初，沃尔帕是在动物实验中应用此法的。他把一只猫置于笼子里，每当食物出现引起猫的进食反应时，即施以强烈电击。多次重复后，猫即产生强烈的恐惧反应，拒绝进食。最后发展到对笼子和实验室内的整个环境都产生恐惧反应。即形成了所谓"实验性恐怖症"。然后，沃尔帕用系统脱敏法对猫进行矫治，逐渐使猫消除恐惧反应，只要不再有电击，最终回到笼中就食也不再产生恐惧。此后，沃尔帕便把系统脱敏疗法广泛运用于人类的临床实践。实施这种疗法时，首先要深入了解患者的异常行为表现（如焦虑和恐惧）是由什么样的刺激情境引起的，把所有焦虑反应由弱到强按次序排列成"焦虑阶层"。然后教会患者一种与焦虑、恐惧相抗衡的反应方式，即松弛反应，使患者感到轻松而解除焦虑；进而把松弛反应技术逐步地、有系统地和那些由弱到强的焦虑阶层同时配对出现，形成交互抑制情境（即逐步使松弛反应去抑制那些较弱的焦虑反应，然后抑制那些较强的焦虑反应）。这样循序渐进地、有系统地把那些由于不良条件反射（即学习）而形成的、强弱不同的焦虑反应，由弱到强一个一个地予以消除，最后把最强烈的焦虑反应（即所要治疗的靶行为）也予以消除（即脱敏）。异常行为被克服了，患者也重新建立了一种习惯于接触有害刺激而不再敏感的正常行为，这就是系统脱敏疗法。它在临床上多用于治疗恐怖症、强迫性神经症以及某些适应不良性行为。

3. 厌恶疗法　又称厌恶性条件法，它是应用惩罚的厌恶性刺激，即通过直接或间接想象，以消除或减少某种适应不良行为的方法。厌恶疗法的原理是经典条件反射。利用回避学习的原理，把令人厌恶的刺激，如电击、催吐、语言责备、想象等，与求治者的不良行为相结合，形成一种新的条件反射，以对抗原有的不良行为，进而消除这种不良行为。这一疗法也是行为治疗中最早和最广泛地被应用的方法之一。在临床上多用于戒除吸烟、吸毒、酗酒、各种性行为异常和某些适应不良性行为，也可以用于治疗某些强迫症。厌恶刺激可采用疼痛刺激（如橡皮圈弹痛刺激和电刺激）、催吐药（如阿朴吗啡）和令人难以忍受的气味或声响刺激等，也可以采取食物剥夺或社会交往剥夺措施等，还可以通过想象作用使人在头脑中出现极端憎厌或无法接受的想象场面，从而达到厌恶刺激强化的目的。例如，要戒除酗酒的不良行为，可以在酗酒者个人生活习惯中最喜欢喝酒的时刻进行，使用催吐吗啡或电击等惩罚性刺激，造成对酒的厌恶反应，从而阻止并消除原来酗酒的不良行为。又如，戒烟，可以采用"戒烟糖"、"戒烟漱口水"等，都可以直接或间接使吸烟者在吸烟时感觉到一种难受的味道，而对吸烟产生厌恶感，以至最终放弃吸烟的不良行为。

4. 暴露技术　暴露疗法是一种主要用于治疗恐怖症的行为治疗技术。其治疗原则是让患者较长时间地想象恐怖的观念或置身于严重恐怖的环境，从而达到消退恐惧的目的。1967年斯坦夫尔和列维斯首先报告一种使患者逐步暴露于恐怖情境来治疗恐怖症的行为疗法，这便是最早使用的暴露疗法，但当时称为爆破疗法。治疗开始时需要详细了解引起患者焦虑的场合和回避的程度，接下来是将这些场合列成一张等级表，从会引起轻度焦虑的场合列到会产生最严重焦虑的场合，每次选择不同的场景，但原则是从轻到重。

5. 自控技术　自控法主要通过确定目标、自我监察、自我强化等手段达到消除不良习惯性行为。主要适用于戒烟、戒酒、戒毒瘾及治疗贪食症等。治疗分两个部分：自我监察和自我强化。自我监察包括每日记录问题行为及其出现的有关场合，如要求过度进食的患者记录他吃什么、何时吃，以及进食与应激性事件或不愉快体验间的关系，做这种记录本身就会帮助患者学会自控，因为许多患者以前是回避面对其问题的实质。第二个技术是自我强化，其中包括当达到某一预定自控目标的自我奖赏。例如一妇女达到其预期减轻的体重时自己买一双新袜子。

（四）认知疗法

认知疗法（congnitive therapy）就是通过改变人的认知过程和这一过程中所产生的观念，来纠正人适应不良的情绪和行为，从而矫正不良行为的心理治疗方法。治疗的目的不仅仅是针对行为、情绪的外在表现，而且分析患者的现实思维活动，找出错误的认知，加以纠正。认知疗法是当代主要的心理治疗理论取向之一。目前常用的认知疗法包括理性情绪疗法、自我指导训练、Beck 认知疗法和问题解决治疗等。

认知疗法有较广的适应范围。适用于焦虑障碍、抑郁障碍、自杀行为、惊恐障碍、强迫症、饮食障碍、慢性疼痛、药物依赖、性心理障碍及人格障碍等。但对于精神分裂症，双相性抑郁等重症精神病性心理障碍，不适宜采用认知疗法。对于某些患者因躯体疾病和其他因素，而无法同心理医生进行言语交流的患者也不适宜使用认知疗法。

认知疗法常用的治疗技术如下：

1. 识别自动思维　在激发事件与消极情感反应之间存在着一些思想活动，可以是消极的自我陈述或是心理想象。例如，某患者看到狗便产生恐惧，在看到狗与恐惧反应之间他有一个想法是狗会咬我，还可能有狗咬人的恐怖的想象。患者通常未意识到这部分习惯的思维活动，称为“自动思维”。因此在治疗过程中，咨询师首先要帮助来访者学会发现和识别这些自动化的思维过程。咨询师可以采用提问、自我演示或模仿等方法，找出导致不良情绪反应的思想。

2. 列举认知歪曲　患者的心理或行为障碍与认知歪曲或错误密切相关。这些相对于自动化思维更难识别，因此向患者列举出认知歪曲，可以帮助他提高认知水平和矫正错误思想。下面是几种常见的认知歪曲：

（1）主观臆想，缺乏根据，主观武断推测。如某患者某件工作未做好，便推想所有的同事会因此看不起他。

（2）一叶障目，置总体前后关系和背景不顾，被眼前细小、局部的事物所蒙蔽，看不到事物的本质和整体。如某学生一次考试中有一题答不出，事后一心只想着未答的那道题，并感到这场考试全都失败了。

（3）乱贴标签，即消极片面地把自己或别人公式化。例如某一患者将孩子学习不好归于自己，并认为自己是个坏母亲。

（4）非此即彼的绝对思想，认为不白即黑，不好即坏，不能容纳错误，要求十全十美。例如某位患者有一次考试未达到预定目标，便认为自己是个失败者，一切都完了。

3. 真实性检验　就是将来访者的自动思维和错误观念作为一种假设，鼓励他在严格设计的行为模式或情境中对假设进行检验，使之认识到原有观念中不符合实际的地方，并自觉纠正，这是认知疗法的核心。例如，某一患者在受到挫折后，认为自己“一事无成”“别人都看不起我”，非常抑郁。实际上，他成功地做过很多事，大学毕业，并曾经是企业经理。检验假设这一过程不仅帮助患者认识事实，还能发现自己对事物的认识歪曲和消极片面的态度。

4. 去中心化　就是让来访者意识到自己并非被人注意的中心。很多来访者总感到自己是别人注意的中心，自己的一言一行都会受到他人的评价。为此，他常常感到自己是无力的、脆弱的。如果来访者认为自己的行为举止稍有改变就会引起周围人的注意和非难，那么咨询师可以让他不像以前那样去和人交往，即在行为举止上稍有改变，然后要求他记录别人不良反应的次数，结果他发现很少有人注意他言行的变化，他自然会认识到自己以往观念中不合理的成分。

5. 抑郁或焦虑水平的监控　多数来访者都认为他们的抑郁或焦虑情绪会一直不变的持续下去，而实际上，这些情绪常常有一个开始、高峰和消退的过程，而不会永远持续。让接受咨询的来访者体验这种情绪涨落变化，并相信可以通过自我监控，掌握不良情绪的波动，从而增强改变的决心。

（五）来访者中心疗法

来访者中心疗法（client-center therapy）由美国心理学家罗杰斯（Rogers C，1902～1987）于1940年代创立，强调调动来访者的主观能动性，发掘其潜能，不主张给予疾病诊断，治疗则更多的是采取倾听、接纳与理解，即以患者为中心或围绕患者的心理治疗。在来访者中心治疗中，罗杰斯认为：人的本质是好的，若在良好的环境下让其潜能自由发展，将会是健康而富有建设性的。人的诚实与善良的特性是与生俱来的，而某些“恶”的特性则是由于防御的结果而并非出自本性。对人的本性的看法是来访者中心疗法的理论基础之一。

罗杰斯早在1942年就在其名著《咨询与心理治疗》一书中，提倡非指导（nondirective）的治疗方式。他认为采用较多指导性（directive）的治疗技术与方法的治疗者与更多地采用非指导性的治疗技术与方法的治疗者，对于治疗的目的与看法是不同的。指导式的治疗假定治疗者应为来访者选择治疗目标，指导来访者努力去达到这一目标。这种治疗实际上假定治疗者地位优越，而来访者是无法全部承担为他自己选择治疗目标责任的。非指导的治疗认为来访者有权为他自己的生活做出选择，尽管他选择的目标可能与治疗者的看法很不相同。非指导的治疗还认为，如果来访者对自身的问题有所领悟的话，他们更可能会做出自己明智的选择。

非指导的治疗者常用的会谈技巧顺序如下：

1. 以某种方式确认来访者表达自己时所反映出的情感与态度。
2. 确认或说明来访者的行为举止所反映的情感与态度。
3. 指出对话的主题，让来访者自行发挥。
4. 确认来访者谈话的主题。
5. 提出非常特定的问题。
6. 讨论、说明或提供与问题或治疗相关的信息。
7. 根据来访者的情况确定会谈情景。

罗杰斯认为治疗者的主观态度影响着治疗关系的质量，而治疗关系对来访者人格的改变所产生的影响远远大于治疗者所采用的治疗技术的作用。1957 年，他和《治疗性人格改变的充分必要条件》一文中，提出治疗者应以真诚、无条件积极关注和共情的态度对待来访者。而这 3 个方面也是促进来访者心理成长的条件。

1. 真诚　即治疗者能做到表里如一，不加任何掩饰，以自己的本来面目出现。来访者所能看到的是治疗者的真实情况。真诚还意味着治疗者在治疗过程中真实地表现自己的情感和行为。当来访者痛苦时表现出同情，当来访者陷入困境时表现友善等等。这些真实的情绪反应就是治疗者表现真诚的标志。

2. 无条件地积极关注　是指无论来访者所表述的情感的内容是多么的不可思议，治疗者都要乐于接受，并且这种关注与理解是没有任何先决条件的、不管来访者的情感正确与否或合适与否。在实际治疗过程中，没有任何一个治疗者能在所有的时间里对来访者表现出无条件地积极关注。但治疗者应尽力而为，因为这种态度出现得越多，治疗就越容易成功。

3. 共情　又称移情或通情。指治疗者站在来访者的立场上，设身处地地去体会他们的痛苦、看待他们的问题。共情包括两个方面：一方面是治疗者的言语行为，如重复来访者谈话中的要点；另一方面是治疗者的非言语性行为，如治疗者的身体姿势、面部表情、语气、与来访者的目光交流等，都可以表现出治疗者对来访者的关注与理解。共情反映了治疗者准确地深入来访者的内心世界，在最深的层次上体验来访者情感的能力。由此可以看出，来访者中心疗法对治疗者有着很高的要求，治疗者不仅要建立良好的医患关系，还要准确地把握这一非指导性疗法的面谈技巧。所以说，在来访者中心疗法中，治疗者不仅推动了来访者的成长，同时也促进了自己的自我实现。

第三节　中医心理疗法

一、中医心理疗法概述

（一）概念

中医心理疗法（TCM psychotherapy）即中医传统心理疗法，是指运用中医心理学中有关临床心理治疗理论和传统方法、技术，来治疗心理疾病和心身疾病等的治疗方法。

（二）理论渊源

传统中医学认为，人是心神具备，心身统一的整体。如中国 2000 多年前的医学专著《内经》中所说："血气已和，营卫已通，五脏已成，神气舍心，魂魄皆俱，乃成为人。"若"形与神俱，而尽终其天年，度百岁乃去"；若"精神内伤，身必败亡"。"得神者昌，失神者亡"。"五脏皆虚，神气皆去，形骸独居而终矣。"故"心病还需心药医"，"善医者，必先医其心，而后医其身"正是对中医心理治疗思想的诠释。其生理基础包括精气血论、形神合一论、心主神明、五脏情志论等。

（三）病机

诱因：不同的情志刺激，其致病性质不尽相同，而且与个体的反应有关。由于每个人的人格体制、思想修养、意志勇怯的差异及不同的性别、年龄等，个体对情志致病的易发性、敏感性、耐受性等都有很大的差异。

发病机制：中医的心理疾病主要是七情所伤引起的情感杂病。只有七情过度，突然遭受强烈或长期持久的情感刺激，才能影响人体的生理功能，使脏腑气血功能紊乱，导致疾病的产生。

二、中医心理疗法的应用

中医学的基本特点是整体观和辨证论治。整体观的一个基本内容是追求“形神合一”；辨证论治即按个体身心特点及疾病的反应状态进行疾病的诊断和治疗。中医心理学正是基于以上两个原则发展而来的，因此，中医心理疗法的应用不仅体现于疾病的治疗，在疾病的护理层面更有其独特的应用之处，下面将通过中医心理疗法的技术方法逐条进行阐释。

三、中医心理疗法的技术方法

（一）情志相胜疗法

“情志相胜”理论出自《内经》，是古代中医学中最典型而系统的心理治疗方法。其原理是依据五行相克理论而产生的不同情志之间相互制约关系，以情胜情来治疗情志疾病。

根据中医五行相生相克的理论，人的各种情志之间具有相互滋生和相互制约的动态关系。如《素问·阴阳应象大论》中说：“怒伤肝，悲胜怒；喜伤心，恐胜喜；思伤脾，怒胜思；忧伤肺，喜胜忧；恐伤肾，思胜恐。”这就是说，当某种情绪过甚而致发病时，可以用另一种“相胜”的情志来“转移”“制约”或“平衡”它，从而使过度的情绪得到调和。

在实际治疗中，首先要注意区分是何种情志引起发病和主要表现为哪一种情志状况，才能制定相应的以情相胜的治疗对策，其次要根据具体情况选择合适的治疗手段。如用语言作为治疗手段，金代名医张子和在《儒门事亲》中对语言情志相胜法的具体运用做了总结：即“悲可以治怒，以怆恻苦楚之言感之，喜可以治悲，以虐浪亵狎之言误之；恐可以治喜，以祸起仓促之言怖之；怒可以治思，以污辱欺罔之言触之；思可以治恐，以虑彼治此之言夺之”。如用某种情境作为刺激手段，《儒林外史》中的范进因中举大喜过甚而发病，邻居便请他平日惧怕的岳父大人打了他一耳光，说了几句恐吓他的话就治愈了，这可谓“恐胜喜”的情境疗法。还有行为冲击疗法，如张子和循序渐进用木击发声的方法来医治一受夜贼劫人烧舍成疾的妇女，是对《素问·至真要》中“惊者平之”治则的具体运用。

从现代认知心理学的角度理解，情志相胜心理治疗的原理是利用另一种情绪改变引起认知障碍的病理情绪中多余的量，通过改变情绪的方向来改变引起情绪改变的中介变量-认知，从而最终达到身心健康的状态。对于一些慢性病患者，多表现出闷闷不乐的情绪状态，这就要求护士要“数问其形，以从其意”，多了解患者的情况，多关注患者的情绪，从而促进医师的治疗达到更好的效果。

（二）言语疏导疗法

言语疏导疗法，就是通过语言对患者阻塞的病理心理状态进行疏通引导，使之畅通无阻，从而达到治疗和预防疾病、促进身心健康的一种治疗方法。《灵枢·师传篇》中“人之情，莫不恶死而乐生，告之以其败，语之以其善，导之以其所便，开之以其所苦，虽有无道之人，恶有不听者乎”，即是中医理论对言语疏导疗法的最早论述。

在言语疏导治疗过程中，医师应针对患者的不同病症和病情阶段，以准确、鲜明、生动、灵活、亲切的语言分析疾病产生的根源和形成过程、疾病的本质和特点，教给患者战胜疾病的方法，激励、鼓舞患者增强同疾病作斗争的勇气和信心，充分调动患者治疗的能动性，逐步培养激发患者自我领悟、自我认识和自我矫正的能力，促进患者自身病理心理的转化，减轻、减缓、消除症状，并帮助患者认清疾病的规律，改造个性缺陷，提高主动应激反应的能力，巩固疗效。

在护理上，良好的语言能使患者心情舒畅，精神振奋，食欲增加，抗病能力增强。可通过解释、鼓励、安慰、保证、暗示等达到护理目的。

1. 解释　就是向患者讲明道理。用通俗易懂的语言把疾病的性质，规律及预后讲清楚，凡是患者有疑问的地方，需耐心反复说明。如中药的服法、饮食起居的宜忌等。解释时应态度诚恳、耐心，使患者感觉温暖，可以信赖。

2. 鼓励和安慰　人们在患了预后较严重的疾病后，容易消极悲观。特别是癌症和老年中风瘫痪的患者更是如此。对这类患者需要进行鼓励和安慰，给予同情和支持，帮助患者振作精神。

3. 保证　患者对病情常出现焦虑、恐惧、猜疑的情绪，医护人员应以充分的事实作为依据，向患者保证，以消除患者的恐惧和焦虑。

4. 暗示　良好的语言暗示可调整患者的心理状态，促进疾病的康复。因此，医护人员在为患者进行解释、鼓励、安慰和保证时，应用正确的暗示方法使患者安定情绪，变消极心理为积极心理，为治疗提供条件。

（三）移精变气疗法

移精变气疗法是通过转移患者的注意力，排遣思情，改移精力，创造一个治愈其病的心理环境，即可移精气，变利气血而祛病。此理论出自《素问·移精变气》。

移精变气有两种方法，一种是将心理疾病转移到躯体加以排除，如《怪病神医录》记载的“意引于外发内痈”，一种是将躯体疾病转移到心理以治愈，如《儒门事亲》中的“聆听趣谈忘泄泻”。

现代心理学通常将此方法称之为“精神转移法”，即分散患者对疾病的注意力，使思想焦点从病转移他处，或改变其周围的环境，避免患者与不良刺激因素接触，通过学习、交流和活动，扫除患者内心的不安情绪，或改变其错误的认识。古文中说：“七情之病者，看书解闷，听曲消愁，有胜于服药者矣。”护理工作者应鼓励患者多看看书，听听音乐，与朋友交流谈心，以良好的情绪去抑制不良的情绪，起到调神去疾的作用。

（四）暗示解惑疗法

暗示解惑疗法就是采用语言或某种刺激物以含蓄、间接的方式对患者的心理状况施加影响，诱导患者接受某种信念，重建自信心，或改变其情绪和行为，使其情绪和行为朝向特定的方式反应中医心理疗法。

《素问·调经论》曰：“按摩勿释，出针视之，曰我将深之，适人必革，精气自伏，邪气自乱。”就是说，针刺时医师应按摩其病处，手不释散，并拿出针给患者看，然后对患者说：我将深而浅刺之，患者闻之则会身心齐悦，精必改异，齐悦则百体俱纵，精气潜伏于内，邪无所据，自被攻散，这是与针灸并用的暗示解惑疗法。

暗示解惑疗法多适用于因疑心、误解、猜测、幻觉所导致的心理障碍和与文化因素相关的精神疾病，因此，在具体实施过程中，首先必须搞清楚“因什么而病”；其次，应取得患者的充分信任，理解患者的感受和想法；然后再根据患者的具体情况设计与选择合适的暗示程序和方法。如一女子因梦见吞蛇入腹而渐成病，医师不是嘲笑和否定患者的想法，而是先承认有蛇在腹，然后说他有专下小蛇之药，所以药到病除。又有一人疑醉后饮了内有小红虫的不洁之水而郁郁不欢，心中如有异物，胃脘顿觉闭塞，日想月疑，渐成痿隔，遍医不愈。后医生知其病生于疑，便用红线剪断于蛆，用巴豆两粒同饭捣烂，入红线，作成小丸，嘱患者在暗室内服下，患者欲泻时，令患者坐盆，盆内先放清水少许，当患者泻出前物，红线在水中荡漾如蛆时，便叫患者开窗亲视之，其疑心从此便解。可见在临床暗示治疗中何物可以成为暗示之物全在于医师如何具体设计与如何应用。

在疾病的护理过程中，常常遇到患者对所患疾病较为忧虑，甚至感到恐惧，护理工作者首先应该热情服务患者，解除患者的紧张情绪，令其放松心态，诱导患者主动讲述心中所思所想，进而了解患者之所需，同时应及时向患者讲解相关疾病的相关知识，鼓励患者自己查询相关的疾病资料，或者与有相同疾病的病友交谈，了解自己的疾病需要注意的事项，对治疗树立信心。

（五）顺志从欲法

《灵枢·师传篇》曰："未有逆而能治之也，夫惟顺而已矣。百姓人民，皆欲顺其志也。"所谓顺志从欲疗法就是通过满足人的意愿、感情和生理需求，来达到祛除心理障碍的方法。例如"食色，性也"，如果一个人的温饱等生理需求得不到满足，就很难有良好的心境；而性欲与爱等心理需求得不到满足时，就可能出现头痛、月经不调和烦躁等情绪不稳的症状。因此，饥而欲食，寒而欲衣，男大当婚，女大当嫁，恶死乐生都是人类一般正常生理和心理需要。张景岳等古代医家就有这样的临证经验："以情病者，非情不解。其在女子，必得愿遂而后可释。""若思虑不解而致病者，非得情舒愿遂，多难取效。"清代赵濂在《医门补要·人忽反常》中说："凡七情之喜惧爱憎，怡乎居室衣服，饮食玩好，皆于平昔迥予相反者，殆非祸兆，即是病机。他人只可迎其意而宛然劝解，勿可拂其性而使更据也。"

明代李渔认为，医无定格，救得命活，即是良医，医得病愈，便是良药。所以一物与一事均可以为医。其一，凡人一生，必有偏嗜好一物，癖之所在，性命与通，剧病得此，皆称良药，故本性酷好之物，可以为药；其二，人无贵贱穷通，皆有激切所需之物。如穷人所需者财等，其人急需之物，可以当药；其三，人心私爱，必有所钟。一心钟爱之人，可以当药。如凡有少年子女，情窦已开，未经婚嫁而致疾，疾而不能遂愈者，惟此一物可以药之。其四，欲得未得之物，是人皆有，如文士之于异书，武人之于宝剑等，一生未见之物，可以当药；其五，凡人有生平向往，未经谋面者，如其惠然肯来，以此当药，其为效也更捷。故平时契慕之人，可以当药；其六，平素常乐为之事，可以当药。如李渔一生无他癖，惟好著书，忧籍以消，怒籍以释，牢骚不平之气籍以铲除，他无疾不试，无试不验；其七，人有偏好，即有偏恶。偏好者致之，既可已疾，所以生平痛恶之物与切齿之人，勿而去之，亦可当药。

顺志从欲当然是有条件的。一要看是否合情合理，是否符合人的正常需要；二要看是否现实可行；三要看是否适度适量，对于那些胡思乱想，放纵无稽，痴心妄想的欲念应予以合适的劝说和引导。

在护理上此法多体现在为患者提供安静的修养环境，提醒患者保持清静的心态，避免情绪波动，使其少思少虑，做到精神内守，心平气和。对于有悲愤情绪的患者，不要压抑其感情，首先尽量满足其合理要求，顺应其意志和情绪，满足其身心需要，多理解其悲郁和愤怒，不与其相争，患者大多因病生愤，厌世，对自己患病感到不满，而非针对护士，应引导患者向医护人员及家属哭诉发泄，借此使其悲郁之情得以缓解舒展，使气调而有益疾病，树立其战胜疾病的信心，积极配合治疗与护理。

四、运用中医心理治疗要注意的问题

（一）认清中医心理治疗在中医学中的位置

同西医学不同，中医学治疗疾病的途径是多方位的，例如针灸、汤药、推拿、导引等，中医心理治疗只不过是当今时空“生物-心理-社会医学”模式的一部分。所以在针对患者疾病的治疗过程中，不能孤立地看局部而忽视整体，即不能标新立异，或者孤注一掷，一味追求心理疗法而忽视了其他疗法，最终贻误患者的治疗机会而酿成大祸；反之，也不能只着眼常规疗法而忽视心理治疗的作用，在当今临床上很多中医医家治疗疾病时，很容易想到的是汤药和针灸，而对于心理疗法知之甚少，一旦遇到心理患者时候，妄施针药而罔效，不但浪费患者钱财更是耽误了病情。所以在当今社会，欲做一名大医，在熟练各种常规业务的基础上不可不通晓心理疗法。

（二）在认清中西方心理治疗方法的差异基础上结合运用

中医心理疗法以调整情志为目的，运用“脏腑五行相生相克”等理论恢复脏腑功能的稳态，从而使得人体阴阳气血得到平衡，达到解除患者躯体症状的效果；而西医心理学疗法解决精神症状迅速，但是对躯体的变化效果差，例如认知疗法等。另外心理治疗的理论建构、价值取向和具体操作受到社会文化的深刻影响，在结合运用时要考虑到不同民族和文化背景的差异性。因此，在临床治疗中如果能在认清两者的差异基础上将两种方法互相糅合，可起到事半功倍的作用。

（三）方法的选择是中医心理治疗成败的关键

目前，中医心理疗法多种多样，上文提到的仅仅是其中 5 种。在实际应用中，医者需要通过切实情况诊断出导致病因的主要因素，进而选择适当的方法。正如众多经典中所强调的，社会、文化等外因导致的情志变化固然是引起身心疾病的重要条件，但个体的人格体质及情志变化等内因起决定作用。故医师应根据患者具体情况分析诊断出问题症结，进而采取适当的方法加以治疗。

自学指导

【重点难点】

1. 学习重点：心理咨询和心理治疗的对象与范围；心理咨询和心理治疗的区别与联系；心理咨询和心理治疗过程中的工作程序。
2. 学习难点：心理咨询和心理治疗的常用技术。

【考核知识点】

1. 心理咨询的概念。
2. 心理咨询的原则。
3. 心理咨询应注意的问题。

4. 心理治疗的概念。
5. 常用的心理疗法。
6. 中医心理疗法的概念。
7. 常用的中医心理治疗方法。

【复习思考题】

1. 心理咨询和心理治疗的区别和联系是什么？
2. 常用的心理咨询方法有哪些？
3. 常用的心理治疗技术有哪些？
4. 什么是中医心理疗法？常用的技术方法有哪些？

〔姬旺华　余　琳〕

第十一章

临床心理护理实施

【学习目标】

1. 掌握：

(1) 心理护理的基本要素。

(2) 心理干预的原则。

2. 熟悉：

(1) 心理护理的概念和原则。

(2) 临床心理护理的实施程序。

3. 了解：心理干预的范围。

【自学时数】 2学时。

早在100多年前，当护理学科的先驱弗罗伦斯·南丁格尔建立护理学这门学科时，已经认识到应同时对患者进行生物和心理两方面的护理，她指出："护理工作的对象，不是冷冰冰的石块、木头和纸片，而是有热血和生命的人类。"人既是生物的人，也是社会的人。不仅有躯体的生理活动，而且更有复杂的心理活动。患者因来自不同的社会群体，有着不同的风俗习惯及宗教信仰；患者因年龄、职业、社会地位的不同，有着不同的生活习惯与爱好，因此，每一个患者都有不同的心理反应和护理需要，故需对不同的患者实施不同的心理护理。现阶段护理工作者越来越重视心理学理论知识和实用技术的应用。随着现代医学模式从生物医学模式向生物-心理-社会医学模式的转变，我国护理模式由功能制到责任制，再到如今的整体化护理。心理护理是临床护理方法和手段之一，护士以心理学理论为指导，以良好的护患关系为基础，巧妙应用心理学方法和技能，消除不良的心理刺激，帮助患者适应医院环境，增加对护士的信任，发挥护理的最佳效能，促使患者达到康复的目的。

第一节 心理护理概述

一、心理护理的定义

心理护理是指在护理全过程中，护士运用心理学理论和技术，针对患者现存的和潜在的心理问题，给予关怀、支持和帮助，以满足患者的需要，解决其心理问题，提高对疾病带来的变化的适应能力，帮助其在自身条件下获得最适宜的身心状态。

在心理护理活动过程中，为患者提供适宜的物质环境，创造有利于其康复的心理氛围，是做好心理护理的前提条件；了解和分析患者的不同需要，采取措施满足患者的合理需要，是心理护理的首要目标；及时发现患者的消极情绪，及早采取多种措施消除不良情绪对患者的影响，是进行心理护理工作的关键所在；调动患者的主观能动性，战胜疾病并提高患者整体适应能力，是心理护理的最终目标。

（一）心理护理的目的

人在患病后，由于社会角色的转变，住院后由于环境改变都会产生患者特有的心理需求和反应。护士在与患者交往过程中，通过良好的言语、表情、态度和行为，去影响患者的疾病认识，改变其心理状态和行为。具体包括以下3个方面：

1. 帮助患者解除其对疾病地紧张、焦虑、悲观、抑郁的情绪，调动其主观能动性，树立战胜疾病的信心。

2. 协助患者适应新的社会角色和生活环境。

3. 帮助患者建立新的人际关系，特别是医患关系、护患关系、患者之间的关系，以适应新的社会环境。

（二）心理护理的特点

1. 广泛性与情景性　心理护理的范围非常广泛，在医院环境中医护人员与患者接触的每一时期、每一阶段，都包含着心理护理的内容。它随时随地会对患者心理上产生影响。患者从接触护士开始，直到离开医院，其心理活动无时不受护士的直接或间接的影响。

所谓情景性是指患者在各种不同的环境中会产生各种相应的心理活动，即患者的心理活动伴随着环境的变化而变化，而心理护理也随着情景的变化而有所不同，它是一个应变的过程。

2. 个体性与深刻性　心理护理的个体性在于它必须根据患者的特点，包括掌握每个患者物质与精神的需要特点，给予恰当的帮助，而不是对每个患者都采用固定的模式。心理护理的深刻性在于患者的心理活动仅是内部刺激，令人难以理解，必须通过外显的行为予以判定，但人们有时会有意识地控制自己的行为，故要从外显的行为进行推理来探究心理活动是比较困难的。因为由表及里是一个复杂的过程，需要通过观察、分析、综合、推理、判断等思维过程来了解患者的心理活动，但这些过程难度较之躯体护理要大得多，因此心理护理更具有深刻的意义。

3. 心身统一性与心理能动性　人是心理和躯体的复合体，因此从生物学角度上看，心理与躯体共存于一个机体之中，不可分离的。从疾病的因果关系上说，心理因素可以引起躯体性疾病（心身疾病，心理生理疾病），而反过来躯体疾病又可促其产生不同的心理现象，由此相互循环影响。从护理学的角度，生物护理与心理护理是相互结合、相互依存的。人对客观事物的反映是一个主观能动的过程，因此做好心理护理可使患者得到安抚和情绪上由焦虑不安变为安定；在意志上由懦弱变得坚强；在信念上由悲观变为有信心；在心理控制上由盲目变为自觉；在对待治疗态度上由被动变为主动，结果能使患者更好地配合治疗。

4. 社会性　心理护理不可忽视社会环境对患者造成的影响。护士除了应有良好的医德和医疗作风外，还要注意病室环境的心理效应，必要时要主动帮助患者调整环境，改善人际关系，争取单位和家庭对患者的关心和帮助等。

5. 不可测量性与技术无止境性　心理护理主要依靠护士的信念、意志、力量而发挥作用，依靠这种力量给患者以实际的感受，因此它是不可测量的，也是无价的。心理护理内容十分丰富，其技术随着社会的发展而发展，它的知识与技术是无止境的。只有掌握了心理学、伦理学、社会学及心理治疗和心理卫生等多方面理论与技术，才能做好心理护理工作，而且这些知识与技能需不断充实与完善。

（三）心理护理与相关概念的联系与区别

心理护理不仅强调运用心理学的理论和方法，而且要求护士紧密结合临床，致力于患者心理问题的研究和解决。心理护理与心理咨询、心理治疗及临床其他护理方法既有联系，又有区别。

1. 心理护理与心理咨询、心理治疗的联系与区别　心理护理与心理咨询、心理治疗3者有共同的实施对象，但各自侧重点不同。心理咨询侧重于一般心理问题、严重心理问题、神经症等心理健康状况欠佳人群；心理治疗侧重心理障碍、心理疾病边缘状态、精神类疾病等精神异常患者的诊治研究，主张运用心理学的理论和技术协同精神医学专业治疗精神障碍的患者；心理护理则是运用于护理领域，侧重健康、亚健康人群的心理维护，强调对心身疾病、躯体疾病而无明显精神疾病患者提供心理健康帮助，具有专业特色的系统理论和应用技术。

2. 与临床其他护理方法的联系与区别

（1）联系：心理护理和临床其他护理方法互相渗透共存于整体护理模式中，具有共同的实施对象，临床心理护理的实施绝不能脱离其他护理方法而独立存在。它既可以独立开展工作，也可以与其他护理方法过程同步进行。

（2）区别：心理护理要求护士系统掌握心理学理论和技术，强调与健康关联的心理学问题，关注心理、社会因素对健康的影响，重视用心理调节，激发心理潜能，通过调动个体的主观能动性方式帮助患者保持和恢复健康；而临床其他护理方法要求护士掌握相关疾病和健康的专业理论、丰富的临床经验及基本的心理学知识，重视生物因素对健康的影响，强调借助生物、化学、物理、机械等方式去帮助患者获得健康。因此，心理护理和临床其他护理方法一样是促进人类健康的护理方法之一，心理护理随时随处体现在护士和患者的各种交往活动中。

（四）心理护理的原则

心理护理主要致力于患者疾病过程中心理问题的研究和解决。科学地实施心理护理则需要遵循以下原则：

1. 护患沟通原则　心理护理是在护士与患者的充分沟通中进行的，通过护患双方的互动，可以交流情感，协调关系，增进理解，促进护理工作顺利进行。因此，在心理护理过程中，护患沟通尤为重要。

2. 启发激励原则　心理护理过程中，护士应在给患者进行主动心理干预的同时实施心理卫生健康教育，普及心理学知识，给患者以启示和激励。给予患者恢复健康的希冀、修身养性的启示、心理冲突的疏泄以及正视伤残的激励等，从而激发患者的潜能，变被动为主动，最大限度地实现患者的心理自助。

3. 个性化原则　即强调个体化心理护理，包含了两层意思，一是对不同患者因人而异；二是对同一患者因时因地制宜。患者的心理活动虽然有一定的规律，然而，因年龄、性别、心理特征和病情的不同，其心理活动存在很大的差异。所以，心理护理有原则上的统一模式，但具体方法却无不变的公式，必须在对患者进行细致、全面、客观的观察、分析、评估的基础上，采取灵活多样的、有针对性的心理护理措施。

4. 保密原则　在心理护理过程中，必须尊重和保护患者的秘密和隐私。

5. 自护原则　奥瑞姆（Dorothea Oream）1971 年提出的自我护理是一项为了自己生存、健康及舒适所进行的自我实践活动。良好的自我护理被认为是心理健康的表现，坚持自护和争取自理权的患者，比起那些由护士代劳的患者而言，其疾病恢复要快得多。在护士的指导和帮助下，以平等的地位参与自身相关的护理活动，有助于患者建立自尊和自信，为康复创造有利条件。因此，护士应帮助、启发和指导患者尽可能地进行自我护理。

（五）心理护理的实施形式

1. 个性化与共性化心理护理　我国护士正在积极探索患者心理活动的共性规律和个性特征，对个体心理变化进行纵深全面研究。

（1）个性化心理护理：是目标明确，针对患者的个性，解决个性化的心理问题。要求护士准确了解患者在疾病过程中表现的不良心理状态，采取因人而异的有效对策，如针对创伤后毁容患者的心理问题，要迅速解除患者的严重心理负荷。护士要做到与不同特点、不同个性、文化差异的患者进行有效的交流和沟通，给予相应的心理护理。如对疑病型的患者从心理学角度上要对患者耐心细致，这种耐心的表现不单是诊查方面认真负责，而且在诊治过程的开始到结束都严格按照科学规律办事。消除他们的疑虑，使他们对医护人员充满信心。为了适应每个患者的个性对于疾病的反应，在与患者交谈中要时刻牢记自己的职责是解除患者的痛苦，所以要把各种心理的病态当做患者的痛苦一样去给予理解和帮助，让他们正视现实，按实际情况制订生活计划。不能迁就和毫无根据的鼓励，帮助他们战胜疾病。在遵守保护性医疗原则下，以通俗易懂的语言，向其解释说明，消除思想顾虑，增强战胜疾病的信心。

（2）共性化心理护理：是目标不太明确，针对性不够强，从遵循患者的一般规律出发，为护理各个环节中对患者的心理状态产生积极影响而实施的心理护理，共性化心理护理用来解决患者的共性心理问题，如手术患者、精神病患者、门诊患者、住院患者的心理护理等。共性化心理护理是解决患者同类性质或共同特征心理问题的心理护理。要求护士善于归纳和掌握同类患者心理问题的规律，对潜在的心理问题作预防性干预，防止严重心理失常。

患者心理问题的共性化和个性化具有相对性，共性化问题含有个性化特征，个性化问题具有共性化规律。判断患者心理问题的特性，最关键的是掌握其人格特征，体察其主观体验。

2. 狭义与广义的心理护理　开展临床心理护理，把有限的护理资源首先用于内心冲突激烈、随时可能发生意外的患者，如对严重抑郁症及其他严重心理危机的患者，实施狭义的心理护理；对心理状态较稳定的患者，实施广义的心理护理。

（1）狭义的心理护理：指专业的护理工作者自觉运用心理学的理论和技术，通过设计的语言和行为，如有益的暗示、确切的保证、合理的解释等，采取有针对性的护理，实现对患者的心理调控、心理支持或心理健康教育的过程。如根据患者的不同需要，运用心理学原理设计规范化指导语，“您好！我是××护士，我代表全体医护人员欢迎您到我们科进行诊治，相信通过我们的共同努力，您一定能顺利康复的！”这些语言可显著降低患者对所患疾病的恐惧和担忧，可收到良好效果。狭义的心理护理要求护士必须具备心理护理的主动意识，掌握科学理论体系和规范化操作模式，并要求护士接受心理学专业培训。

(2) 广义的心理护理：指客观存在于护理过程的每个环节，随时可能积极影响患者心理状态的护士的一切操作和言谈举止。无论护士能否主动意识到，都可发挥心理护理的效应。护士良好的言谈举止，可向患者传递慰藉，有助于患者保持较适宜身心状态。广义的心理护理，要求护士随时调控在患者面前的一切言谈举止，使之尽可能成为患者身心康复的催化剂。职业微笑对患者普遍具有积极暗示作用，对患者多倾注一些热情，减轻他们的孤独感和焦虑感，对老年患者多说几句话多几个搀扶的动作，都会使他们感到温暖。广义的心理护理要求护士日常细心地观察、不断地分析探索和努力，不断地改进和完善护理工作，并要求自己在临床实践中，把职业微笑贯穿护患沟通全过程。

无论哪种形式的心理护理，护士都必须注重护理效果，才能真正体现心理护理价值。若护士言行不能给患者心理以积极影响，就可能对患者心境造成消极影响。护士对患者心理状态的影响，出自护士的角色行为模式，源于护士有意或无意的举手投足。

二、心理护理的基本要素及其作用

(一) 心理护理的基本要素

心理护理的基本要素是指对心理护理的科学性、实用性、有效性有决定性影响的关键因素，主要包括护士、患者、心理学理论及技术、患者的心理问题，这几个基本要素相互依存、相互联系，其中任何元素的缺失，都会导致整个系统运转失灵。当然，还有其他因素会影响到心理护理的效果，比如患者亲属是否支持、其他医务工作者的参与、患者之间的沟通交流等，但是这些因素一般只是对心理护理的运转起推动或干扰作用，并不直接对运转系统的启动产生作用，所以不属于心理护理的基本要素。

(二) 心理护理基本要素的作用

1. 心理学理论及技术是正确、有效地实施心理护理的科学指南　大量文献报告显示，目前由于学习心理学知识的途径主要是自学、继续教育等形式，多数护士对心理学理论及心理学技术等把握不够，不能准确的认识患者存在或潜在的心理问题，导致实施心理护理时仅是与患者由简单的交谈和询问，凭借主观判断便给患者做出心理护理诊断，缺乏客观、有效的心理护理诊断技能和具体、有效的针对性的心理护理措施，对患者的心理问题缺乏动态研究，导致心理护理流于形式。

心理护理应注重应用心理学知识和技能指导心理护理的临床实践，在护理实践中增强科学的心理护理理念，扩展心理护理的深度。心理护理不能仅局限于护患交谈或将心理护理混同于其他护理方法，或与健康教育相混淆等。另外，护理评估是心理护理的前提，但评估缺乏科学手段，会使心理评估不具有科学性和可信度，故实施心理护理的人员需要接受专门培训，以便掌握科学的心理学理论及技术，掌握科学的心理评估方法，有效地测定患者的心理情况，有的放矢地开展心理护理。因此，提高临床护士的心理学理论及技术水平是保证心理护理正确、有效实施的关键环节。护士只有较系统地掌握心理护理的理论知识和实践技能，才能把握患者心理反应的一般规律，深入地分析患者心理问题的原因，从而保证对患者心理问题的评估结果科学可信，并能有的放矢地选择心理护理对策。

2. 准确深入评估患者心理问题是选择有效护理措施的前提　护士对患者存在或潜在的心理问题要较深入地了解与准确地评估，否则，护士无法选择有的放矢的护理措施，无法深入患者的内心世界，从而影响心理护理的有效实施。评估患者的心理问题，要把握几个环节：

（1）分析确定患者主要心理压力的性质，如判断是以焦虑、恐惧还是抑郁为主。

（2）分析确定患者主要心理压力的程度，护士先要熟悉非精神病性心理紊乱的程度分类与界定标准，分清楚哪些是“心理问题”，哪些是“心理障碍”和“心理疾病边缘”，哪些可以通过护理活动帮助患者解决，然后对“心理问题”的强度大小要定性，如是来源于应对方式、对疾病的认知、人格特征还是外在因素影响等。护士通过准确深入的评估，可以比较全面地了解患者心理压力的来源、性质及严重程度，能帮助患者找出造成心理压力的主要因素，清晰、准确地描述患者的心理问题，在护理时可以选择适宜的干预对策，深入患者的内心世界，调动患者内在潜力，对患者进行实质性的帮助。

（三）良好的护患关系是心理护理成功的基石

心理护理的实施能否获得明显疗效，很大程度取决于患者能否主动积极的配合。患者与护士一旦建立了信任关系，患者才会向护士打开心门，才会将长期压抑的情绪或隐私向自己信赖的护士说出，护患合作性就会加强，实施心理护理措施才能落到实处。护士在护理工作中如何赢得患者信任，首先，必须明白护士与护理对象之间的关系是建立在相互尊重、平等、信任和合作基础上。尊重就是不能嘲笑、攻击患者的心理问题或把患者的心理问题当成茶余饭后的谈资。平等就是对待患者的态度不能因人种、性别、年龄、疾病类型、支付医疗费用的方式等不同而有所差别。其次，患者利益第一，护理工作中必须以患者为中心，尊重患者的各种权利，护士在任何情况下不能因为自己是专业工作者便认为自己给予患者最佳的治疗或护理，而把患者置于不能自助的角色中。再次，护士须注意维护患者的个人尊严、隐私权，注重了解患者的个性特征、主观意愿和个人习惯，尽可能采用患者较易接受的实施方式，并注意为患者保密。最后，在心理护理，特别是心理治疗的过程中，不应该和患者发展护患关系以外的关系，如朋友关系、恋人关系等，否则，会影响心理护理的效果。

知识链接

肺癌患者的心理护理

黄某，男，49岁，某证券公司老总，平素身体健康，很少生病，有20多年抽烟史，平均每日1.5包共30支，性格温和、内向，典型C型性格。他在一次单位组织的健康体检中，被确诊为晚期肺癌。一向身体健康、事业风顺、家庭和美的他无法接受残酷的现实，出现了极度焦虑、恐惧、悲伤等心理，也常出现冷漠、孤独心理。

此时，面对这位患者，通常护士有以下几种较典型做法：

1. 张护士　有高度的同情心和责任心，她鼓励患者树立战胜疾病的信心。

（1）争取家属、亲友和单位同事的默契配合和支持尤显重要。

（2）创造良好的医疗休养环境，满足患者正当而必需的生理和心理需要。

（3）使心理护理寓于基础护理之中，为患者排忧解难，想患者所想，急患者所急，痛患者所痛。

2. 李护士　能够根据心理生理学的理论，做好心理护理工作。将患者安置于单人病房，语言亲切，态度诚恳，凭借丰富的临床经验，鼓励患者说出自己的心理感受，及时开导，引用心理治疗的基本技术，用“解释、安慰、保证”等方法，主动向患者介绍病情好转的信息，给患者增添生存的希望和信心。

3. 王护士 她边守候在患者身边，边观察患者的情绪反应；她即时与患者做适度沟通，较充分理解患者的内心冲突，同时运用各种方法收集患者的许多信息，基本判定该患者性格比较温和、内向，热爱家庭、热爱生活等特点；打算选择适当时机，进一步通过临床观察和必要的心理测验，特别是C型行为的测定，对其人格特征做更深入了解（内向或外向、乐观或悲观），选择适用于该患者的心理危机干预对策：

（1）多用治疗性语言：如安慰、支持、鼓励、解释、积极暗示、婉转、果断、明确的解答等。

（2）避免伤害性语言：如讽刺、嘲弄、刺激、消极暗示、粗暴、犹豫、含糊其辞的解答等。

（3）重视非语词性沟通技巧：语调、表情、姿势、动作、态度等。

（4）缓解外因刺激法：外因刺激是多种多样的，人在现实生活中，外因刺激亦是难免的，就某个具体患者而言，虽不能根除外因刺激，但尽量设法减少和缓解外因刺激是可能的。

（5）改变不良个性，提高对挫折的应付能力：每个患者对不良刺激的易感性、承受力和抵抗力不同，要动之以情，晓之以理，提高患者的心理免疫力。

（6）纠正不良行为模式，更好地适应环境：帮助患者重新塑造自己良好的行为，建立合理的生活方式，更好地适应环境是防病治病的重要一环。

（7）提高患者认知评价的能力：患病后临床症状轻重不一，表现繁多，固然与生理病理等一系列变化有关，其中也有甚多与患者错误的认知评价导致的继发性障碍有关。提高患者的认识水平，能够有效地改善某些临床症状。

（8）调节、控制、疏导、宣泄患者的消极情绪，促进病情的好转：情绪因素是心理因素中的主要成分。情绪因素在疾病的发生、发展、转归中起着重要作用。心理护理从某种意义上讲就是要设法调整患者的情绪，通过优化情绪来维持神经生理、神经内分泌和神经免疫功能的平衡与协调。

比较上述3种做法，3位护士对心理护理理解和掌握有显著差异，其根本源于其对心理护理新知识、新技能的掌握程度。具体讨论、分析如下：

讨论一：张护士应用一般性心理护理法。具有良好职业心态、心理护理自觉意识和帮助患者排忧解难的满腔热情，但因其缺乏实施心理护理所必需的心理学知识和技能，其效果欠佳；心理护理的科学性受质疑。

讨论二：李护士能根据心理生理学的理论，做好心理护理工作。有普及的心理学知识、心理护理的主动意识，虽能暂时缓解患者的极端情绪，但随时间推移、患者病情恶化，“保证”等方式便会逐渐失去效力。可暂时、部分缓解患者的心理反应，但往往“只治标，难治本”。

讨论三：王护士除了一般性心理护理法及根据心理生理学的理论，做好心理护理工作外，更加重视语言艺术和沟通技巧。具有心理护理自觉意识和良好职业心态，较系统掌握了心理护理的新理论和技能，基本了解癌症患者心理反应的特点、规律，首先分析该患者心理失衡的个体原因，可熟练操作评定患者心理状态性质及程度的测量工具，善于因人而异地选择心理护理对策等。可获较满意、持续的效果，较充分体现心理护理的科学性和有效性。

※第二节 临床心理护理的实施程序

心理护理是整体化护理的一个部分，其具体实施也必然依从于护理程序的框架，只有如此，心理护理才能形成规范化的惯性运动状态。依据心理护理程序的指导，可以使相对复杂的心理护理变得更具条理性、计划性和可行性，使患者的心理始终得到应有的关注和关心。心理护理程序，即按照护理程序对患者的心理反应进行有计划的、系统的护理，是综合的、动态的具有决策及反馈功能的过程。综合即指要用多学科的知识来处理患者的心理反应；动态是指心理护理应根据患者的心理反应发展过程中不同的变化进行护理；决策是指根据患者的心理反应做出心理护理诊断及护理措施；反馈是指采取措施以后的结果可以反过来产生影响，根据问题的变化进一步制定决策。心理护理按照护理程序作为护理实践中的工作方法，能够保证患者得到完整的、连贯的、具有专人负责的管理。

一、护理程序的具体步骤

（一）评估患者心理状态

护理评估（assessment）是一个系统地连续地收集、组织、核实和记录护理对象有关健康资料的过程。在收集主、客观资料时要了解患者疾病方面的情况，还要了解患者日常生活情况，如饮食、排泄、休息、睡眠、自理能力、爱好、认识能力，患者对自己疾病的看法、应付能力、存在的思想问题，家庭角色关系，人际交往等情况。对心理状态进行评估时可通过与患者交谈、观察等方法获取资料。在与患者的交谈中要取得患者的信任，准确地掌握患者的心理反应。心理评估包括行为及精神状态两方面。

1. 行为　行方的发生可分为两类，即言语行为和非言语行为。

2. 精神状态

（1）一般外表：包括表情、衣着、修饰、任何特殊的容貌。

（2）动作：包括手势、步态、身体动作的协调、抽搐、颤抖、狞笑、咬指甲、绞扭自己的手、轻踏脚步、不自主移动、精神动作障碍。

（3）情感：包括无表情或外观表现恐惧、生气、忧郁、得意、攻击、愤恨、焦虑。

（4）心情是指对方主观描述自己的感受。个人显示的心情是否适合当时情境。

（5）言语沟通：包括声调、说话速度、自发性、连贯性、咬字、言谈间隔、潜在的反应（即回答前的歇息）、装腔作势、沉默（此项为评估如何说话而不是说话的内容）。

（6）思考过程和内容：包括先入为主的偏见、关联性、妄想、人格解体、强迫思想-幻想、语言的逻辑性。

（7）大脑感觉中枢：包括对人、地、时、环境的定向感，对近期和远期的记忆，计算能力和数学记忆力，一般常识，抽象思考能力，幻觉、错觉。

（8）人格形态：依赖的或独立的，多疑的或接受的，自大的或自卑的。

（9）其他心理方面评估：个体是否提出有关病情、治疗、护理方面的要求和希望；语言能力、自我意识、沟通的能力；价值与信念；生活方式；应对困难能力。

（10）心理测验：智力测验，多重人格量表测验、投射测验如画人测验等。

（二）护理诊断

护理诊断（diagnosis）是对一个人生命过程中的生理、心理、社会文化、发展及精神方面健康问题的说明，这些问题是属于护理职责范围以内，能用护理方法解决的。护理诊断分类方法有两种，一种是在1986年召开的国际护理诊断会议上决定的，是用人类反应型态作为护理诊断分类依据，另一种是按功能性健康型态来分类。有关心理反应方面的护理诊断常见的有：

1. 社交障碍、社交孤立、娱乐能力缺陷。

2. 角色紊乱及冲突，父母不称职，家庭原有的功能失调。

3. 感知改变　有严重不适甚至疼痛的感觉，个人感受受到干扰。

4. 认知、思维活动异常。

5. 精神困扰　对社会的看法发生紊乱、内心冲突、精神空虚、产生怀疑，行为和情感的异常表现。

6. 焦虑、恐惧、抑郁、预感性悲哀、绝望，表现自我否定、犯罪感。

7. 不合作、抉择冲突、防卫性应对。

8. 自我形象、自尊紊乱。

9. 睡眠型态紊乱。

10. 健康状况的变化调节功能受损。

（三）计划阶段

护理计划（planning）要以心理护理诊断为依据，制定心理护理目标，根据目标做出解决患者心理问题的计划，它是实施心理护理措施的依据。制定心理护理目标时，应针对现存的或潜在的心理问题，配合医师的治疗方案，和患者共同制定心理护理计划，便于患者接受心理护理的干预。

（四）实施阶段

实施阶段（implementation）是贯彻执行计划中的各种方案。是护理程序的第 4 个步骤，即将心理护理计划的具体措施付诸实际。在实际过程中要求护士具备丰富的专业知识、熟练的操作技能和良好的人际沟通能力。

（五）评价阶段

评价阶段（evaluation）是对患者所取得的护理效果进行评价。评价可以帮助护士了解其对患者进行的心理护理是否有效，是否达到预定目标。如反馈表示尚有不足，则需考虑对护理程序中某些部分进行修改。

由于护理程序的特点是各阶段密切相连，并可影响整体，因此很难把程序中某一部分抽出来进行分析。它是一个连续、动态的过程，可因人而异，灵活运用。护理程序是一个整体，5 个阶段密切衔接、相互影响（图 11－1）。

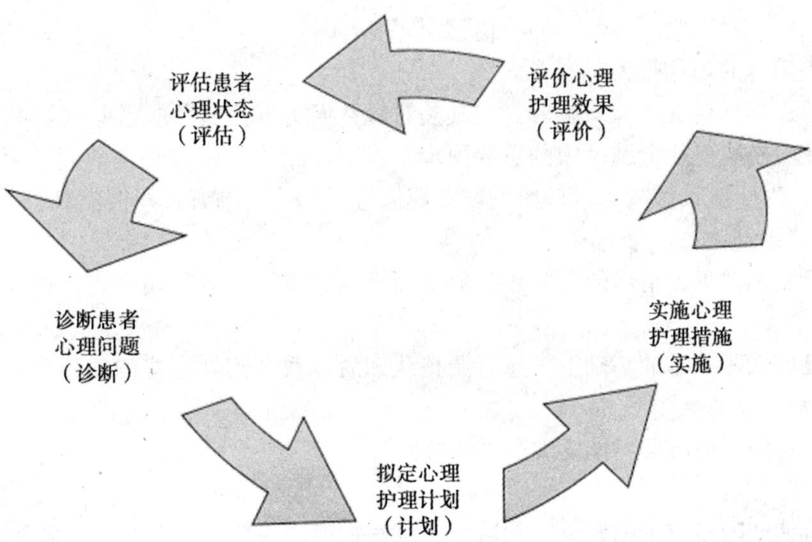

图 11－1　心理护理程序

二、心理护理实施的要求及方法

（一）心理护理实施的要求

1. 护士必须掌握心理学和护理学理论和技能　尤其是人际关系的沟通技巧和运用资源的能力。护士应自觉地运用心理学的理论和技术，对患者实施心理调控、心理支持或心理健康教育。

2. 运用统一的、规范化的指导语　运用心理学的原理设计一些针对特定场合的、比较统一的、规范化的指导语。杜绝因护士的个人因素给患者造成不良的影响。来自临床的事例表明，个别在人际沟通方面经验不足的年轻护士，有时会因在患者面前过于拘谨而有些词不达意，结果其指导语不仅未能解除患者的后顾之忧，反而却在随意性的讲解中加重了患者的心理负担。例如，某年轻护士在向次日将接受第二次心脏换瓣手术的患者讲解术后注意事项，并要求患者能予以很好的配合时，因为过于紧张，竟脱口而出“手术后要插许多乱七八糟的管子”之类的措辞。类似这种随意性较大的个体化语言，显然违背了心理护理的原则，是很不适当的。针对此类情况，护士在为患者实施心理护理前，若能制定出一些针对特定场合使用的、比较统一规范的，经过认真策划的专用解释性语言，并要求护士都能熟练掌握并运用于实践，就可以最大限度的避免由于护士个体因素所造成的对患者身心的不利影响。诸如以上要求患者术后做好对置放多条引流管配合的指导语，即可做出规范化的设计。护士可对患者说：“术后将在您身上放置10多根引流管，每一条引流管都维系着您的生命和健康，放置多根引流管可能会使您感到有些不适，但到时候您只要做一个手势我们就会立刻到您的身边，尽可能的帮助您。相信通过我们的密切合作，您一定会顺利渡过难关，康复如初。”

（二）心理护理实施的基本方法

1. 一般心理护理措施　对患者的心理社会方面的护理措施应着眼于下列4个维度。

（1）社会维度：

1）人际关系方面：要了解患者人际关系中积极与消极的关系。积极关系就是社会支持网络，应加以充分利用；消极方面可能是心理护理应解决的目标，要予以调整。要教会患者在社会关系调整中的理性自我认知和自我调节的运用。

2）调整患者的角色行为。

3）充分运用社会支持网络患者，尤其是对慢性疾病患者更为重要。

4）职业应激也是社会维度中的重要内容。若职业相关的应激与当前病情无直接关联者可暂时搁置，对于直接影响患者健康的职业应激应采取恰当的方式积极应对。

（2）情绪维度：

1）安抚是调整患者情绪的第一步，耐心倾听可以安抚患者的情绪，有助于建立良好的护患关系。

2）在良好人际关系的基础上，患者调整认知后，教会其处理应激的技巧，使其掌握情绪自控能力。

3）对严重的心境障碍可能需要药物治疗。

（3）理智维度：

1）如有认知障碍应予以调整，然后补充医学知识，提高认知水平，增强康复意识。

2）有明显躯体症状时，应通过有效药物和其他措施，在减轻或缓解症状的基础上，进行卫生宣教。

3）当患者理解和接受医学知识时，应科学的规范其生活方式及行为。

（4）精神维度：

1）精神寄托是个体对生活的信念和信仰，相当于常说的“价值观”、“人生观”，是人们用以指导生活、规范行为的精神力量或思维方式。有些医院的护士对住院患者进行超越物质存在的精神寄托评定。量表评估表明，精神寄托可影响患者对疾患的知觉、自身康复能力的信念、生存的愿望、患者角色行为及死亡的准备。

2）精神苦恼是体验到的一种状态，即支持生活的力量、希望和意义的信念和价值系统发生危机时的状态。研究表明，精神苦恼与睡眠障碍、无望、无力、自尊心降低、适应力受损等更有关，而这些问题都会影响患者预后。

3）精神问题与文化传统和时代背景有广泛联系，应从多重文化角度去理解。

2. 心理护理的基本技术

（1）消除和回避不良刺激。

（2）纠正不良认知。

（3）矫正不健康行为。

（4）改变不良个性。

（5）培养幽默感，优化情绪。

知识链接

一位原发性高血压合并冠心病患者的心理护理

患者，男性，60岁，某学院副教授。因突然头晕、心悸、胸闷、气短、四肢无力、面色苍白，心电图显示“心动过速，ST段降低、T波倒置”而入院。入院后一系列检查发现血压180/105 mmHg。对症处理后好转，但仍头晕，精神委靡。患者主诉有濒死感，夜间常阵发性心慌、胸闷、气短。平日不愿多语，顾虑重重。反复全面检查均无明显异常。经抗高血压药物治疗，配合心理护理好转出院。

1. 进行护理评估

（1）评估患者身体状态：患者入院后血压180/105 mmHg，患者因头晕、心悸、气短、胸闷不适、精神委靡、夜间有濒死感等症状，故对自己的健康顾虑重重。

（2）患者的心理状态：近期刚宣布退休，患者对退休离职有无可明状的焦躁，深感自己老了，无价值感，不愿意与人交往，喜欢自己独自散步，对任何事情不感兴趣，进而造成身体各部位不适、内心忧郁。

（3）人格的主要特征：个性强、过分的抱负、强烈的竞争意识、固执、好争辩、急躁、紧张、好冲动、大声说话、匆匆忙忙、富含敌意、具有攻击性等A型人格的行为特征。

2. 确定护理诊断　患者面对退休和进入老年期无充分的心理准备，导致心理、身体的不适，而产生强烈的精神困扰，并表现为焦虑，烦躁，恐惧，不愿与病友交往，忧郁。

3. 制定心理护理计划

（1）针对患者的焦虑、烦躁、恐惧、忧郁，应主动讲解高血压、冠心病心理因素对疾病的消极及积极影响，使患者在1周内有正确和积极的态度，鼓励患者调整好心态，树立战胜疾病的信心。

（2）练就精湛的专业技能，做好基础护理工作，在入院3天内取得患者信任。

（3）理解体贴患者：心理问题的产生涉及生理及社会等多方面的因素，医务人员要有强烈的责任心，真正理解体贴患者，使患者在住院的全过程中真正达到心身最佳状态。

4. 实施心理护理措施

(1) 建立良好的护患关系：热情接待患者，并针对患者的人格特点，运用语言和非语言沟通技巧，介绍医院环境及主治医师、责任护士等情况。在护理工作中尊重患者的各种生活习惯，通过交谈以取得信任。

(2) 耐心疏导，改变患者认知水平：针对目前患者的心理问题，重点从以下两方面提高患者认知状态。①正确对待疾病。通过入院检查使患者认识目前身体状况并不是很严重，高血压、冠心病属于慢性疾病，现在症状多属于反应性抑郁造成的躯体不适，通过药物治疗、心理调理可以康复。②正确对待退休。退休是正常的工作状态转变，作为知识分子退休并不等于对社会无价值，只是对单位责任的卸任，但对社会可以视自己的情况再服务。

(3) 面对现实提高自理能力：鼓励患者积极配合医师的各种治疗，并做好患者的健康教育。重点内容为高血压冠心病治疗护理知识和老年心理健康知识。并制定康复锻炼计划，学会放松，促进睡眠，改善目前应激造成的焦虑状态。

(4) 建立良好的社会支持系统，提高适应能力：始终保持热情耐心的服务态度，及时发现和主动满足患者的各种合理需求，并鼓励与病友交流；鼓励家属和亲友经常来探望和支持，尤其是单位领导的探视，不要让患者感到退休而无人过问。多听患者倾诉，根据不良认知的转变过程适时进行疏导和调整，给予支持性、鼓励性的护理。

5. 评价心理护理效果并修改实施计划　检验预期效果是否达到，评价的标准是预期目标。列出执行措施后出现的心理反应，再将心理反应与原来制定的护理目标进行比较，以观察是否达到要求，在评价的基础上对心理反应重新估计。

护理计划实施一段时间，应对患者的情况进行再评估，修改护理计划后再实施，反复不断循环，以促进患者康复。

6. 出院指导　通过运用护理程序对该患者进行积极有效的心理疏导，缓解心理障碍，能以良好的身心状态面对疾病并治愈出院。出院后除一般治疗、护理指导外，对老年心理健康的方法和运动锻炼等进行建议性指导。

第三节　患者的心理干预

一、心理干预的概念

心理干预是指在心理学理论的指导下有计划、按步骤地对一定对象的心理活动、个性特征或行为问题施加影响，使之发生朝向预期目标变化的过程。随着护理心理学的发展，心理干预的内涵和范围正在变化和扩展。心理干预是各种心理学干预手段的总称，包括心理咨询、心理治疗、心理康复和心理危机干预等；随着社会生活的发展和对心理服务需求的增长，心理干预的思想、策略已经逐渐深入到文化传播、公共卫生、保健、疾病控制等领域。

二、心理干预的种类

目前，心理干预的形式有：针对普通人群进行教育促进健康；对心理障碍等高危人群进行预防性干预；运用心理治疗等手段对已经患有心理障碍的人进行临床干预。

(一) 健康促进

健康促进是指通过宣传教育等手段使大众认识、了解什么是健康行为及适宜的生活方式。健康促进可通过促进积极的行为模式来预防心理问题的发生，包含积极的心理健康、危险因素和保护因素等几个方面。

（二）预防性干预

针对高危人群采取降低危险因素和增强保护因素的措施，预防性干预有两种方式：选择性预防干预和指导性预防干预。

1. 选择性预防干预　是针对那些虽然还没有出现心理问题或障碍，但其发病的危险性比一般人群要高的人，如离婚家庭其子女患抑郁症、品行障碍等心理问题的危险性明显增高，因此应该针对这类家庭的成员实施预防性干预。

2. 指导性预防干预　干预的对象是那些有轻微心理困扰的亚健康群体。如在轻度抑郁情绪下，指导性预防干预效果较好，被干预者病程短、痛苦少。如果不及时干预，有些被干预者可能转化为重度抑郁，届时病程长，对被干预者影响大而且干预费用和周期都会增多。

（三）心理治疗

心理治疗又称精神治疗，是以相应的心理学理论本系为指导，以良好的医疗关系为桥梁，应用心理学方法影响或改变患者的认知、情绪及行为，调整个体与环境之间的平衡，从而达到治疗目的。心理治疗是心理干预的重要手段之一，其应用的对象主要是那些已经发生了心理障碍的患者。可以从以下几个方面深入理解心理治疗。

1. 心理治疗者是经过正规培训，掌握了一定的专业理论和技能的专业人员。

2. 心理治疗在实际操作过程中有较为严格的制度，如有环境幽雅的治疗门诊、预约制度、签订治疗协议、会谈的时间限制和付费方式等。

3. 医患之间建立良好的治疗关系　所谓治疗关系是指在治疗者与患者之间为达到治疗目的而建立的一种密切的、有感情交流的职业性帮助关系。人本主义心理学家罗杰斯把治疗关系看做是被干预者改变和成长的原动力，这种医患关系比临床其他领域中谈到的医患关系更具有特殊性和重要性。与药物治疗不同，心理治疗是人帮助人、人影响人的活动，是心理治疗师与被干预者之间进行的人格碰撞，甚至有时候技术的应用都是次要的。一种稳定、深刻、信赖的治疗关系是治疗有效的重要因素。

4. 心理治疗是通过引导患者对内心世界的探索、认识，适当的情绪宣泄和认知矫正，激起其学习新经验和改变不良认知、行为，恢复健全的心理、生理和社会功能。

三、心理干预的范围

心理干预范围非常广泛。普通群体、心理障碍的高危群体、已经患有心理障碍的群体都可以进行不同形式的心理干预。

（一）综合医院临床各科的心理问题

1. 急性疾病患者　此类患者的特点是起病较急且一般病情较重，往往存在严重的焦虑、抑郁等心理反应，有时在给予临床医疗紧急处置的同时，需要进行一定的心理干预。例如给予精神支持疗法、松弛疗法等，以帮助患者认识疾病的性质，降低心理应激反应水平，增强治疗疾病的信心。但有针对性的心理干预一般应在疾病得到控制以后进行。

2. 慢性疾病患者　这类患者病程一般较长，由于无法全面康复以及长期患者角色的作用，往往存在较多的心理问题，并因此而导致疾病症状的复杂化，进一步影响了机体的康复过程。心理支持疗法和行为治疗等手段往往对他们有很大的帮助，例如慢性疼痛患者的行为矫正治疗、康复疗养患者的集体支持治疗等。

3. 心身疾病患者　心身疾病与心理社会因素密切相关，所以在治疗时可采用心理支持与疏导、认知调整和行为训练等方法进行心理干预。

（二）精神科及相关的患者

这是心理干预在临床医学中应用较早，也是较广泛的领域，包括各类神经症性障碍如神经衰弱、焦虑症、强迫症、恐惧症、癔症、疑病症等，以及其他精神科疾病如恢复期精神分裂症患者等。

（三）各类行为问题

各种不良行为的矫正，包括人格障碍、肥胖、烟瘾、酒瘾、口吃、行为障碍等，可选择性使用认知行为矫正疗法、正强化法等各种行为疗法。

（四）社会适应不良

正常人在生活中有时也会遇到难以应对的心理社会压力，从而导致适应困难，出现自卑、自责、退缩、攻击、失眠等心理行为问题和躯体症状。此时可使用某些心理疗法，例如支持疗法、应对技巧训练、环境控制、松弛训练、认知改变及危机干预等。

（五）其他问题

儿童行为问题、进食障碍、精神发育不全等，可通过心理支持、认知行为矫正等干预方式给予帮助。

四、心理干预中的人际干预关系

心理干预的成功与否，与心理干预者和干预对象是否建立了彼此信任、相互尊重的干预关系有关。良好和谐的干预关系是心理干预的一个重要条件。干预者只有通过对被干预者真诚一致、尊重、无条件积极关注、共情、关心、支持的态度，才能建立彼此接纳、相互信任的干预关系，建立起被干预者对干预者的信任感和权威感。只有建立了良好的干预关系，被干预者才能毫无保留地吐露自己的心理问题，为明确被干预者的暗示和建议，认真执行心理干预作业，增强心理康复的动机并配合干预者顺利完成心理干预。

心理干预中人际关系的特点表现在：

1. 单向性　心理干预过程所关注的是被干预者问题。确立了干预关系以后，一切工作都是围绕被干预者的利益进行。

2. 系统性　心理干预有明确的对象与目的，干预者要采取一系列有计划、有针对性的措施帮助被干预者解决实际问题。

3. 正式性　心理干预关系一旦建立，干预者的责任就是为被干预者提供帮助，而不能超出这个范围。

4. 时限性　心理干预的目的达到以后，这种关系便告结束。如果以后出现新的问题，则重新开始新的干预关系。

五、心理干预的原则

心理干预是一项专业性很强的技术，能否达到干预目的受到很多因素的影响和制约。因此，在实施心理干预中必须严格遵循以下心理干预的基本原则，否则将很难收到预期的效果。

（一）发展性原则

发展性原则是指在心理干预过程中，干预者要以发展的眼光对待和处理被干预者的问题，不仅在问题的分析和本质的把握上，而且在问题的解决和效果的预测上都要具有发展的观念。

一方面，因为个体从出生到死亡始终处在发展变化过程中，人的心理问题也是不断发展变化的。所以在心理干预过程中，被干预者的需要、动机、情绪、思维方式、对问题的看法、对事件后果的预测以及行为表现总是随着干预的进程不断发生变化。如果干预者能用发展的眼光捕捉到被干预者细微的变化，因势利导或防患于未然，就会使干预进程向着好的方面顺利发展。

另一方面，干预者不要只看当前被干预者的种种不良行为或认知，要根据其阅历、兴趣、性格等个性特点为其将来发展思考探索，引导被干预者向着更高的理想、目标奋进。即干预者不仅要发现并解决被干预者现在的问题，还要思考被干预者在未来发展道路上可能出现的问题并加以引导。

（二）个性化原则

个性化原则是指在心理干预过程中，干预者既要注意被干预者与同类问题人的共同表现和一般规律，又不能忽视被干预者的具体情况，不能千篇一律地解决问题，即每个心理干预方案都应具有它的特殊性。由于每个人的经历、心理特征和所处环境不一样，即使有相同的问题，其表现形式也不一样，即使表现形式相似，干预方案也可能不同。个性化原则要求干预者要根据被干预者不同的年龄、性别、人格特征、文化背景等采取不同的干预方法，因人、因时、因事而异，灵活地制定不同的干预方案。

（三）中立性原则

中立性原则指干预者对干预中涉及的各类事件均应保持客观、中立的立场，不把个人的观点强加于被干预者。如果在干预过程中，干预者以自己的价值取向作为考虑问题的参照点，就容易妨碍对事件判断的客观性，从而影响干预效果。保持中立原则可以使干预者对被干预者的情况进行客观的分析，对其问题有正确的了解，提出公正的建议或意见。

（四）综合性原则

心理干预的综合性原则有两方面含义：一方面是因为人类疾病是生物、心理、社会诸因素作用的结果，所以在病因上要多方面、全方位地思考；在干预策略上也要采用心身综合的干预方法；另一方面是不同的心理干预手段各有优点及不足，在干预实践中要灵活使用。例如：在干预初始阶段，主要任务是建立良好的干预关系，可以多采取人本主义的无条件积极关注、共情技术，在心理干预中根据被干预者的实际情况采用行为、认知、支持等不同的心理干预技术。

（五）保密性原则

这一原则要求干预者尊重被干预者的权利和隐私。由于心理干预的特殊性和被干预者对干预者的高度信任，他们常常把自己不为人知的隐私暴露出来，这些隐私可能涉及个人在社会中的名誉和前途，或牵扯到与其他人的利益和冲突，若得不到保护和尊重，会造成恶劣影响。因此干预者要对被干预者负责，注意自己的言行，如不得将被干预者的具体材料公之于众等。当然，对这一原则不能片面地、孤立地理解。当被干预者极有可能出现自杀等极端行为时，当被干预者因刑事犯罪不敢自首而苦恼烦闷时，当年龄小的被干预者受到他人非法侵害而家人不知情时，干预者应将所掌握的信息及时告知有关部门或被干预者的父母或其监护人。总之，保密性原则的前提是以被干预者利益为重的同时保护他人和社会的利益。

知识链接

洗胃过程中的心理护理要点

王某，女性，29岁，待业，未婚，由朋友送入医院。朋友说："两个小时前在一起喝酒、吃饭，饭后各自回家，后接到电话，赶到她居住处，见她表情淡漠，桌上有一空瓶（艾司唑仑），就急忙送到医院。"查体：患者生命体征均在正常范围，神志尚清楚，呼吸急促，烦躁，表情激动，大声叫："让我死，我不想活了，王八蛋，我恨死你了！"初步诊断：药物中毒。

护士采取了减轻患者焦虑和心理压力的措施。

护士：小王，请你安静一下。你服了一瓶药，又喝了酒，到现在也快2个小时了，现在我们给你洗胃，把药都排出来。现在要从嘴里插根管，稍有难受，你配合一下，好吗？

患者（睁眼看了一下护士，又看了一下胃管，大声叫）："不要管我，不要给我洗胃，我不想活了。"

护士：来医院就要听医生的话，这些药对你大脑有严重的影响，时间长了你会吸收更多。你要好好配合，心里不痛快也不能折磨自己，要珍惜生命。再说，无论发生什么事，总是有办法解决的，你这样做是一种十分自私的行为，因为你对生命不负责任，对自己和父母也不负责任。"

（患者一边哭，一边用手挡住护士的手，牙关紧咬约两分钟，咳出少量呕吐物。

护士：你吐出的东西大多都是药，这么长时间已在你体内溶解，再不配合，就用开口器，有可能把牙损坏。"

（患者稍有烦躁，乱喊叫了一阵，逐渐安静下来。）

护士："不会太难受，忍一会，请把嘴张开，好好配合我，让你咽你就咽，这样少痛苦些，不要用牙咬管子。"

（患者比较配合，稍有恶心，护士很快将管插入，患者安静下来，头取侧位。）

护士："想吐就吐，肚子不舒服就指一下。很快就好，坚持一会儿。洗了胃，输液，让药物再尽量排泄掉，好好休息很快就会好起来，不用担心。"

（大约15分钟时间洗胃完毕，将患者抬进病室休息、保暖，很快开通静脉通道，输液，并给予相应治疗，同时观察生命体征。）

（患者洗胃后表情淡漠，双眼微睁，无力、体虚，但情绪基本平静。）

护士："好好休息，手放好，尽量少动。"通知朋友陪伴、安慰。

一、原因分析

1. 家庭环境　父母亲性格内向，不善于外界交流。从小在爷爷奶奶家长大，与父母亲缺乏情感交流。最近恋爱中的男朋友和她分手。

2. 性格　内向、敏感多疑、心胸狭隘、很自卑。

3. 认知　由于中毒所造成的生命威胁以及心理上的打击可能会使患者感到无助和无望，此时患者在行为和语言上可能表现为回避、明显的畏缩。

4. 心理　与别人在情感上保持距离，感到不安，感情脆弱，心理上容易受到伤害。可能对自身疾病有某种已知和未知的产生恐惧感；因不熟悉的急诊环境，不熟悉的医护人员面孔，仪器设备，周围环境的嘈杂声等产生陌生感；因医护人员需要询问患者的许多个人问题，患者可能有被陌生人盘问的感觉，易出现自尊紊乱。

5. 应对方式　在遭遇挫折时，没有向朋友和家人倾诉内心的委屈和无助，而是"所有事情都自己扛"。

也没有从社会支持系统中寻找积极资源，思考如何找到解决问题的最佳方式，选择用“自杀”来解决问题。

二、心理干预措施

1. 全面了解，取得信任，尽可能了解患者主观和客观资料，语言中表现出同情与关怀，赢得患者与家属的信任。

2. 解释洗胃的必要性，服药量和时间对人体的危害性，在洗胃过程中会出现的不适现象，已取得患者的配合和家属的帮助，最终在短时间内快速有效地进行洗胃。保护患者隐私，多数患者喝下有毒药物的背后一定有自己的难言之隐，要给予充分的理解，并为之保密。

3. 沉着、稳重，技术操作娴熟，抢救工作有条不紊，稳定患者的情绪。

4. 正确认识自身遇到的困难　作为一个个体，没有哪个人是绝对完美的，首先要对自身缺陷有正确的认识。痛苦来自于我们消极地看待自己，把自己的缺点看得过重，自身某个部分的不如意并不意味着对自己的全盘否定，或者美好梦想的全部破灭，追求完美的过程本身就是不完美，只有修正自己以点带面、以偏概全的错误认知，接纳自己的不完美，才能减轻心理负荷。

5. 加强与他人沟通　当遭遇挫折时，往往会产生不同程度的自卑心理，担心自己会被他人拒绝，变得更加封闭退缩，无法深入和他人交流沟通。敞开心扉，告诉他人自己的感受，增强彼此之间的情感连接，才能消除自己内心的困惑。

6. 完善自身的社会支持系统　每个人生活在这个世界上，都需要不断建立和完善自身的社会支持系统。当一帆风顺时，似乎忽略了社会支持的作用，但当遇到巨大挫折倍感无助时，社会支持能显出雪中送炭的作用。

7. 通过自强自立来改变自我形象，努力改变自己的形象，打破社会环境中旧有的对被歧视群体否定性的认知。

8. 建立积极的应对模式：学会如何调控和管理自己的情绪，重新获得内心的平衡，找到应对和解决问题的最佳策略。可以回顾以往应对危机的成功经验，或者求助他人来寻找积极的应对模式。

自学指导

【重点难点】

1. 学习重点：心理护理的定义，心理护理的原则，心理护理的基本要素，心理护理实施程序的 5 个步骤。

2. 学习难点：心理护理实施程序的 5 个步骤，心理护理的基本要素及其作用。

【考核知识点】

1. 心理护理的定义。
2. 心理护理的原则。
3. 心理护理的基本要素及其作用。
4. 心理护理实施程序的 5 个步骤。

【复习思考题】

1. 简述心理护理概念、原则及基本要素。
2. 简述心理干预的概念、原则、范围。
3. 简述心理干预中人际关系的特点。
4. 结合临床实践，如何应用心理护理程序有效的实施心理护理？

〔邓科穗〕

《护理心理学》教学大纲

本课程是为高等中医药院校护理专业成人教育专科、专升本及本科教育开设的专业主干课，主要介绍心理学基础知识、社会心理学基础知识、患者和护士的心理、临床心理评估技术、心理治疗与心理咨询的相关知识和技能等。具体章节包括绪论、心理过程、个性、应激、心身疾病、患者心理、护士职业心理、社会认知与护患沟通、临床心理评估、心理咨询与心理治疗、临床心理护理实施，共11章。通过学习护理心理学使护士能掌握一些心理学基础知识及技能，帮助其调适自己的心理，并在了解患者心理的基础上，能将心理学的相关知识和技能运用到患者身上，以促进其早日康复，达到心身健康的目的。

教学内容与考核要求

第一章　绪　　论

【学习目的与要求】

通过本章的学习，掌握心理现象的实质；掌握护理心理学研究应遵循的伦理学原则。熟悉心理现象的发生发展和组成；熟悉护理心理学的概念、研究对象和任务；熟悉护理心理学的研究方法。了解心理学的概念、研究目的和发展史；了解学习护理心理学的意义；了解护理心理学的历史、现状与发展趋势；了解祖国医学中护理心理学的主要思想。

学习重点：心理现象的实质，护理心理学的学科性质，护理心理学研究应遵循的伦理学原则。

学习难点：心理现象的组成，护理心理学的学科性质，心理过程与个性（人格）间的关系。

【课程内容】

1. 心理学的基本概念、基本任务与研究领域。
2. 护理心理学的定义、学科性质、研究对象与任务。
※3. 护理心理学的研究方法及应遵循的伦理学原则。
4. 护理心理学的历史、现状和发展趋势。

第二章　心理过程

【学习目的与要求】

通过本章的学习，掌握感知觉的概念、种类和特征；掌握痛觉的概念和影响因素；掌握记忆的概念、分类；掌握遗忘的概念；掌握情绪和情感的概念；掌握常见的情绪状态和情绪表达形式；掌握意志的概念和意志的基本品质。熟悉注意与思维的概念、种类、特征和护理；熟悉情绪和情感的区别与联系；熟悉情绪体验维度的内容；熟悉情绪情感对健康的影响、情绪的调控方法和健康情绪的判断标准及情绪理论及其观点。了解记忆系统与记忆的过程；了解情绪和情感的特点、情绪的分类及社会性情感，了解意志与护理。

学习重点：感知觉的概念、种类和特征，痛觉的概念和影响因素，记忆的概念、分类，遗忘的概念，情绪状态和情绪表达形式，意志的基本品质。

学习难点：记忆系统，记忆过程，遗忘的规律，情绪和情感的区别和联系，意志与护理。

【课程内容】

1. 认知过程：感觉、知觉、记忆、注意、思维的概念、种类和特征。
2. 情感过程：情绪与情感的概念、分类及其对健康的影响和护理。
3. 意志对健康的影响及护理。

第三章　个　　性

【学习目的与要求】

通过本章节的学习，掌握个性、需要、动机、能力、气质、性格的概念，挫折产生的原因及影响因素，需要层次论的内容，高级神经活动类型，气质类型与行为特征及性格的特征。熟悉需要、动机冲突、能力的分类，性格的类型，气质的学说。了解气质在社会实践中的意义、影响性格形成与发展的因素及能力的差异。

学习重点：个性、需要、动机、能力、气质、性格的概念，挫折产生的原因及影响因素，需要层次论的内容，高级神经活动类型、气质类型与行为特征及性格的特征。

学习难点：气质、性格的概念，影响性格形成与发展的因素，高级神经活动类型、气质类型与行为特征。

【课程内容】

1. 需要、动机的概念、分类。

※2. 挫折产生的原因及影响挫折的因素。

3. 个性心理特征：能力、气质、性格的概念、分类。
4. 个性的形成、发展及影响因素。

第四章　健康与应激

【学习目的与要求】

通过本章的学习，掌握健康、心理健康的概念；掌握应激、应激原的概念及分类、应激反应的分类；掌握应激的理论模式；掌握应对的概念及常见的积极应对方式；掌握心理防御机制的概念及常见的心理防御机制。熟悉心理健康标准及不同年龄段心理健康要求；熟悉应激反应与健康；熟悉应对的维度及护理工作中应激的应对；熟悉心理防御机制的特征；熟悉突发灾难事件中的心理应激与心理危机干预。了解护理工作中常见的应激原；了解心理防御机制的分类。

学习重点：心理健康标准，应激的理论模式，应对的概念及常见的积极应对方式，心理防御机制的概念及常见的心理防御机制，心理防御机制的特征。

学习难点：应激反应的分类，应对的维度，突发灾难事件中的心理危机干预模式与方法。

【课程内容】

1. 不同年龄阶段的心理健康。

2. 应激、应激原、应激反应的概念和分类。

※3. 应激的理论模式。

4. 应对的概念、纬度、常见的积极应对方式。

5. 心理防御机制的概念、特征、分类、常见心理防御机制。

※6. 突发灾难事件中的心理危机干预。

第五章 心身疾病

【学习目的与要求】

通过本章的学习，掌握心身疾病的定义；掌握心身疾病的诊断与防治原则；掌握冠心病、原发性高血压、消化性溃疡和支气管哮喘的致病因素。熟悉心身疾病的发病机制；熟悉冠心病、原发性高血压、消化性溃疡和支气管哮喘的治疗原则。了解心身疾病的发病状况；了解心身疾病的分类。

学习重点：心身疾病的定义，心身疾病的发病机制，心身疾病的诊断与防治原则，冠心病、原发性高血压、消化性溃疡和支气管哮喘的致病因素与治疗原则。

学习难点：心身疾病的发病机制，心身疾病的防治原则，冠心病、原发性高血压、消化性溃疡和支气管哮喘的致病因素。

【课程内容】

1. 心身疾病的定义、发病状况、分类。

2. 心身疾病的发病机制：社会因素、心理因素、生理因素致病机制。

3. 心身疾病的诊断与防治原则。

※4. 常见的几种心身疾病的致病因素和治疗：冠心病、原发性高血压、消化性溃疡、支气管哮喘。

第六章 患者心理

【学习目的与要求】

通过本章的学习，掌握患者角色模式类型及求医行为的影响因素；掌握患者需要的主要内容；掌握患者心理活动的概念及形式；掌握不同类型患者的心理反应特征。熟悉患者角色的概念、基本特征；熟悉患者需要的基本特点；熟悉患者心理活动与疾病严重程度的关系；熟悉患者心理活动与年龄的关系；熟悉患者心理活动与疾病治疗方式的关系。了解患者的疾病行为、求医行为的主要类型。

学习重点：患者求医行为的影响因素，患者需要的主要内容，患者心理活动的一般规律，不同类型患者的心理反应特征。

学习难点：患者角色模式的类型，患者需要的基本特点，患者心理活动的形式，门诊、急诊、慢性病、传染病、手术、癌症、瘫痪、临终患者心理反应特征的区别。

【课程内容】

1. 患者的疾病行为的概念、类型。

※2. 患者角色的概念、基本特征、患者角色模式的主要类型。

※3. 患者求医行为的基本类型和影响因素。

4. 患者需要的基本特点、主要内容。

5. 患者心理活动的概念、形式及其与疾病严重程度、年龄、疾病治疗方式的关系。

6. 不同类型患者的心理反应特征。

第七章 护士角色人格及其优化

【学习目的与要求】

通过本章的学习，掌握角色人格、护士角色人格的概念及内涵；掌握护士角色人格的要素特质的主要内容；掌握护士个体人格与职业角色人格的匹配模式；掌握职业倦怠、职业紧张的概念；掌握护士角色人格的优化途径。熟悉护士角色人格的形象及历史演变；熟悉护士角色人格的要素特质的特征；熟悉霍兰德职业兴趣理论；熟悉护士个体人格与职业角色人格的匹配原则；熟悉职业态度与职业价值观的教育形式；熟悉可操作性职业角色行为模拟训练的内容。了解帕森斯职业指导三要素；了解护士职业心态的影响因素。

学习重点：护士角色人格的概念、内涵、要素特质的主要内容，护士个体人格与职业角色人格的匹配原则，护士角色人格的优化途径。

学习难点：护士角色人格的内涵，职业倦怠、职业紧张的概念，职业态度与职业价值观的教育形式。

【课程内容】

1. 护士角色人格的概念、形象及历史演变。

2. 护士角色人格要素特质的概念及特征、主要内容。

※3. 护士个体人格与角色人格的匹配理论、原则及模式。

4. 护士角色人格的优化。

第八章 社会认知与护患沟通

【学习目的与要求】

通过本章的学习，掌握社会认知的概念，社会认知偏差的概念及其影响因素，护患关系的概念及其行为模式，影响护患关系的因素、常见的护患冲突及形成良好护患关系的沟通技巧，有效沟通的方式和护患关系的调控。熟悉社会认知的特征，护患关系的发展过程。了解护患关系发展趋势，沟通要素、种类和目的。

学习重点：社会认知偏差的概念及其影响因素，常见的护患冲突及形成良好护患关系的沟通技巧，有效沟通的方式和护患关系的调控。

学习难点：社会认知偏差的概念及其影响因素，护患关系的调控。

【课程内容】

1. 社会认知的概念、特征、认知偏差以及影响因素。

2. 护患关系的概念和特征、建立与发展过程及护患关系中的行为模式。

3. 沟通的概念、特点和方式，以及护患沟通的目的和影响因素。

※4. 常见的护患冲突及护患关系的调控。

第九章　临床心理评估

【学习目的与要求】

通过本章的学习，掌握临床心理评估的主要功能；掌握临床心理评估常用方法；掌握行为观察法的设计；掌握访谈的技巧；掌握常用心理测验的种类；掌握标准化心理测验的基本要求；掌握几种常见临床心理测验及评定量表。熟悉临床心理评估的概念；熟悉临床心理评估的实施原则；熟悉行为观察法的注意事项；熟悉心理测验的注意事项。了解行为观察法的概念；了解访谈的内容；了解心理测验的概念；了解常模建立过程。

学习重点：临床心理评估的概念及主要功能，行为观察法注意事项，访谈的内容，常见心理测验种类，几种常用临床心理测验和评定量表。

学习难点：行为观察法的设计，访谈的技巧，标准化心理测验的基本要求。

【课程内容】

1. 临床心理评估的基本概念、主要功能和实施原则。

※2. 临床心理评估的常用方法：观察法、访谈法、心理测验法。

3. 几种常用临床心理测验和评定量表。

第十章　心理咨询与心理治疗

【学习目的与要求】

通过本章的学习，掌握心理咨询和心理治疗的对象与范围；掌握心理咨询和心理治疗过程中的工作程序和注意事项；掌握心理咨询和心理治疗的常用技术。熟悉心理咨询和心理治疗的任务；熟悉心理咨询的主要形式与原则；熟悉中医心理疗法的技术方法。了解心理咨询和心理治疗的概念，心理咨询和心理治疗对护理的意义。

学习重点：心理咨询和心理治疗的对象与范围，心理咨询和心理治疗过程中的工作程序。

学习难点：心理咨询和心理治疗的常用技术。

【课程内容】

1. 心理咨询的定义、任务、主要形式与原则、常用技术。

※2. 心理治疗的定义、基本原则、常用的心理治疗方法。

3. 中医心理疗法定义、应用、技术方法及运用中的注意事项。

第十一章　临床心理护理实施

【学习目的与要求】

通过本章的学习，掌握心理护理的定义，掌握心理护理的原则，掌握心理护理的基本要素，掌握心理护理的实施程序5个步骤。熟悉心理护理与相关概念的联系与区别，熟悉心理护理基本要素的作用，熟悉心理护理实施的要求。了解心理护理在整体护理中具核心地位、了解心理护理实施技巧及实施形式。

学习重点：心理护理的定义，心理护理的原则，心理护理的基本要素，心理护理的实施程序5个步骤。

学习难点：心理护理的实施程序5个步骤，心理护理的基本要素及其作用。

【课程内容】

1. 心理护理的定义、原则、基本要素及其作用。
※2. 临床心理护理的具体步骤、要求及方法。
3. 患者的心理干预的概念、种类、范围、原则。

图书在版编目（CIP）数据

护理心理学 / 郝玉芳，余琳主编；韩丽沙主审. -- 长沙 : 湖南科学技术出版社，2013.11

全国高等中医药院校护理专业成人教育规划教材

ISBN 978-7-5357-7855-0

Ⅰ. ①护… Ⅱ. ①郝… ②余… ③韩… Ⅲ. ①护理学－医学心理学－成人高等教育－教材 Ⅳ. ①R471

中国版本图书馆CIP数据核字(2013)第216865号

全国高等中医药院校护理专业成人教育规划教材

护理心理学

指　　导：国家中医药管理局人事教育司

总 主 编：洪　净

副总主编：徐英敏　蒋冠斌

主　　编：郝玉芳　余　琳

主　　审：韩丽沙

责任编辑：黄一九　石　洪　邹海心　李　忠

文字编辑：唐艳辉

出版发行：湖南科学技术出版社

社　　址：长沙市湘雅路276号

http://www.hnstp.com

邮购联系：本社直销科　0731-84375808

印　　刷：湖南天闻新华印务邵阳有限公司

（印装质量问题请直接与本厂联系）

厂　　址：邵阳市东大路776号

邮　　编：422001

出版日期：2013年11月第1版第1次

开　　本：787mm×1092mm　1/16

印　　张：15.75

字　　数：376000

书　　号：ISBN 978-7-5357-7855-0

定　　价：28.00元